肝 性 脑 病

U0300918

主　编　曹　彬
副主编　姜　璐　毛　涛　张　炜
编　者　(以姓氏笔画为序)

于　涛（山东大学齐鲁医院）　　　张　琦（青岛大学附属医院）

王少军（青岛大学附属医院）　　　金立鹏（青岛大学附属医院）

王成健（青岛大学附属医院）　　　赵　坤（青岛大学附属医院）

王艳婷（青岛大学附属医院）　　　赵清喜（青岛大学附属医院）

毛　涛（青岛大学附属医院）　　　荆　雪（青岛大学附属医院）

毛庆东（青岛大学附属医院）　　　姜　璐（山东中医药大学附属医院）

田字彬（青岛大学附属医院）　　　原　皓（青岛大学附属医院）

任延德（青岛大学附属医院）　　　曹　彬（青岛大学附属医院）

任科雨（青岛大学附属医院）　　　崔铭娟（青岛大学附属医院）

何宝国（青岛大学附属医院）　　　谭军英（青岛大学附属医院）

宋明全（青岛大学附属医院）　　　魏良洲（青岛大学附属医院）

张　炜（青岛大学附属医院）

人民卫生出版社

图书在版编目（CIP）数据

肝性脑病 / 曹彬主编 . —北京：人民卫生出版社，
2020

ISBN 978-7-117-29466-9

Ⅰ. ①肝…　Ⅱ. ①曹…　Ⅲ. ①肝昏迷 – 诊疗　Ⅳ.
①R575.3

中国版本图书馆 CIP 数据核字（2019）第 298515 号

| 人卫智网 | www.ipmph.com | 医学教育、学术、考试、健康，
购书智慧智能综合服务平台 |
| 人卫官网 | www.pmph.com | 人卫官方资讯发布平台 |

肝 性 脑 病

主　　编：曹　彬

出版发行：人民卫生出版社（中继线 010-59780011）

地　　址：北京市朝阳区潘家园南里 19 号

邮　　编：100021

E - mail：pmph @ pmph.com

购书热线：010-59787592　010-59787584　010-65264830

印　　刷：中农印务有限公司

经　　销：新华书店

开　　本：787 × 1092　1/16　印张：13　插页：3

字　　数：316 千字

版　　次：2020 年 2 月第 1 版　2020 年 2 月第 1 版第 1 次印刷

标准书号：ISBN 978-7-117-29466-9

定　　价：65.00 元

打击盗版举报电话：010-59787491　E-mail：WQ @ pmph.com

质量问题联系电话：010-59787234　E-mail：zhiliang @ pmph.com

主 编 简 介

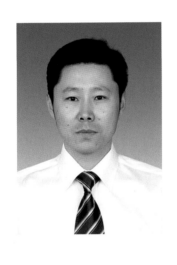

　　曹彬　青岛大学附属医院消化内科主任医师。中华消化心身联盟山东省委员会首届理事,中国抗癌协会肿瘤光动力治疗专业委员会第一届青年委员会副主任委员,山东省消化介入诊疗分会胆胰学组委员,世界内镜医师协会胆胰管内镜中国协会山东分会委员委员,中国医师协会内镜医师培训学院培训导师,青岛市医学会消化病分会委员。

　　主要从事消化系统疾病尤其是肝胆疾病与肝性脑病的临床与基础研究工作,擅长消化内镜的临床诊断和治疗工作,如消化道息肉、早癌的内镜下黏膜切除术与内镜黏膜下剥离术,消化道良恶性狭窄的内镜下扩张及支架治疗,消化道恶性肿瘤光动力治疗,门静脉高压合并食管胃底静脉曲张的内镜下治疗以及十二指肠镜检查治疗等内镜诊治工作。

　　在《中华消化杂志》《中华消化内镜杂志》《世界华人消化杂志》以及《胃肠病学和肝病学杂志》等发表论文 50 余篇,SCI 收录 10 余篇,获市级科技进步二等奖 2 项,国家专利 4 项,主持完成山东省科技攻关项目《肝硬化患者小肠细菌过度生长与轻微肝性脑病的相关性研究》以及山东省医药卫生科技发展项目等多项课题。

前　言

肝性脑病是由严重肝病或门体分流引起的、以代谢紊乱为基础、中枢神经系统功能失调的综合征,临床表现轻者可仅有轻微的智力减退,严重者出现意识障碍、行为失常和昏迷。肝性脑病具有相对独特的临床表现和病理生理机制。我国是各种急、慢性肝病的高发区,作为严重肝病并发症之一的肝性脑病在临床上也较为常见,患者病情多变、预后极差、病死率高,是临床医生长期以来最为关注并付出大量精力进行探索和研究的疾病之一。

随着国内外研究的不断深入,肝性脑病的临床诊治水平和患者预后获得大大的提升和改善。尽管当前有不少肝病学专著中已涉及肝性脑病,但目前国内还缺乏对这一领域比较系统的描述和总结。

临床实践中,内科、外科、感染科、急诊科等医生经常会碰到有肝性脑病的患者,但目前国内可参阅的专著不多,给临床医生的工作带来了一些不便。因此,在长期的临床实践中,作者深感非常有必要写一本有关肝性脑病的专著,以便对临床医生有所裨益,更好地解除患者的病痛,造福于人民。鉴于此,我们本着科学的态度、严谨的作风和实干的精神,从临床实际出发,编写了《肝性脑病》一书,就肝性脑病的发病机制、诊断和治疗等相关方面进行了全面而深入的阐述,以供广大临床和科研工作者参考,希冀抛砖引玉。

本书经编委会确定内容后,经过初稿讨论、交叉审稿、编委修改、主编和副主编再审稿和定稿等环节,力求精益求精,少出或不出错误,各位编委做了艰辛的工作,在此一并致以感谢。

然而,由于编写者学术水平和认识有限,大多又忙于临床工作,加上时间仓促,书中难免存在缺点和错误,祈望前辈、有关学者与广大读者赐教指正,以便以后再版时进一步改进。

曹　彬

2018 年 10 月

目　　录

第一章　概　　述

第一节　肝性脑病发病机制的研究对临床治疗的促进

肝性脑病（hepatic encephalopathy，HE）是指由于严重肝功能障碍和/或门体分流，内源性或外源性毒性代谢产物未经肝脏转化清除，而在体内蓄积导致的以全身代谢紊乱为基础的中枢神经系统（central nervous system，CNS）功能失调综合征，以脑水肿和星形胶质细胞改变为主要病理特征。轻者可仅有轻微的智力减退，重者表现为意识障碍、行为异常甚至昏迷。肝性脑病是各种终末期肝病最常见的死亡原因，其发病机制的研究对寻求早期预防、及时诊断和有效的治疗方法有重要意义。关于肝性脑病发病机制的研究结果，目前没有任何一种学说能够单独解释肝性脑病的各种神经精神症状，普遍认为肝性脑病是多因素共同作用的结果。近年来，国内外学者以氨中毒学说为中心对肝性脑病发病机制进行探索并取得一定进展，现就肝性脑病发病机制的研究进展作如下阐述。

一、氨中毒学说

肝脏是氨代谢的主要器官。当肝功能严重障碍时，由于肠道菌群紊乱或感染、过量进食蛋白类食物、消化道出血等可使氨生成增加，同时因合并低钾、低氯、碱中毒等情况，肠腔内 pH>6，促进氨吸收，引起高氨血症。18 世纪初，Shawcross 等提出"肉食中毒综合征"，他们给狗进行门 - 腔静脉造瘘术后，狗出现行为异常、意识障碍等神经精神症状，喂以肉食后症状加重，考虑脑病的发生可能与氨在血中的积聚有关。20 世纪 50 年代，McDermott 及 Adams 首次提出了氨中毒学说，奠定了肝性脑病发病机制研究的里程碑。1991 年，Prakash 等应用放射性标记的氮对肝性脑病患者进行正电子发射体层成像（positron emission tomography，PET）的影像学研究，找到血氨增高是肝性脑病发病机制的直接证据。

大量的氨可破坏血脑屏障并由此进入中枢神经系统。高氨血症导致肝性脑病的机制主要包括：

1. 阻断谷氨酸能神经传导。谷氨酸是中枢神经系统中分布最广的兴奋性神经递质，正常谷氨酸能突触的神经冲动传导通过星形胶质细胞内的谷氨酸 - 谷氨酰胺循环调节,高氨血症时,谷氨酸与大量氨结合而被消耗,并生成大量谷氨酰胺,引起谷氨酸能神经传导障碍和星形胶质细胞肿胀。给实验动物谷氨酰胺合成酶抑制剂甲硫氨酸亚砜可以预防星形胶质细胞肿胀。

2. 降低中枢神经系统内 Na^+-K^+-ATP 酶的活性,使血脑屏障酶系统的作用减弱,导致毒性物质如硫醇、γ- 氨基丁酸等不受阻挡地进入中枢神经系统。氨还能与 K^+ 竞争结合神经元细胞和星形胶质细胞膜上的 Na^+-K^+-ATP 酶,最终导致神经冲动传导障碍和星形胶质细胞肿胀或脑水肿。

3. 干扰中枢神经系统的能量代谢。氨可以使血脑屏障受损,葡萄糖逆浓度差转运减少,中枢神经系统能量供应减少。氨与中枢神经系统内三羧酸循环的底物 α- 酮戊二酸结合使 ATP 生成减少。Rama Rao 等采用多种实验方法证实氨可诱导线粒体通透性转换(mitochondrial permeability transition,MPT),干扰能量代谢。

4. 引起中枢神经系统内细胞凋亡或变性坏死。高氨血症可通过细胞受体和第二信使传递影响相关凋亡基因调控涉及众多信号分子,这些信号可激活胱天蛋白酶(caspase)的级联放大,进而引起脑细胞凋亡。

5. 干扰神经动作电位。氨可使神经元的氯离子通道泵灭活,神经元去极化,抑制突触后兴奋性电位的形成和轴突的传导。此外,氨可以使星形胶质细胞结构蛋白、胶质纤维酸性蛋白、水通道蛋白 4 等的基因表达发生改变引起星形胶质细胞肿胀;氨还可能通过氧化应激作用、钙内流增加、损伤线粒体、损害脑内血流的自动调节功能以及与细胞因子共同作用引发肝性脑病。但是,临床检验和实验研究表明,出现高氨血症的患者并不一定发生肝性脑病,而且血氨水平与肝性脑病严重程度缺乏良好的相关性。因此,氨中毒学说不能单独解释肝性脑病的发病机制。

二、假性神经递质 / 氨基酸失衡学说

1971 年,Fisher 与 Balderassini 建立了假性神经递质学说,Murno 等随后在此基础上提出胰岛素 - 氨基酸失衡学说。假性神经递质学说认为肝功能障碍使得食物中的芳香族氨基酸不能被代谢清除,通过血脑屏障并在脑内生成与神经递质结构相似的假递质,以假乱真,阻碍兴奋性神经冲动的传导。但是,有学者给实验动物脑内注入大量假递质后,动物并没有表现出意识障碍、行为异常等神经精神症状。临床上使用左旋多巴、溴隐亭等促进递质生成药治疗肝性脑病的效果并不好,假性神经递质学说已逐渐被废弃,在此基础上提出的氨基酸失衡学说也随之广受争议。但是,研究发现肝性脑病患者脑内许多神经递质如谷氨酸、γ- 氨基丁酸、5- 羟色胺、多巴胺、阿片类物质等及其受体水平均发生异常,不能排除假性神经递质学说 / 氨基酸失衡学说与其他作用机制的相互影响。

三、γ- 氨基丁酸 / 苯二氮䓬复合受体假说

1982 年,Schafer 和 Jones 揭示了 γ- 氨基丁酸(γ-aminobutyric acid,GABA)在肝性脑病发病中的作用。GABA 是中枢神经系统内最主要的抑制性神经递质,存在 GABA-A 的不同部位也有巴比妥和苯二氮䓬(benzodiazepine,BZ)的结合位点,是一种复合受体。内源性 BZ 类物质与受体结合可增强 GABA 的抑制作用,在肝性脑病患者和肝衰竭动物模型脑内,GABA 和 BZ 类物质均增加。给实验动物服用复合受体激动剂苯巴比妥、地西泮等可诱

导或加重肝性脑病,而给予复合受体拮抗剂氟吗西尼可减少肝性脑病的发作。此外,氨与 GABA/BZ 可协同作用,氨能促进 BZ 类物质最大限度与复合受体结合,促进星形胶质细胞线粒体膜上外周型 BZ 受体(peripheral-type BZ receptor,PTBR)的表达,PTBR 激活后,诱使星形胶质细胞分泌神经类固醇,正性调节 GABA 能神经递质的传导。

四、炎症反应

临床资料表明,发生肝性脑病的肝硬化患者血清中炎症反应标志物,如白细胞数量、C 反应蛋白(C-reaction protein,CRP)、白细胞介素(interleukin,IL)-1、肿瘤坏死因子(tumor necrosis factor,TNF)等水平明显高于无肝性脑病的患者。Shawcross 等给患有全身炎症反应综合征的肝硬化患者口服氨基酸溶液,诱导出高氨血症,患者心理测试异常,给予患者亚低温处理或吲哚美辛等抗炎药物以及抗感染治疗后,血清中炎症反应标志物和血氨水平下降,心理测试也逐渐恢复正常。此外,研究发现,炎症因子 TNF、IL-1 可以损害脑血管内皮细胞,破坏血脑屏障的完整性,还可促进血氨弥散进入星形胶质细胞,加重星形胶质细胞肿胀,而使 TNF 和 IL-1 受体基因缺失则可以延缓肝性脑病的发生。近年来,人们十分关注炎症反应在肝性脑病发病中的作用,甚至有学者通过动物实验提出能够通过高氨血症和全身炎症反应预测肝性脑病的发生。

五、氧化 / 亚硝基化应激

体外星形胶质细胞培养和动物实验研究表明,氨、炎症因子、谷氨酰胺等可通过激活 N- 甲基 -D- 天冬氨酸受体和 Ca^{2+} 依赖的一氧化碳合成酶生成大量活性氧(reactive oxygen species,ROS)和活性氮(reactive nitrogen species,RNS),发生氧化 / 亚硝基化损伤。2006 年 Albrecht 等提出"特洛伊木马假说",认为高氨血症使星形胶质细胞线粒体摄取过多的谷氨酰胺并分解产氨的过程中生成大量 ROS,最终导致星形胶质细胞肿胀。氧化应激还能使线粒体发生 MPT,使线粒体膜电位消失,ATP 合成障碍,加重肝性脑病。此外,星形胶质细胞产生的 ROS/RNS 参与蛋白质酪氨酸硝化作用,包括使星形胶质细胞的谷氨酰胺合成酶硝基化,引起血脑屏障通透性发生选择性改变,最终导致星形胶质细胞水肿和脑水肿。有研究指出,ROS 亦可诱发 RNA 氧化作用,阻碍某些学习、记忆相关蛋白和神经递质受体的合成,从而导致患者学习、记忆受损和其他神经精神症状,有关氧化应激导致的 RNA 氧化作用在肝性脑病发病机制中的作用仍在研究中。

六、神经类固醇

脑内的神经类固醇主要在星形胶质细胞的线粒体内合成,受线粒体膜上转位蛋白表达增加。用放射性标记的转位蛋白配体对轻微肝性脑病患者进行 PET 显像也找到转位蛋白增加的证据。神经类固醇可增强 GABA 能神经元突触后膜抑制功能,产生中枢抑制效应。还能影响星形胶质细胞内一氧化氮合酶、单胺氧化酶、胶质纤维酸性蛋白以及葡萄糖、谷氨酸、甘氨酸的载体等蛋白质的合成,但具体的分子机制尚待进一步研究。

七、锰离子

锰来源于食物,经门静脉吸收,由肝脏代谢,随胆汁排出,是人体内必需微量元素之一。

严重肝功能障碍时,血清中锰的含量增多,中枢神经系统内的锰也随之增多,主要沉积在苍白球、豆状核和尾状核,MRI 显示肝性脑病患者苍白球等区域在 T_1WI 上呈高信号,在广泛门体分流的大鼠实验中,也检测到锰在基底节的沉积,可用来解释肝性脑病的锥体外系症状。锰对线粒体有特殊亲和力,在富含线粒体的神经细胞和轴突中聚集较多,氧化过程中产生大量自由基,损伤神经元,使神经冲动传导受阻。锰可使星形胶质细胞转变为 Alzheimer Ⅱ型细胞,降低谷氨酸摄取功能,影响谷氨酸递质系统和大脑能量代谢。锰可以激活星形胶质细胞内的转位蛋白,促进神经类固醇的合成,增强 GABA 的抑制作用。有研究表明锰还能诱导多巴胺能神经元的凋亡,从而抑制神经冲动的传导,造成中枢抑制。锰在一定程度上与氨有协同作用,但其在肝性脑病发病机制中的作用仍有待进一步研究。

八、幽门螺杆菌和肠道菌群

幽门螺杆菌(*helicobacter pylori*,*Hp*)可产生大量尿素酶,迅速分解尿素产氨。国内外大量实验与临床研究已证实,*Hp* 与多种消化道疾病的发生发展密切相关,是当今世界上感染率最高的细菌之一。1993 年,Gubbins 的一项血清学研究发现 78.6% 的肝性脑病患者血清 *Hp* 检测阳性,并最早提出 *Hp* 感染为肝性脑病的一个危险因素。Dasani 对肝性脑病患者进行抗 *Hp* 治疗,感染 *Hp* 的肝性脑病患者症状明显改善,而不合并 *Hp* 感染的患者不受抗 *Hp* 治疗的影响。但是,也有研究显示,对肝硬化患者进行 *Hp* 根除治疗后,患者的精神状态、血氨水平并未得到改善,对于 *Hp* 感染在肝性脑病发病机制中的作用存在争议。

肠道菌群也可产生尿素酶分解尿素产氨,严重肝功能障碍引起的肠蠕动减慢与肠道菌群失调亦可使氨的生成和吸收增加,可能与肝性脑病的发生有一定相关性。肠道菌群还能产生吲哚、羟吲哚、内毒素等,在肠道菌群失调和免疫功能紊乱时,这些副产物随血液进入肝脏和脑内,加重肝损伤,在肝性脑病和全身性炎症发病中起着重要作用。笔者研究发现,肝硬化合并小肠细菌过度生长患者血氨及血浆内毒素水平均高于无小肠细菌过度生长的肝硬化患者,并且两者轻微肝性脑病发病率亦有较大差别,小肠细菌过度生长得以改善后,轻微肝性脑病检出率随之降低,提示肠道菌群紊乱以及小肠细菌过度生长可能与肝性脑病的发生发展有一定关系。肠道菌群调节药双歧杆菌三联活菌胶囊等一直作为肝性脑病的二、三线治疗药物,也可用于肝性脑病的早期预防。目前,这方面的研究正在进行中。

九、褪黑素

褪黑素(melatonin,MT)是存在于哺乳动物、人体以及某些植物体内的一种胺类激素。人体内的 MT 主要由松果体分泌,其次是视网膜、晶状体和胃肠道,具有镇痛、镇静、催眠、神经 - 内分泌 - 免疫调节、抗肿瘤、抗衰老等多种作用。MT 是由产 MT 细胞以色氨酸为底物,经过一系列酶促反应合成的,夜多昼少,血液中 70%~75% 的 MT 经肝脏代谢,肝硬化和肝性脑病患者血清中的色氨酸和 MT 均增多。一直以来,人们关注较多的是 MT 的抗衰老作用,它参与自由基清除,能够抗氧化和抑制脂质过氧化反应,保护细胞结构。但是,Kethleen 等在 1994 年的研究发现,MT 具有活化人体单核细胞,诱导其分泌细胞毒素和 IL-1 的作用,从而促进炎症反应发生。MT 还可以促进脑内 GABA 的合成,而 MT 能协同 GABA 抑制神经冲动传导,并通过较多途径增强 GABA 的中枢抑制作用,具体的分子机制仍需要进行更加深入的探索。褪黑素究竟在肝性脑病发病中扮演什么角色,还有待于进一步的研究。

十、其他因素

近年来,很多研究聚焦于星形胶质细胞的改变,分子水平和基因水平的研究陆续展开,NO、肌醇、硫磺酸、乳酸盐等物质都能引起星形胶质细胞发生改变。研究表明星形胶质细胞肿胀还可能与高浓度氨引起结构蛋白、谷氨酸盐载体,胶质纤维性蛋白、水通道蛋白4等的基因表达发生改变有关。也有研究发现肝性脑病患者中枢神经系统内阿片肽受体表达增加,血清中内源性阿片肽水平上升,应用其拮抗剂纳洛酮后,患者神志恢复,故认为阿片肽类物质在肝性脑病发病机制中起到一定作用。还有其他神经毒性物质如硫醇、短链脂肪酸等也参与肝性脑病的发生,破坏血脑屏障,阻碍神经递质的传到,与氨有协同毒性作用。

十一、小结

纵观肝性脑病发病机制的研究历史,可看出肝性脑病的发病是多因素的。其中,氨中毒学说一直保持着其在肝性脑病发病机制中的中心地位,多种学说相互补充、相互联系、相互影响,并随着研究的深入有逐渐交汇融合的趋势。除了神经毒性物质、神经递质系统紊乱、星形胶质细胞改变的研究外,人们也把目光转向炎症反应、氧化/亚硝基化应激、消化道内寄生菌群、某些激素如褪黑素、神经类固醇等在肝性脑病发病中的作用,研究的深度和广度也在不断增加。另外,神经元细胞的改变和肝脏本身的病变也不容忽视。随着对肝性脑病发病机制研究的不断深入,肝性脑病的诊断和治疗将会更加及时、有效。

第二节 轻微型肝性脑病诊断研究进展

轻微型肝性脑病(mild hepatic encephalopathy,MHE)是指某些慢性肝病患者虽无明显肝性脑病的临床表现和生化异常,但用精细的智力测试和/或神经电生理检查可检测出智力、神经和精神的异常,进而诊断的肝性脑病。由于缺乏典型的临床症状,过去被称为早期肝性脑病或亚临床肝性脑病。1998年,第11届世界胃肠病学大会一致通过将其命名为轻微型肝性脑病。MHE患者存在一定程度的认知功能障碍,生活质量下降。国外报道30%~84%的肝硬化患者并发MHE,国内曾峥等报道,约40%的MHE将发展为显性肝性脑病(overt hepatic encephalopathy,OHE),笔者发现40%~50%的住院肝硬化患者并发MHE,尤其是合并小肠细菌过度生长的肝硬化患者具有更高的MHE发病率。忽视其诊治将给患者家庭及社会带来巨大的损失。早期诊断并有效治疗MHE可改善患者生命质量,有助于防止MHE发展为OHE。

一、MHE的诊断方法

MHE的诊断前提是明确有可导致肝性脑病的基础疾病的存在而患者无显著的临床症状。主要的检测方法有心理智能测试、神经电生理检查、抑制控制试验、闪烁临界频率等。

（一）心理智能测试

20世纪80年代，有学者发现肝硬化患者在出现明显的神经症状之前已出现心理智能改变，主要表现在注意力和知觉能力的下降。此后，心理智能测试被广泛应用于MHE的诊断。常用的心理智能测试方法有数字连接试验、数字符号试验等。

1. 数字连接试验 数字连接试验（number connection test，NCT）-A是测定将随机排列的1~25个数字按顺序连接所用的时间，主要检测注意功能及精神运动速度。NCT-B是测定患者将数字1~13及字母A~L按对应顺序（1-A，2-B……13）连接起来所需的时间，常用于分析注意力的分配及执行能力。由于我国不少患者对英文字母并不熟悉，有学者用中文数字一~十二代替英文字母A~L，对患者进行改良NCT-B的测试。NCT简单、快捷、易操作，被认为是检测MHE最有效的心理测试之一，敏感性好。但结果受年龄、视力、文化程度等因素的影响，易产生学习效应。NCT的参照标准需校正年龄及教育水平两个因素，以免MHE的过度诊断。MHE患者的NCT时间明显延长。Adroveretal测试30例无肝性脑病的肝硬化患者及112例正常对照者完成NCT-A及NCT-B所需时间，结果肝硬化患者完成NCT所需时间为正常对照者的近两倍，而其中半数以上的肝硬化患者可能存在MHE。笔者发现40%~50%的住院肝硬化患者NCT-A及NCT-B所需时间明显延长，并与肝功能Child-Pugh分级相关，可能并发MHE。

2. 数字符号试验及木块图试验 数字符号试验（digital symbol test，DST）和木块图试验（block diagram test，BDT）为韦氏成人智力量表的一部分。DST要求受试者尽快准确地在表格里填写数字1~9相对应的符号。BDT要求受试者根据所提供图片，在规定时间内用木块拼出图案。两者主要测试患者的知觉辨别能力、学习能力及综合分析能力。临床多采用NCT及DST结果，必要时联合BDT以快速而准确地诊断MHE。国内学者王吉耀等采用NCT-A及DST同时异常作为MHE诊断标准，对519例住院肝硬化患者进行MHE早期诊断，结果显示39.9%住院肝硬化患者合并MHE。并证实单用DST与联合使用DST及NCT对MHE的诊断具有较高的一致性，故认为应将DST作为诊断MHE的多种心理智能测试中的首选方法。

3. 线追踪试验 线追踪试验（line tracking test，LTT）要求受试者用铅笔沿事先画好的线条由下往上画，主要测试患者的一般知觉辨别能力。Riggioetal通过对45例肝硬化MHE患者及34例肝硬化非MHE患者进行LTT测试，结果肝硬化MHE患者完成LTT的时间及错误均明显高于肝硬化非MHE患者。LTT对MHE诊断价值高，但其结果需同时考虑时间及错误两个指标，而LTT的错误常无法被量化，因此不单独使用LTT对MHE进行诊断。石虹等联合使用NCT、DST、LTT等心理智能测试对121例肝硬化患者进行MHE诊断，检出MHE 70例（57.9%），并发现MHE的发病与肝功能Child-Pugh分级不相关，建议应加强肝硬化患者MHE的早期诊断。

4. 点系列试验 点系列试验（serial dotting test，SDT）是让患者在纸上的圆内尽快按要求做点标记。主要测试灵活性及知觉辨别能力。SDT常与NCT、DST、BDT、LTT组成肝性脑病心理测试评分（psychometric hepatic encephalopathy score，PHES）系统对MHE进行诊断评分，测得值经年龄校正后取平均值，诊断MHE的标准为−4分。Seoetal将PHES用于MHE的诊断，对160例无OHE的肝硬化患者及200例无肝病的对照组进行PHES评分，检出41例（25.6%）MHE患者，并发现PHES分值与肝功能Child-Pugh分级呈正比关系，认为

PHES 可较好地用于 MHE 的预测。

5. 画钟试验　画钟试验（clock drawing test，CDT）要求患者在白纸上画出一个钟表的表盘，把数字放在正确的位置上，并用表针标出特定时间的位置。主要测试患者的计划性、视觉记忆和图形重建力、数字记忆及排列能力、视觉空间能力等，常与简易智能状态检查表联合用于阿尔茨海默病的诊断。肝脏疾病引起的高级智能改变主要表现在视觉重建、注意力和精神运动、速度方面。CDT 简单易行、文化相关性小。符应征等对 65 例肝硬化患者及 60 例健康对照者进行 CDT 分值测定发现，肝硬化患者 CDT 单项异常者占 15.3%，而 CDT 或简易智能状态检查任何一项异常和两项均异常者约占 40%，认为 CDT 可用于检测 MHE 患者的认知功能障碍，与简易智能状态检查表联用可进一步提高其对 MHE 诊断的敏感性和特异性。

6. 简易智能状态检查表　简易智能状态检查（mini mental state examination，MMSE）表是较具代表性的认知功能评定量表，主要测试患者的定向力、记忆力、注意、计算力、回忆能力，在使用 MMSE 诊断 MHE 时应注意排除阿尔茨海默病等引起的评分异常。Torres 等通过测试 29 例肝硬化患者及 22 例健康对照者 MMSE 分值发现，肝硬化患者的 MMSE 总分及各单项分明显低于正常对照组，其中以计算力及注意力分值降低尤其明显。MMSE 是检测肝硬化患者认知功能障碍有用的工具，但其对 MHE 诊断的敏感性及特异性仍需更多的临床研究加以证实。而 Koziarska 等则认为由于 MMSE 在其他认知功能障碍患者中的评分亦表现出降低，故认为其对 MHE 无诊断意义。

（二）神经电生理测试

1. 诱发电位　诱发电位（evoked potential，EP）是中枢神经系统对光、声、电等刺激后电活动的综合表现，经计算机叠加技术处理后的图形，包括视觉诱发电位、脑干听觉诱发电位、躯体感觉诱发电位及事件相关电位（event related potential，ERP）。EP 反映了兴奋性突触后电位、抑制性突触后电位或两者的综合，故可用于各种脑病时神经元活动变化的研究。MHE 患者主要表现为抑制性神经递质的增加和 / 或兴奋性神经递质的减少，EP 结果的异常可能是大脑皮层神经电活动异常的表现。各种 EP 的检测基本以潜伏期为观察指标，MHE 患者潜伏期延长，故 EP 较心理智能测试客观，且重复性好、可作定量分析，被认为是可以弥补心理智能测试空缺的检查手段，并可作为预测 MHE 患者病情变化的可靠指标。Cieck-michalska 等通过对 37 例肝硬化患者及 33 例健康对照者进行 ERP 测定，发现一部分心理智能测试正常的肝硬化患者的波形在刺激发出后 220~400ms 之间表现出异常，从而认为 ERP 对 MHE 诊断的敏感性更高。在 ERP 检测中，以 P300 电位最为常用，陈桂英等通过测定 50 例 MHE 患者及 30 例健康对照者的 EP 发现，P300 异常者（潜伏期大于 400）占 70%（35/50），在所有 EP 检查中敏感性最高。林言等以 NCT-A 和 DST 任意一项异常作为 MHE 诊断标准，通过测定 114 例肝硬化患者各项 EP 发现，以 P300 ERP 诊断无 OHE 的肝硬化患者 MHE 敏感度和特异度均较高。认为 P300 ERP 不可替代 NCT-A+DST，但可作为补充检测手段，用于 NCT-A+DST 阴性的肝硬化患者以避免 MHE 的漏诊。

2. 脑电图和脑电地形活动图　脑电图（electroencephalogram，EEG）是大脑细胞活动时所发生的电活动，正常人的 EEG 呈 α 波，肝性脑病患者的 EEG 呈慢节律、高波幅、低频率的特征性三相波，MHE 患者的 EEG 表现为特异性的癫痫样波和非特异性的 θ 和 δ 波。Amodio 等对 100 例肝硬化患者进行肝性脑病心理测试评分及 EEG 检查，结果两者对 MHE

的诊断表现出较高的一致性,认为 EEG 可用于 MHE 的早期诊断。Marchetti 等发现,肝硬化患者 EEG 的异常波形常出现在顶叶区域,波形异常程度与肝硬化程度及既往有无 OHE 病史相关,提出 EEG 可用于预测 OHE。脑电地形活动图(brain electrical activity mapping,BEAM)的原理是将 EEG 机记录的脑电信息输入计算机进行二次处理,将 EEG 信号转换成一种能够定量和定位的脑波图像。BEAM 中峰频率明显降低是检测 MHE 患者神经功能障碍的敏感方法,结合 θ 波中峰频率降低和 β2 波平均幅度增加以及定位在皮质前中央区较厚的波可以识别约 85% 的 MHE 患者。

(三) 抑制控制试验

抑制控制试验(inhibitory control test,ICT)通过计算机实验技术在 500ms 的周期内随机播放英文字母,受试者根据所听英文字母及电脑提示作出正确而快速的反应,主要测试患者的持续注意力及反应抑制能力。Bajaj 等证实,ICT 对 MHE 诊断的敏感性可达 88%,且 ICT 异常与 MHE 患者发生交通事故显著相关。ICT 对 MHE 诊断敏感性较高,但因其要求受试者熟悉电脑操作而限制了其广泛应用。

(四) 闪烁临界频率

闪烁临界频率(critical flicker frequency,CFF)用于测定当闪光被肉眼感知为连续光时的频率阈值,是反映人眼对光刺激时间分辨能力的指标。MHE 患者视网膜胶质细胞肿胀引起人眼对光刺激的反应能力下降,CFF 升高。CFF 可反映 MHE 对大脑皮质的损伤,以及星形胶质细胞的代谢状态及其对 MHE 发病的影响,与心理智能测试关系密切,结果不受年龄、文化程度的影响。Sharma 等认为,CFF 较 ICT 及心理智能测试具有更高的敏感性和特异性(分别为 77% 和 75%),在 MHE 的诊断中应被优先选择。

(五) 连续反应时间

连续反应时间(continuous reaction time,CRT)用来记录受试者从电脑给出信号到做出反应所用的时间,主要测试受试者的反应能力,其操作简单、快捷,但受年龄、性别、文化程度的影响。CRT 作为评估肝硬化患者反应能力的指标具有很高的敏感性和特异性,但其对 MHE 的诊断价值仍需更多的临床试验验证。

(六) 神经影像学

1. 磁共振成像　目前用于 MHE 诊断的磁共振成像(magnetic resonance imaging,MRI)方法主要是磁共振波谱(magnetic resonance spectroscopy,MRS)成像技术。MRS 主要用于检测并量化患者脑内特异代谢物水平的改变。常通过计算肌 - 肌醇(myo-inositol,MI)、胆碱(choline,Cho)、N- 乙酰天门冬氨酸(N-acetylaspartate,NAA)、谷氨酰胺复合物(glutamine complex,Glx)等代谢物的峰下面积及其与肌酐(creatinine,Cr)的比值来反映 MHE 患者的脑损伤情况。MHE 患者脑损伤主要反映在后扣带回、基底节区、左内侧额叶,这些部位 MI、Cho 的峰下面积减少,MI/Cr、Cho/Cr、NAA 显著降低,且与患者静脉血氨水平呈负相关,而 Glx 峰下面积和 Glx/Cr 显著升高,而与血氨水平呈正相关。因而 MRS 的异常结果被认为与高血氨有关,这些发现支持氨中毒引起的星形细胞水肿假说。星形细胞是脑内唯一具有 Glx 合成通路的细胞,血氨的升高使 Glx 合成增加并聚集于星形细胞内。为代偿升高的渗透压,MI、Cho 等物质进入细胞外间隙,而引起星形细胞内 MI、Cho 浓度降低。脑内 Glx 的聚集可能仅反映脑细胞暴露于高血氨环境中,通过氨中毒学说导致 MHE 的形成。基于生化改变的 MRI 检查结果客观、精确,不受年龄、性别、视力、文化程度及主观因素的影响,一般认为比神经心理学更敏感,对 MHE 的诊断具有参考价值,是近年来新兴的检查手段,为非侵入性检查手段,但因昂贵的检查费用且对设备及技术的高要求限制了临床的普及和应用,而被主要应用于科研。

2. 正电子发射体层成像　Kato 等通过 ^{18}F- 脱氧葡萄糖对肝硬化患者进行脑正电子发射体层成像(positron emission tomography,PET)检查,发现 MHE 患者灰质的糖代谢值较非 MHE 患者和正常对照组低,非 MHE 患者基底节的糖代谢值较正常对照组和 MHE 组为高,除基底节以外的区域,非 MHE 患者的糖代谢值和正常对照组基本相同。提示脑的糖代谢降低可能影响脑的注意力系统,从而参与 MHE 的发病。Giewekemeyer 等亦采用 ^{18}F- 脱氧葡萄糖对 MHE 患者进行脑 PET 检查,研究发现 MHE 患者出现运动迟缓与大脑前中央皮层的葡萄糖代谢减少有关。PET 结果精确、客观,但其对 MHE 诊断的特异性和敏感性价值仍需进一步证实。

(七) 其他诊断方法

主要为血清生物学标志物的检测,通过对 MHE 患者血清标本的代谢组学研究,以液相色谱 - 质谱为核心技术。有学者发现可找到并区分健康人与 MHE 患者的代谢标志物,但 MHE 的代谢标志物的定性、定量表达仍需进一步研究。近年来,血清 3- 硝基酪氨酸作为 MHE 的生物标志物检测也见报道,Montoliu 等发现其对 MHE 诊断的敏感性及特异性均高,并可用作 MHE 患者预后评价的指标。

二、展望

以上方法从不同角度对 MHE 进行诊断评价,各有其优缺点,侧重点各不相同,不可相互取代。目前国内外尚无诊断 MHE 的"金标准",常采用心理智能测试及脑诱发电位两者或两者之一异常诊断 MHE。各种诊断方法的敏感性及特异性难以界定,同时,由于受地域环境,经济水平等因素制约,目前国内外用于诊断 MHE 的方法不尽相同,正常参考值也不完全一致,因此有必要进一步深入探讨,并制订一套简单易行、廉价、可靠程度高的诊断方法及诊断标准,使各种数据之间具有可比性,使 MHE 得到早期诊断和及早治疗。

第三节　肝性脑病研究现状与展望

肝性脑病是由急、慢性肝功能失代偿所导致的脑功能障碍的总称,轻者表现为性格或行为异常,重者出现意识障碍、甚至昏迷。根据患者有无意识障碍及意识障碍程度,肝性脑病通常分为 4 期。肝性脑病是反映肝衰竭患者病情严重程度的重要标志之一,而在严重的肝性脑病基础上出现的脑水肿又是导致肝衰竭患者死亡的重要原因。因此,积极预防与治疗肝性脑病是阻止重症肝病患者疾病进展、改善其预后的重要治疗措施之一。

一、肝性脑病的发生机制与主要诱发因素

正常脑功能的维持需要脑组织解剖结构的完整性、充足能量的产生与有效神经信号的

传递。在肝性脑病发生时,脑组织的结构完整性、能量产生及神经信号传递等均受到不同程度的损害,然而其损害机制尚未阐明。体内毒性代谢产物(神经毒素)、全身性感染与炎症等可能通过不同途径共同参与中枢神经系统功能障碍的形成。针对肝性脑病的发生机制,先后提出数种假说,如氨中毒学说、假性神经递质/氨基酸失衡学说、γ-氨基丁酸/苯二氮䓬复合受体假说、炎症反应、氧化/亚硝基化应激、神经类固醇、锰离子、幽门螺杆菌和肠道菌群、褪黑素等,但其中任何一种假说都无法解释肝性脑病的确切发生机制。然而,血氨增多在肝性脑病、特别是慢性肝功能失代偿所致的肝性脑病的发生中起重要作用,因此降低血氨水平是预防与治疗肝性脑病的重要措施之一。

(一)高氨血症与肝性脑病的发生机制

正常人体内氨的生成与清除保持着动态平衡。正常人血氨为10~60mg/dl(纳氏试剂显色法)。肝功能衰竭患者,尤其是肝性脑病患者血氨可显著增加,常远远超过同一患者在无神经症状时的数倍。血氨大于200mg/dl的患者,常常伴有不同程度的意识障碍,氨中毒可能为主要的发病因素,所以称为氨性肝昏迷。此类患者血氨水平随着昏迷加深而进行性增高。失代偿期肝硬化与肝衰竭等重症肝病患者血氨水平升高是由于血液循环中氨的来源增多和清除减少所致。

1. 血氨来源增多　血氨来源主要有以下几种途径:

(1)肠道内的蛋白质通过分解代谢形成氨基酸,其中部分氨基酸经肠道细菌的氨基酸氧化酶分解形成氨(NH_3),一部分NH_3与H^+结合形成NH_4^+随粪便排出体外,另一部分NH_3经过肠黏膜上皮细胞吸收入血。

(2)血中的尿素约25%经胃肠黏膜血管弥散到胃肠腔内,经细菌尿素酶的作用而形成氨,后者再经门静脉重新吸收(尿素的肠肝循环)。

(3)肠黏膜与肾小管上皮细胞中的谷氨酰胺在谷氨酰胺酶的作用下分解成谷氨酸与NH_3,后者通过弥散方式入血。

(4)器官组织细胞中的蛋白质经过分解代谢后产生NH_3,其中由肌肉产生的NH_3是影响动脉血氨增高的主要因素。

导致血氨来源增多的原因主要有:

(1)高蛋白饮食:大量摄入蛋白质必然导致肠道NH_3的生成增多,从而引起血NH_3升高。

(2)消化道出血:血浆中的蛋白质与红细胞破坏后释放的蛋白质在肠道中聚积,并经肠道细菌的氨基酸氧化酶分解形成NH_3,从而导致血NH_3升高。

(3)体内分解代谢增强:这个过程可导致内源性NH_3增加,重症肝病患者能量供给不足,蛋白质分解代谢占优势,NH_3相应增加。另外,感染、缺氧等也会导致体内蛋白质分解代谢增强,从而导致内源性NH_3增加。

2. 血NH_3清除减少　机体清除血NH_3主要通过肝细胞经鸟氨酸循环合成尿素来实现,其他清除血NH_3的次要途径有:

(1)肾脏,通过与H^+结合形成NH_4^+($NH_3+H^+=NH_4^+$),随尿液排出体外。

(2)肌肉在谷氨酰胺合成酶(glutamine synthetase, GS)的作用下,NH_3与谷氨酸相结合生成谷氨酰胺,从而清除血NH_3,血NH_3升高能诱导肌肉中GS合成增加,促进谷氨酰胺的生成与血NH_3清除,同时须消耗大量的支链氨基酸。

导致血氨清除减少的原因主要有:

(1)肝脏功能受损:肝功能下降使清除氨的能力减弱,重症肝病患者存活的肝细胞数量减少,肝细胞广泛损伤变性,肝细胞线粒体摄取氨的能力降低,同时 ATP 生成减少和储备不足,鸟氨酸循环缺乏能量供应,催化鸟氨酸循环的有关酶如鸟氨酸氨基甲酰转移酶、氨基甲酰磷酸合成酶等活性降低,导致尿素合成减少,清除血氨能力下降。

(2)门静脉高压:后者所致侧支循环的建立,肠腔内的氨经门体分流直接进入体循环而不经过鸟氨酸循环。

(3)碱中毒:此时,肾脏排氨减少。

(4)营养不良:营养不良可引起骨骼肌萎缩,氨经肌肉代谢减少。

3. 血 NH_3 增高引起脑病的机制 血 NH_3 可通过下述途径损伤脑功能:

(1)干扰脑的能量代谢:血氨升高能干扰脑、特别是脑干的能量代谢,引起高能磷酸化合物浓度下降,以致脑干网状结构上行激动系统功能发生障碍而陷入昏迷。

(2)对神经细胞膜有抑制作用:高血氨干扰神经细胞膜上的 Na^+-K^+-ATP 酶活性,即破坏血脑屏障的功能完整性,又损害膜的复极化作用,从而引起脑病。

(3)对神经递质的影响:高血氨可使脑内一些神经递质如乙酰胆碱、GABA、5- 羟色胺、谷氨酸等浓度发生变化,干扰神经递质间的平衡,因而导致中枢神经系统的功能紊乱。

(二) 星形胶质细胞与肝性脑病

在肝性脑病时,神经元在形态学上是正常的,但星形胶质细胞呈现 Alzheimer Ⅱ 型变性,具体表现为细胞核增大,染色质着边,核红显著。星形胶质细胞是脑组织中唯一含有谷氨酰胺合成酶的细胞,是脑内氨解毒的主要位点,是血脑屏障(blood brain barrier,BBB)的重要组成部分。此外,星形胶质细胞是一种高度调节细胞,直接与神经元接触,并参与神经介质加工,调节脑内离子环境,向神经元供应物质。近年研究显示,肝性脑病的发生与星形神经胶质细胞肿胀、功能异常有关。在慢性肝病时,肝性脑病的发生主要是由于星形胶质细胞轻度肿胀所致。星形胶质细胞轻度肿胀不会引起颅内压增高的临床表现,但足以启动星形胶质细胞功能发生多形性改变。

(三) 肝性脑病发生的主要诱因

肝性脑病通常分为 A、B、C 三种临床类型。A 型,即急性肝衰竭相关的肝性脑病,临床表现为短期内出现持续加重的脑功能障碍,是否逆转主要取决于肝功能能否在短期内好转,通常缺乏明确的诱因;B 型,即无肝实质细胞损伤的门体分流所致肝性脑病,系人为的外科手术所构建的门体分流所致,高蛋白饮食是其主要诱因;C 型,即与肝硬化、门静脉高压或门体分流相关的肝性脑病,主要见于失代偿期肝硬化和慢加急性肝衰竭患者,常见诱因有:

1. 高蛋白饮食。

2. 消化道出血。

3. 感染,特别是腹腔感染、如自发性腹膜炎。

4. 电解质紊乱与碱中毒,如低钾、低钠、低氯血症。

5. 大剂量利尿剂的使用。

6. 大量放腹水。

7. 应用抑制中枢神经系统功能的药物,如苯二氮䓬类药物、巴比妥类、吩噻嗪类及其他镇静类药物。

8. 便秘等。

二、肝性脑病的预防与治疗

尽管及时阻止肝功能的进一步恶化和及时改善肝功能是预防和治疗肝性脑病的关键措施,但除肝移植外,目前的内科治疗在阻止肝功能进一步恶化方面的疗效有限,且很难在短时间内实现突破。因此,针对肝性脑病的可能发生机制及其主要诱因采取相应的干预措施,对于及时预防和治疗肝性脑病仍具有重要的价值,也是现实可行的治疗方法。

(一)预防和治疗肝性脑病的基础措施

及时去除诱因,减少肠道 NH_3 和毒性代谢产物的生成与吸收,在预防和治疗肝性脑病中起重要作用,目前常用的方法有:

1. 营养管理和蛋白质摄入的控制　限制食物中蛋白质的过量摄入一直被认为是预防和治疗肝性脑病最重要的基础措施。然而,肝硬化与肝衰竭患者的静息能量消耗(resting energy expenditure,REE)增加,肝内糖原的合成与贮备减少,脂肪和蛋白质的分解代谢增强,机体处于负氮平衡状态。虽然限制食物中蛋白质的摄入可以减少肠道 NH_3 的生成与吸收,有助于预防和治疗肝性脑病,但长时间限制蛋白质的摄入,机体长期处于负氮平衡状态必然导致营养不良,容易引起病情的加重和预后恶化。另一方面,通过食物适量摄入蛋白质,使机体处于正氮平衡状态,有助于促进肝细胞再生,并增加肌肉清除血 NH_3 的能力,对预防和治疗肝性脑病是有益的。另外,保证足够的能量供给有助于降低机体蛋白质分解代谢,减少内源性 NH_3 的生成,并避免骨骼肌萎缩,从而有助于骨骼和肌肉清除血 NH_3,对预防和治疗肝性脑病也是有益的。因此,合理的营养管理在预防和治疗肝性脑病中起重要作用。2013 年国际肝性脑病和氮代谢协会共识认为,肝硬化伴有肝性脑病患者每天需要的热量为25~40kcal/kg 1cal=4.186J,需要摄入的食物蛋白质为 1.0~1.5g/kg,以植物蛋白质和奶类蛋白质为主,每天至少摄入 25~45g 植物纤维,另应适当补充微量元素锌(醋酸锌 220mg 口服,2 次 /d)和多种维生素。

2. 清洁和酸化肠道,保持大便通畅　诱发肝性脑病的 NH_3 与毒性物质主要在肠道产生,并吸收入血,及时清洁和酸化肠道、保持大便通畅是预防和治疗肝性脑病的重要有效措施之一。常用的方法有:

(1)乳果糖(10~30ml 口服,2~3 次 /d)或拉克替醇(5~10g 口服,2~3 次 /d),以便保证每日排出 2~4 次稀软便。

(2)保留灌肠,可用 300ml 乳果糖或 100g 拉克替醇加入 1 000ml 水中,抬高患者臀部,经肛门灌入结肠内(尽可能让更多的液体流入右侧结肠),保留至少 1 小时后排出。

(3)一次性口服 20% 甘露醇注射液 150~250ml,主要适用于便秘或口服乳果糖与拉克替醇无效的患者,1 周内可重复使用 2~3 次。

(4)生大黄(50~100g),泡水口服。

3. 抑制肠道细菌的过度繁殖　口服不经肠道吸收的抗菌药物,抑制肠道细菌的过度繁殖,从而减少肠道 NH_3 的产生与吸收也是预防和治疗肝性脑病的重要有效措施之一。大量循证医学证据表明,长期(15~90 天)口服利福昔明(400mg,3 次 /d)能有效预防和治疗肝性脑病,且无明显的毒副作用。另外,口服新霉素、甲硝唑、巴龙菌素、万古霉素也能有效预防和治疗肝性脑病,但有一定的毒副作用。

4. 维持电解质及酸碱平衡　及时纠正低钾、低钠和低氯血症及碱中毒也是预防和治疗肝性脑病的重要有效措施之一。

5. 镇静剂的使用　对于肝硬化和肝衰竭患者,应尽量避免使用苯二氮䓬类药物(地西泮、艾司唑仑)、巴比妥类、吩噻嗪类等有可能诱发或加重肝性脑病的药物。然而,对于明显烦躁、且用其他方法无法控制的肝性脑病患者,仍可选用苯二氮䓬类药物(地西泮)进行镇静治疗。

(二)盐酸精氨酸和门冬氨酸鸟氨酸

1. 盐酸精氨酸　该药是目前临床上用于治疗肝性脑病的常用药物,用法为 20g 加入 250ml 葡萄糖注射液中静脉滴注,1~2 次 /d。一方面,精氨酸可通过参与鸟氨酸循环,促进尿素合成,间接参与血 NH_3 的清除;另一方面,在碱中毒时应用,精氨酸可促进血 NH_3 从肾脏排出,对于失代偿期肝硬化基础上出现的肝性脑病(C 型肝性脑病)有较好的治疗作用,但对急性肝衰竭所致肝性脑病(A 型肝性脑病)的治疗效果较差。

2. 门冬氨酸鸟氨酸　冬氨酸在体内分解成鸟氨酸和天门冬氨酸,鸟氨酸作为底物参与尿素合成的鸟氨酸循环,从而促进血 NH_3 的清除。门冬氨酸能刺激转氨酶反应,导致草酸、醋酸和丙氨酸形成增加,促进血 NH_3 清除。另外,鸟氨酸能刺激外周(骨骼肌)谷氨酰胺合成酶合成,有利于 NH_3 在外周组织,尤其在骨骼肌中被清除,从而降低血 NH_3 水平。国外研究表明,门冬氨酸鸟氨酸(L- 鸟氨酸 -L- 门冬氨酸)能显著降低肝硬化患者血 NH_3 水平,并显著改善神经精神症状。Rosetetal 报告门冬氨酸鸟氨酸能显著降低急性肝衰竭大鼠血浆和脑脊液 NH_3 水平,延缓动物发生肝性脑病的时间,减轻脑水肿。对于 I 期和 II 期肝性脑病,每日给予 20~40g;对于 III 期和 IV 期肝性脑病,每日给予 100~150g,稀释后静脉滴注,待意识改善后减量。另有学者报告,口服门冬氨酸鸟氨酸(5g/ 次,3 次 /d)能有效预防肝硬化患者发生肝性脑病。

3. 纳洛酮与 L- 肉碱

(1)纳洛酮:在中枢神经系统中 γ 氨基丁酸 / 苯二氮䓬受体复合体和 β- 内啡肽等物质增多可能是诱发肝性脑病的重要原因。纳洛酮为特异性阿片受体拮抗剂,能有效拮抗或消除过多的阿片样肽对中枢神经的抑制作用,且易透过血脑屏障,代谢快,作用持续 45~90 分钟。经临床应用证明纳洛酮可促使肝性脑病患者苏醒,可作为治疗肝性脑病的有效药物。用法:纳洛酮注射液 0.8~1mg 静脉推注,1 次 /2h。若肝性脑病很快进入 IV 期,可改为 1 次 /h,维持 2 天。

(2)L- 肉碱:是蛋氨酸和 / 或赖氨酸的降解产物,通过转运短链脂肪酸跨越线粒体膜,增加线粒体三磷酸腺苷水平,促进氨代谢,延缓肝性脑病进展。Jiangetal 进行的荟萃分析显示,口服 L- 肉碱(3g/ 次,2 次 /d)能显著降低肝硬化肝性脑病患者血 NH_3 水平,对于预防和治疗肝性脑病有较好的疗效。

另外,支链氨基酸、多巴胺受体激动剂溴隐亭、BZ 受体拮抗剂氟吗西尼及中药制剂醒脑静等可用于治疗肝性脑病,但疗效有待进一步评估。

总之,肝性脑病发生机制十分复杂,至今尚未阐明,其诱发因素众多。针对诱发肝性脑病发生的各个环节采取预防和治疗措施在理论上均应有一定的治疗效果。目前的临床研究显示,基于氨中毒假说所采取的干预措施对肝硬化基础上发生的肝性脑病(C 型肝性脑病)有较好的预防和治疗作用。

(曹　彬)

第二章　肝脏的解剖与生理

第一节　肝脏的解剖

肝脏是人体内最大的实质性器官,其大小因人而异,肝脏重 1 200~1 500g,约占成人体重的 1/36。

一、肝脏的位置

肝脏大部分位于右季肋区,仅小部分超越前正中线而达左季肋区。肝的上界相当于右侧锁骨中线第 5 肋间,下界与右肋缘平行,后面相当于第 6~12 肋骨,前面相当于第 6~9 肋软骨,左侧达第 6 肋软骨平面正中线左侧约 5cm 处,剑突下约 3cm。肝脏的位置可随呼吸上下移动,吸气时,肝脏可随横膈下降而下移。正常情况下,右肋缘下不能触及肝脏,但肺气肿或内脏下垂者,往往在右肋缘下可扪及边缘,此时应注意与病理性肝肿大相鉴别。

肝脏与上腹部脏器关系复杂而密切,肝右叶下方有右侧肾上腺、右肾、结肠肝曲、十二指肠和幽门;肝左叶下方则有胃小弯、贲门部、脾脏等;小网膜囊内肝尾状叶与胃小弯后壁、胰腺上缘等关系密切。因此,这些脏器病变,有时在术前被误认为肝脏病变。

二、肝脏周围韧带与间隙

肝脏呈不规则楔形,右侧钝厚而左侧偏窄,外观可分膈、脏两面。

膈面光滑隆凸,其前上面有纵行的镰状韧带,前下缘于脐切迹处有肝圆韧带。镰状韧带向后上方延伸并向左、右伸展称为左右冠状韧带,冠状韧带又向左、右伸展形成左、右三角韧带,在右冠状韧带前后叶之间,部分肝脏没有腹膜覆盖,称肝裸区。这些韧带将肝脏固定在膈肌和腹前壁上。

肝脏脏面有两个纵沟和一条横沟,构成"H"形。右纵沟由胆囊窝和腔静脉窝组成,其后上端为肝静脉进入下腔静脉处,即第二肝门所在。左纵沟则由脐静脉窝和静脉韧带组成。横沟连接于两纵沟之间,为第一肝门所在。在横沟右端伸向肝右外前方,常见一侧沟,称右切迹。从这些沟内容易分离出门静脉、肝动脉和肝胆管分支,这些沟又是肝脏分叶的脏面标志,对肝脏手术有重要意义。在脏面有肝胃韧带和肝十二指肠韧带,前者亦称小网膜,一般只含细小血管支;向上直达肝门横沟,内含门静脉、肝动脉和胆管等。此外,在右肝脏面还有肝结肠和肝肾韧带。

膈下间隙是指横膈以下,横结肠及其系膜以上的一个大间隙,肝脏居于其中。肝脏及其韧带将膈下区再分成若干间隙,以肝为界分为肝上和肝下间隙。肝上间隙被镰状韧带分为右肝上和左肝上间隙,前者又被右冠状韧带和右三角韧带分为右前肝上和右后肝上间隙。肝下间隙被肝圆韧带和静脉韧带分为右肝下和左肝下间隙,后者又被肝胃韧带(小网膜)分为左前肝下和左后肝下间隙(小网膜囊),这些间隙加上肝后上部冠状韧带前后叶之间的肝裸区,具有重要的临床意义,其中右肝上间隙和右肝下间隙为膈下积液和脓肿的好发部位。

三、肝脏的分叶、分段

过去以镰状韧带为界,将肝脏分为左、右两叶,后来发现这种分法不仅与肝内血管分布不相符合,也不能适应外科手术的要求。自从用肝内管道系统灌注法研究观察肝内血管、胆管的分布规律以来,对于肝脏分叶有了新的认识。在灌注标本上看到肝内有若干平面缺少管道的分布,这些平面是肝内分叶的自界线,称为肝裂。肝脏有 3 个主裂(正中裂、左叶间裂、右叶间裂)、2 个段间裂(左段间裂、右段间裂)和 1 个背裂。

1. 正中裂　又称主门裂,内有肝中静脉走行,直接分开相邻的左内叶段和右前叶(Ⅴ、Ⅷ段)。此裂在肝膈面,起自胆囊切迹,向后上方抵于肝左静脉进入下腔静脉处;在脏面以胆囊窝和腔静脉窝为界(即下腔静脉),它将肝脏分成大小不等的左、右两半,肝右叶大,约占全肝重量的60%。

2. 左叶间裂　又称脐裂,自脐切迹向后上抵于肝左静脉入下腔静脉处,内有肝左静脉的叶间支和门静脉左支矢状部走行,分隔左内叶(Ⅳ段)和左外叶(Ⅱ、Ⅲ段)。膈面以镰状韧带附着线为界,脏面以左纵沟和静脉韧带沟为标志。它将肝左叶分成左外叶和左内叶。

3. 右叶间裂　又称右门裂,内有肝右静脉走行,此裂在肝表面无明显标志,一般自肝的右下缘,相当于胆囊切迹与肝外缘的外、中 1/3 交界处,斜向右后上方抵于肝右静脉进入下腔静脉处,为一接近水平位的斜裂。它将肝右叶分成右后叶(Ⅵ、Ⅶ段)和右前叶(Ⅴ、Ⅷ段),前者显得膈面小而脏面大,后者则相反。

4. 左段间裂　又称左门裂,内有肝左静脉走行,将肝左外叶分为左外上段(Ⅱ段)和左外下段(Ⅲ段),两者呈后上与前下重叠关系。左段间裂在肝膈面为下腔静脉左壁至肝左缘上中 1/3 交点的连线,转至脏面止于左纵沟中点稍后上方处。左外上段较小,左外下段较大。

5. 右段间裂　又称横裂,相当于肝门静脉右支主干的走行平面,将右前叶分为右前上段(Ⅷ段)和右前下段(Ⅴ段),同时将右后叶分为右后上段(Ⅶ段)和右后下段(Ⅵ段)。右段间裂在脏面为肝门右端至肝右缘中点的连线,转至膈面,连于正中裂。

6. 背裂　位于肝脏后上缘之中部,尾状叶的前方,是肝静脉进入下腔静脉处,也是第二肝门所在。它在肝脏上极形成一弧形线,将尾状叶与其他肝叶隔开。

根据上述肝裂将肝脏分成五叶四段,即左外叶、左内叶、右前叶、右后叶和尾状叶,左外叶和右后叶又各分为上、下两段,如表2-1。这种肝叶划分法,对于肝脏疾病的定位诊断和开展肝切除术都具有重要的临床意义。

Couinaud 以肝裂和门静脉及肝静脉在肝内的解剖分布为基础,将肝脏分为八段,即尾状叶为Ⅰ段,左外叶为Ⅱ、Ⅲ段,左内叶为Ⅳ段,右前叶为Ⅴ、Ⅷ段,右后叶为Ⅵ、Ⅶ段。手术切除其中一段称为肝段切除术,如切除Ⅳ段则称为Ⅳ段肝切除术,切除Ⅷ段称为Ⅷ段肝切除术等。这种分段方法对位于某一段内早期小肝癌做肝段切除,既可达到切除病变组织的目的,又可保留更多肝组织,有利于患者术后康复。

表 2-1　肝脏 Couinaud 的 8 段划分法

Ⅰ 段		尾状叶	
Ⅱ 段	上段	左外叶	
Ⅲ 段	下段		
Ⅳa	上部	左内叶	左叶
Ⅳb 段	下部		
Ⅴ 段	下段	右前叶	
Ⅷ段	上段		右叶
Ⅵ 段	下段	右后叶	
Ⅶ段	上段		

第二节　肝脏的血管

肝脏实际上是由肝实质和一系列管道结构组成,肝内有两个不同的管道系统,一个是 Glisson 系统,另一个是肝静脉系统。前者包含门静脉、肝动脉和肝胆管,三者被包于一结缔组织鞘内,称为 Glisson 鞘,经第一肝门处出入于肝实质内。此三者不论在肝内或肝门,都是走在一起的。肝静脉系统是肝内血液的流出道,单独构成一个系统。门静脉与肝动脉进入肝脏后,反复分支,在肝小叶周围形成小叶间静脉和小叶间动脉,进入肝血窦中(即毛细血管),再经中央静脉注入肝静脉,肝静脉的主干及其属支位于 Glisson 系统的叶间裂或段间裂内,并与 Glisson 系统管道相交叉,经肝脏后上方的静脉窝(即第二肝门)注入下腔静脉(图 2-1,图 2-2)。

一、肝动脉

肝动脉入肝后与门静脉伴行分支,在肝内分布与门静脉的分布大体相一致。肝动脉从腹腔动脉发出后,称肝总动脉,沿胰腺上缘向右行走,随即转向前上方,到达十二指肠第一段的上方,先分出胃右动脉和胃十二指肠动脉,此后主干即称肝固有动脉,在肝十二指肠韧带内与门静脉、胆总管共同上行。肝固有动脉位于胆总管内侧,门静脉前方,在其未进入肝门前,即分成左、右肝动脉。在肝门区,肝动脉是在最浅层,手术时最易显露。

肝动脉是肝脏的营养血管。小叶间动脉有数层环形平滑肌,直径 $100\mu m$ 的小动脉含两层平滑肌,直径 $15\sim25\mu m$ 者仅有一层平滑肌。

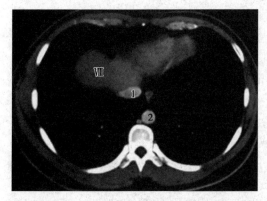

图 2-1　轴位 CT 增强门脉期(经膈右穹窿层面)
1. 下腔静脉；2. 胸主动脉

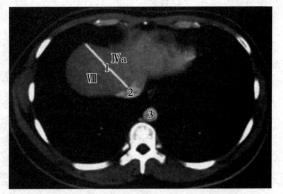

图 2-2　轴位 CT 增强门脉期(经肝顶层面)
1. 肝中静脉；2. 下腔静脉；3. 胸主动脉

肝动脉可有多种分支,包括：

1. 在门管区内形成毛细血管网供应结缔组织营养。

2. 在胆管周围和上皮下形成胆管周围血管丛,为胆管提供营养,而后合成小静脉直接或与终末门微静脉吻合后连通肝血窦,形成所谓门静脉的"内根",这种特殊血液循环途径称为胆周门管,对胆管的分泌、再吸收及胆汁浓缩有重要作用,"门管"血流流入血窦可能对肝细胞分泌胆汁功能起调节作用。

3. 终末微动脉可直接进入小叶边缘的血窦,也可短程穿入肝小叶内再进入周边带的直血窦。

4. 肝动脉与门静脉分支在行程中直接吻合,从而使肝动脉终末端的血压下降、血流减慢,而门静脉终末端的血压升高、血流加速使肝动脉与门静脉终末支进入血窦前的血压与流速得以平衡,加上终末微动脉及入口静脉壁内皮细胞的调节作用和吻合丰富的小叶周围血窦的减压作用,使进入小叶血窦的血液流量、流速得以控制,又避免了两种血流流速不同而产生涡流的可能,对保证肝组织、细胞在稳定内环境中执行其多种生理功能至关重要,也是肝脏微循环的重要特点之一。

5. 肝动脉 - 动脉吻合支：肝动脉发出的毛细血管,有时可在汇管区内返回肝动脉的远心端,其意义不清。

6. 一些分支可穿过 1~3 个肝小叶,在其他小叶的间隙内分成窦支进入周边血窦。

7. 动脉性毛细血管在较大汇管区内行走于肝动脉、门静脉及胆管之间可进入胆管周围毛细血管丛,经内根入门静脉,经内根门静脉进入血窦,或重新返回肝动脉的远心端。

总之,肝动脉的血液仅有一小部分直接进入血窦,大部分经过各种通路流经门静脉后再进入肝血窦。小叶间动脉及其分支在神经尤其是肾上腺素能神经作用下可收缩。在动脉分叉处,终末微动脉与血窦连接处,肝动脉 - 门静脉吻合支等均有括约肌,这些分支血管运动时对血窦的血流及压力起主要调节作用。

二、肝静脉

肝静脉系统包括左、中、右 3 支主要肝静脉和一些直接开口于下腔静脉的小静脉,又称肝短静脉。肝静脉在肝内的行径与门静脉、肝动脉和肝胆管相互交叉(图 2-3~ 图 2-5)。肝右静脉位于右叶间裂内,汇集右后叶全部和右前叶一部分的血液。肝中静脉居于正中裂,汇集右前叶大部和左内叶全部的血液。肝左静脉位于左段间裂内汇集左外叶全部血液。有时肝中静脉和肝左静脉汇成一个总干进入下腔静脉。3 支主要肝静脉汇入的下腔静脉处也称为第二肝门。此外,尚有 4~8 支肝短静脉,主要汇集尾状叶和右后叶脏面区血液,直接进入下腔静脉的左、右前壁(也称为第三肝门)。

　　肝静脉的终末支为中央静脉,直径约 45μm,管壁无平滑肌,只有少量结缔组织。肝血窦可开口于中央静脉,开口处内皮细胞的舒缩形成出口括约肌控制血窦内血液的输出。中央静脉与小叶基部的小叶下静脉垂直连接,在同一平面内,如有 2 条中央静脉与肝静脉属支相连,则夹角为 120°。小叶下静脉直径 90~200μm,管壁结缔组织较厚,含弹力纤维较多。小叶下静脉汇集成较粗的收集静脉,进而汇合成 3 支肝静脉和数支肝短静脉进入下腔静脉。最近有研究表明,不仅中央静脉而且连接下腔静脉的肝静脉属支,甚至管径为 2 500μm 的大属支也同样向心性地汇集放射状血窦的血液。

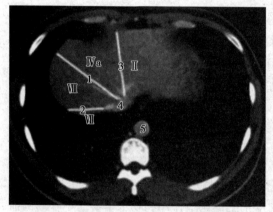

图2-3　轴位 CT 增强门脉期(经食管裂孔层面)
1.肝中静脉;2.肝右静脉;3.肝左静脉;
4.下腔静脉;5.胸主动脉

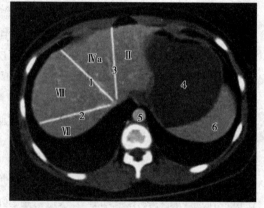

图2-4　轴位 CT 增强门脉期(经胃贲门层面)
1.肝中静脉;2.肝右静脉;3.肝左静脉;
4.胃腔;5.胸主动脉;6.脾

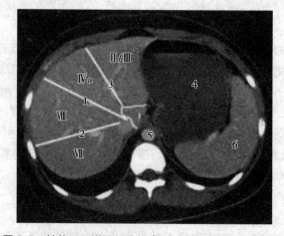

图2-5　轴位 CT 增强门脉期(经肝门静脉左支角部层面)
1.肝中静脉;2.肝右静脉;3.肝左静脉;4.胃腔;5.腹主动;6.脾

下腔静脉位于肝脏面,长度为 7~9cm,在其最上方为 3 支主要肝静脉的入口处(此处紧贴横膈),最下方为右后侧肝静脉(肝短静脉中最粗大的一支,主要汇集右后叶脏面区的血液)的入口处,在其附近还有一支来自尾状突的小肝静脉,开口于下腔静脉的前壁。

三、门静脉

门静脉由肠系膜上静脉和脾静脉在胰腺颈部的后方汇合而成,相当于第 2 腰椎水平,它走向右上方,经十二指肠第一部后方,到达肝十二指肠韧带内,在网膜孔前方,胆总管和肝动脉的深面,上升到肝门处,分成左右两干,进入肝实质(图 2-6~ 图 2-9)。成年人门静脉长 5.5~8.0cm,内径约 1.0cm。

门静脉在肠系膜上静脉与脾静脉汇合后的主干上还接受部分小静脉,如胃冠状静脉、幽门静脉、副胰静脉、胰十二指肠上静脉和胆囊静脉等。门静脉无静脉瓣,在体内构成独立的循环系统,它与体循环之间有四处主要交通支:即胃冠状静脉与食管下端静脉丛吻合,通过奇静脉入上腔静脉;肠系膜下静脉到直肠上静脉和直肠下静脉与肛管静脉吻合,经过阴部内静脉入下腔静脉;脐旁静脉和腹壁上下深静脉相吻合,然后分别进入上、下腔静脉;在腹膜后,肠系膜静脉分支和下腔静脉分支相吻合(Retzius 静脉),进入下腔静脉。这些吻合支在正常情况下很细小,血流量很少,临床意义不大,但在门静脉高压时,则吻合支扩大,大量门静脉血液流经此吻合支进入体循环,特别是食管下端静脉迂曲扩张,壁变薄,可引起破裂大出血。因此,这些吻合支在门静脉高压时有重要临床意义。

门静脉在肝门横沟处分成左、右支入肝。门静脉左干沿肝门横沟走向左侧,至左纵沟处入肝实质。一般可分为横部、角部、矢状部和囊部。横部长 2~4cm,在其后缘发出分支分布于尾状叶左侧部,角部及囊部外侧缘各发出一支分布于左外叶上下段,矢状部内侧缘发出分支分布于左内叶。囊部与肝圆韧带相连,内有闭塞的脐静脉。门静脉右干粗短,长 1~3cm,在其后缘发出分支至尾状叶右侧部,然后再分出两大支到右前叶和右后叶,后者又分为上、下两支到右后叶上下段。

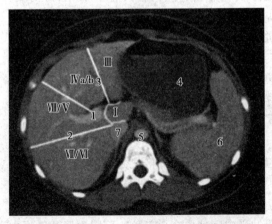

图 2-6　轴位 CT 增强门脉期(经肝门层面)
1.肝门静脉;2.门静脉右支;3.门静脉左支;4.胃腔;5.腹主动脉;6.脾;7.下腔静脉

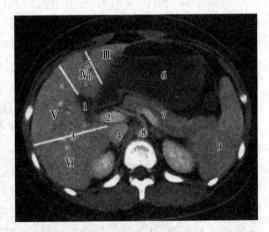

图 2-7　轴位 CT 增强门脉期(经肝门下方层面)
1.胆囊;2.门静脉主干;3.门静脉右支;4.下腔静脉;5.镰状韧带;6.胃腔;7.胰腺;8.腹主动脉;9.脾

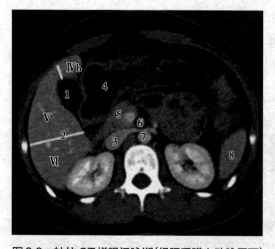 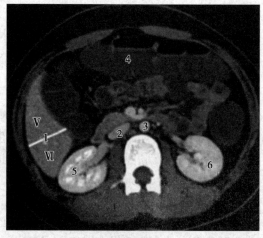

图2-8　轴位CT增强门脉期(经肠系膜上动脉层面)　　图2-9　轴位CT增强门脉期(经肾门上份层面)

1.胆囊;2.门静脉右支;3.下腔静脉;4.胃腔;　　　　1.门静脉右支;2.下腔静脉;3.腹主动脉;
5.胰腺;6.肠系膜上动脉;7.腹主动脉;8.脾　　　　　　　4.横结肠;5.右肾;6.左肾

第三节　肝脏微循环解剖及生理

一、肝脏的微循环单位

肝脏的微循环单位是肝脏最小的结构、功能单位的体液循环动态,所以经典肝小叶与门管小叶作为微循环单位的观点已被放弃,目前倾向于"肝腺泡"作为微循环单位。

肝腺泡以门管区发出的终末门静脉和肝微动脉为中轴,伴有胆管、淋巴管和神经分支,两端以中央静脉为界,从中轴至一侧中央静脉的肝板断面约由几十个肝细胞排列组成。一个经典肝小叶包含6个肝腺泡。肝腺泡立体形态似橄榄,平面呈卵圆形。从一个终末前血管发出的3个终末支为中轴组成3个肝腺泡与其终末前血管周围的肝实质共同组成1个复腺泡,它的中心是1个较小的门管区。3~4个复腺泡组成1个腺泡球,中心为较大的门管区。1个腺泡球接受1条血管干供血,分泌的胆汁排入1个胆管。单腺泡、复腺泡和腺泡球构成肝的一级、二级和三级结构单位。肝腺泡内不同部位的肝细胞结构、代谢、酶活性都存在差异,称为结构和功能梯度差异。

根据血流方向及肝腺泡获得血供先后优劣的微环境差异,可将之分为3个功能带。近中轴血管部分为Ⅰ带,肝细胞优先获得富含氧与营养成分的血供,细胞代谢活跃,细胞内线粒体体积大,细胞吞噬活动与抗病毒和再生能力较强;肝细胞富含琥珀酸脱氢酶,细胞色素氧化酶、ATP酶、转氨酶等含量也较高,为主要的蛋白和糖原合成部位。肝腺泡远端靠近中央静脉部分为Ⅲ带,肝细胞获得氧和营养成分条件较差,抗病毒和再生能力较低,线粒体数量稍多,但体积小、细长、散在,细胞内以还原型辅酶Ⅰ、还原型辅酶Ⅱ、黄素酶等含量较高。毒物所致中毒性变化首先出现于该带,早期肝硬化时这部分细胞首先为纤维组织取代。Ⅲ

带主要为脂肪、色素、药物等代谢部位。Ⅰ带与Ⅲ带之间部分为Ⅱ带,肝细胞的营养条件也介于Ⅰ、Ⅲ带之间。若以门管区为中心又可将腺泡划为 A、B、C 三个区。B、C 区从终末血管的较多分支获得较优血供,A 区靠近门管区,终末血管分支少,肝细胞血供较差。

腺泡作为肝脏微循环单位已经组织和病理学证实,从而得到广泛认同和重视。但也有学者提出静脉也发出与周围血窦相连的入口静脉,肝动脉及其分支在行程中也不断发出肝动脉 - 门静脉直接吻合支、动脉性毛细血管、胆管周围毛细血管等侧支通路进入肝血窦,而管径 2 500μm 的肝静脉也同样接受血窦的血液,且凡是接受血窦血液的肝静脉周围的肝细胞与作为肝静脉终末支的中心静脉周围的肝细胞在形态、结构及病损时的改变基本一致。Rappaport 根据血供先后及细胞功能梯度划分的 3 个区带中任何 1 个区带内肝细胞的损害程度、再生速度又绝非均等,因此认为肝腺泡尚可划分为更小的功能单位,提出以 1 条入口静脉所供应血液的相应血窦野、汇聚该血窦野而注入肝静脉的集合血窦以及在这个血窦野范围内的微胆管、微淋巴管和神经末梢作为一个肝微循环单位的观点。

二、肝窦与窦周隙

肝窦位于肝板之间的陷窝内,实质为特殊形态的毛细血管,通过肝板孔而连接成网,宽大而不规则。不同种类动物的血窦形成、大小不同,人血窦呈囊状,直径 20~30μm。

腺泡Ⅰ带血窦表面积与腔容积之比较大,窦腔窄而弯曲,血流缓慢,便于物质交换。Ⅲ带血窦较直而宽,血流快,易进入中央静脉。窦内血流速度不同,直窦快而连接部分慢。

内皮细胞与肝细胞间存在狭小间隙称窦周隙或 Disse 间隙,窦周隙宽约 0.4μm,血浆经内皮孔窗进入窦周隙,而肝细胞绒毛伸入该间隙,漂浮于血浆内,与血浆进行物质交换。电镜观察相邻肝细胞间近窦周隙处间隙较宽大,称细胞间陷窝,此处肝细胞绒毛较长,表面的小凹陷较多,是细胞吞饮和胞吐较活跃的部位。肝细胞间通道与窦周隙相通,故小叶间的窦周隙是相互通连的细微间隙。肝细胞以广大面积(72%)与窦周隙的血浆进行物质交换,窦周隙的血浆从肝小叶中心流向边缘是构成肝内淋巴液的主要来源。

三、窦周细胞

肝窦壁衬有肝窦内皮细胞(liver sinusoidal endothelial cells,LSEC)、库普弗细胞(Kupffer cells,KC)、肝星状细胞(hepatic stellate cells,HSC)及肝树突状细胞(dendritic cells,DC)等。

(一) 肝窦内皮细胞

是肝窦壁主要的细胞群,占窦周细胞总数的 70%,因此肝窦内皮细胞对于维持正常的肝功能起着十分重要的作用。同时肝窦内皮细胞在肝脏的病理生理过程中发挥着诸多的重要功能。

1. 肝窦内皮细胞的结构特征　肝窦内皮细胞扁而薄,含核部分凸向窦腔,腔面有少量微绒毛及小凹陷。扁平部有众多无隔膜窗孔,胞间疏松连接,但极少连接结构,常有0.1~0.5μm 甚至达 1μm 的间隙。因此,血液与肝细胞间无严密屏障结构,血浆中除乳糜微粒外其他大分子物质均可自由通过。生理条件下由于窗孔结构的存在和缺乏内皮下完整基膜的结构,由 LSEC 构成的肝窦壁是全身毛细血管壁中唯一缺乏基膜的毛细血管。除窦内的血细胞外,血浆成分均能从窗孔进入 Disse 间隙,进行物质交换。

窗孔是 LSEC 最具特征性的结构,直径从小于 10nm 至 1~2μm 不等,对于是否存在大窗孔一直有争议。大体上,扫描电镜下内皮细胞的窗孔直径在150~175nm之间,出现频率为每9~13μm²,占内皮细胞表面积的6%~8%。同时也有大于400nm者,在排除了电镜伪像后,认为大窗孔由周围的小窗孔融合而成。LSEC窗孔数量、大小随腺泡带而有差异,Ⅰ带孔数少而孔径大,适于大分子物质通过,Ⅲ带孔径小而数量多,适于最终完成腺泡内的物质交换,对血液内溶质浓度和pH值有精细调节作用。扫描电镜下的观察显示从门静脉周到小叶中心区域,窗孔的出现率为6%~8%。

从小鼠肝脏中已分离出2种特征不同的LSEC,分别为Ⅰ型和Ⅱ型,2种LSEC的窗孔总面积与细胞总面积比值相差很大,且细胞功能标志物存在差异。根据LSEC表达的半乳糖受体、甘露糖受体和孔率3个指标将LSEC分成2类,即低孔率细胞(主要在汇管周围,糖受体表达较多)和高孔率细胞(主要在中央静脉周围,糖受体表达很低)。LSEC的这种异质性与其功能有密切关系,位于不同区域的LSEC其功能也不同。近年来发现不同区域的LSEC的功能可被IL-1β诱导相互转换。

窗孔为动态结构,它不仅与肝窦的通透性相关,而且与肝窦血流的调节相关。除受机械性作用调控外,内皮细胞内还有微管、微丝并含有肌动蛋白和肌球蛋白使内皮孔窗的形态、大小受生理状况和药物的影响而缩小、关闭或扩大。窗孔大小的影响因素主要有:

(1)受肝窦压力大小和Ca^{2+}肌动蛋白微丝的调节;Rho通过调节肌动蛋白而调节窗孔的改变。

(2)肝窦周围分布着神经末梢,交感和副交感神经传出的刺激(去甲肾上腺素和乙酰胆碱等递质的释放)分别使窗孔缩小和扩大。

(3)内毒素、乙醇、超氧阴离子、过氧化物、转化生长因子β能直接作用于LSEC使窗孔缩小,降血脂药、视黄酸则能使窗孔扩张。

(4)细胞外间质亦参与LSEC窗孔大小的调节,Disse腔中间质胶原的沉积与LSEC失窗孔化有关。

(5)作用于微管的药物——细胞松弛素可使微管解聚,引起窗孔结构改变。

ATP产生不足也影响窗孔结构的维持,葡萄糖可使缺氧损伤时的窗孔结构部分恢复。另有研究表明,病毒感染LSEC可使窗孔数目与直径减少,而使用细胞松弛素无法逆转这一改变,提示窗孔改变尚有其他机制参与。

2. 肝窦内皮细胞的分离、培养与鉴定　LSEC的分离方法主要有3种,即早期的链霉蛋白酶灌注结合离心淘洗的方法,经典的胶原酶灌注结合Percoll密度梯度离心加选择性贴壁的方法,近期日本学者所采用的胶原酶灌注结合单抗SE-1免疫磁珠法。影响细胞得率和活力的主要因素有:

(1)酶的活性:灌注液应维持37℃,使酶的活性达最高,且最好选用同一批次的酶。

(2)灌注的速度及方式:采用输液泵匀速灌注,既能冲洗干净红细胞,又能避免对肝窦内皮的损伤。原位结合离体的灌注方式既节约酶的用量又保证消化效果,灌注时还应避免气泡的产生。

(3)密度梯度液的制备:Percoll液应调到适当的pH值和渗透压,不同浓度的梯度液应沿管壁缓慢加入,使之形成明显界面。

(4)密度梯度离心前应严格平衡离心管,洗涤细胞时应避免用力吹打。LSECs的培养条件较为苛刻,且只能短期培养。

3. 肝窦内皮细胞的生物学特性 肝窦内皮细胞(LSEC)的表型及其相应的生物学特性与其他内皮细胞有一定的差异。LSEC 表达其他内皮细胞而不表达某些受体如 IgG 的 Fc 受体、CD13、CD14 等以及一些黏附分子如 ICAM-1、CD4、α5、β1。LSEC 不表达其他血管内皮细胞表达的分子,如 CD62、CD31、CD34 等。这可能与 LSEC 所处的微环境有关。

肝腺泡各带内的 LSEC 如同肝的其他非实质细胞一样,不仅有形态结构的差异,而且还有表型的差异。Ⅱ带和Ⅲ带 LSEC 不表达 IF-10 抗原(连续型毛细血管内皮细胞的标志),但表达特异性标志 CD14 和 CD16。Ⅰ带内的 LSEC 则表达 IF-10 抗原,而缺乏 CD14 和 CD16。而 CD4、CD13 以及其他黏附分子的表达,各带 LSEC 无明显差异。肝腺泡各带 LSEC 的 IF-10 的表达不同,可能与腺泡各带微环境不同而影响 LSEC 的分化有关。肝腺泡Ⅰ带 LSEC 缺乏 CD14 和 CD16,肝血流中的 IgG 与Ⅰ带 LSEC 的亲和力低于Ⅱ带和Ⅲ带,故Ⅰ带 LSEC 的清除功能也逊于Ⅱ带和Ⅲ带。

(1)第Ⅷ因子相关抗原:也称血管性假血友病因子(von Willebrand factor,vWF),是由血管内皮细胞和巨核细胞合成的一种大分子糖蛋白,在损伤后的止血过程中起重要作用。体内存在 3 种不同形式的 vWF,即血浆内可溶性 vWF、内皮细胞和血小板胞质颗粒内的 vWF 及基膜上的 vWF。基膜上的 vWF 是血小板黏附于内皮下层的主要活性物质,在血小板聚集附着于破损血管壁上起重要作用。

一般血管内皮细胞表达 vWF,它贮存在胞质内的一种杆状细胞器(WP 小体)内,是内皮细胞的特异性标志。LSEC 是否表达 vWF,曾有不同的研究报道。近年研究新分离的 LSEC 中不足 5% 的细胞呈 vWF 免疫荧光阳性,培养 2~4 天后的细胞 vWF 免疫荧光反应显著增强。LSEC 和其培养液内蛋白质提取及 SDS-PAGE 分析,均证明其中含有 vWF 阳性产物。mRNA 的提取和印迹杂交分析结果也证明 LSEC 内含有 vWF 的基因转录产物,而库普弗细胞、肝星状细胞、肝细胞等均呈 vWF 阴性。已证明 LSEC 内含的 vWF 有 3 种蛋白质结构:vWF 前体、成熟的 vWF 和降解的小分子 vWF 多肽。故可认为,正常肝脏可能仅少量 LSEC 表达 vWF。

(2)LSEC 清除作用的相关受体表达:除胎盘血管内皮及 LSEC 表达 IgG 的 Fc 受体(FcR)外,其他正常血管内皮细胞均不表达 FcR。IgG 的 FcR 可分为 FcR Ⅰ、FcR Ⅱ(CD32)和 FcR Ⅲ(CD16)三种。LSEC 仅表达 FcRII 和 FcR Ⅲ两种受体。

CD14 为 LSEC 的特异性标志物。CD14 是脂多糖结合蛋白受体。脂多糖(lipopolysaccharide,LPS)是革兰氏阴性杆菌膜上的复合物,可刺激内皮细胞分泌细胞因子,诱导机体产生非特异性免疫。正常血管内皮细胞 CD14 染色为阴性,LSEC 表面 CD14 的特异表达,在处理血液循环中的 LPS-LPS 结合蛋白复合物中起重要作用。

CD13 是氨基肽酶 -N 受体,该酶可降解一些小分子多肽,参与小分子肽的调节。除 LSEC 表达 CD13 外,肝细胞胆小管面和小叶间胆管上皮细胞顶部质膜也可检测到 CD13,但在肝的其他血管腔面均未检测到。

LSEC 有透明质酸受体、胶原受体、甘露糖受体、LDL 受体等净化受体,通过受体介导吞饮可溶性的和小微粒性异物,清除细胞外基质成分和代谢产物,维持机体内环境的稳定。因此,这些受体也可作为鉴别 LSEC 的特异性标志。

(3)LSEC 的细胞黏附分子表达:细胞间黏附分子(intercellular adhesion molecule,ICAM)是细胞表面的一类糖蛋白,在细胞与细胞间结合、细胞与细胞外基质间的结合中起黏附作用,在维持正常组织结构以及炎症反应、免疫应答和肿瘤扩散转移等许多生理病理过程中发挥重要作用。目前依据基因结构的同源性和功能特点将细胞黏附分子分为选择素家族、整合素家族、IgG 超家族等。

目前已知,正常 LSEC 表达以下几种细胞黏附分子:

1)$\alpha_5\beta_1$、$\alpha_1\beta_1$:两者属整合素家族。这些整合素均是纤维粘连蛋白的受体。$\alpha_1\beta_1$ 也是一种胶原受体。

2)ICAM-1 和 CD4:两者属于 IgG 超家族。ICAM-1 能与白细胞上的淋巴细胞表面相关抗原(LFA-1)结合,其功能与 CD4 相似。淋巴细胞黏附分子(CD4)可与 HLA-DR 结合,可介导白细胞或表达有 HLA-DR 的细胞黏附到 LSEC 上,可能与抗原递呈有关。库普弗细胞表面有 HLA-DR 和 LFA-1,故推测正常 LSEC 表达 ICAM-1 和 CD4。可能与库普弗细胞和淋巴细胞黏附于血窦壁上有关。

3)CD44:是一种高度异质性的单链跨膜糖蛋白,广泛表达于各种血细胞、上皮细胞及多种瘤细胞的表面。正常 LSEC 表达 CD44 较弱,肝硬化时也无明显变化。

(4)肝窦内皮细胞表型转换的生物学意义:正常 LSEC 可表达 Fc、IgG 受体、CD14 和氨基肽酶 N,而这些在血管内皮细胞(vascular endothelial cell,VEC)无表达。VEC 特征性地表达一些分子,如 CD62、CD31、CD34 和 FⅧ相关抗原等。正常 LSEC 几乎没有 CD34 和 FⅧ相关抗原的表达。

急性肝损伤时,LSEC 表达 ICAM-1 增高,认为 ICAM-1 与 LFA 分子相互作用,能促进免疫介导的肝病中炎症细胞的自身循环,在乙型肝炎和丙型肝炎的免疫发病机制中起着重要作用。正常情况下,LSEC 不表达内皮白细胞黏附分子 -1(endothelial leukocyte adhesion molecule-1,ELAM-1)及血管细胞黏附分子 -1(vascular cell adhesion molecule-1,VCAM-1),在急性病毒性肝炎时有 ELAM-1 的表达,慢性肝炎的碎屑样坏死区有 VCAM-1 的表达。

在慢性肝病的发展过程中,LSEC 细胞窗孔减少或消失,细胞质中出现 WP 小体,表达 CD34 和 FⅧ相关抗原等。这些所谓的窦壁毛细血管化阻碍了血窦内成分与窦周间隙之间的营养交换,进一步导致肝的损伤。有研究显示,慢性肝炎的肝窦组织内未见 CD34 阳性表达,部分肝硬化的肝组织中除门管区和纤维间隔中有 CD34 阳性表达的小血管外,伴有明显炎细胞浸润的纤维间隔周边的肝窦内可见少量散在的 CD34 弱阳性表达。

局灶性毛细血管化可出现在一些良性病变,如局灶性结节性增生和肝细胞腺瘤,但在腺瘤和瘤样病变组织中,增生的 LSEC 表型大部分正常。

肝细胞肝癌(HCC)时,瘤组织出现弥漫性窦隙状的 CD34 强阳性表达,UELI 及 FⅧ相关抗原虽在 HCC 有阳性表达,但它们不能区分良性和恶性病变,而 CD34 作为一种新近运用的肿瘤血管标记,认为可作为鉴别 HCC 与非癌性肝组织的较特异的标志物。对 HCC 中的肿瘤微血管密度(microvascular density,MVD)的研究显示,MVD 在小 HCC(直径≤2cm)要比中 HCC(直径 2~5cm)明显降低,大 HCC 的 MVD 密度较中 HCC 相对低,临床病理资料分析显示,MVD 与瘤组织发生门静脉癌栓、肝内复发及预后密切相关。HCC 中弥漫性 CD34 强阳性表达的同时,其基膜中Ⅳ型胶原蛋白(Co Ⅳ)和层粘连蛋白(laminin,LN)的表达明显增加。免疫电镜显示,肝癌细胞可自分泌途径产生 Co Ⅳ和 LM,以促使其自身瘤细胞的黏附、增殖和迁移。

4. 肝窦内皮细胞的生理功能　LSEC 特有的成簇状的窗孔具有动态滤波器的作用,肝窦内皮在调节肝窦血流与周围组织的物质交换中起到有效的中枢性作用,肝窦血流中的液体、溶质及颗粒经窗孔在肝窦腔和 Disse 间隙进行交换。以小囊泡、通道、隔膜以及窗孔为标志的特殊转运系统的存在说明了肝窦内皮对液体、溶质及大分子颗粒具有高通透性。目前的研究表明内皮的转运过程是多相的过程,大部分物质的转运依据它自身的大小、电荷及化学作用;另有一部分物质的转运过程则通过肝窦内皮细胞的内吞;其他的则通过胞转作用。但在肝窦毛细血管,以上这些方式的转运往往是同时发生的。

(1)调控肝脏微循环:进入肝的血管有门静脉和肝动脉,故肝的血供丰富。门静脉是肝的功能血管,将从胃肠吸收的物质输入肝内。门静脉在肝门处分为左右两支,分别进入肝左、右叶,继而在肝小叶反复分支,形成小叶间静脉。小叶间静脉分出小支,称终末门微静脉,行于相邻两个肝小叶之间。终末门微静脉的分支与血窦相连,将门静脉血输入肝小叶内。肝动脉血富含氧,是肝的营养血管。肝动脉的分支与门静脉的分支伴行,依次分为小叶间动脉和终末肝微动脉,最后也通入血窦。小叶间动脉还分出小支,供应被膜、间质和胆管。因此,肝血窦内含有门静脉和肝动脉的混合血液。肝血窦的血液,从小叶周边流向中央,汇入中央静脉。中央静脉的内皮外无平滑肌,仅有少量结缔组织。若干中央静脉汇合成小叶下静脉,它单独行于小叶间结缔组织内,管径较大,壁较厚。小叶下静脉进而汇合成 2~3 支肝静脉,出肝后入下腔静脉。所以肝脏微循环有两大特征,其一为相当于毛细血管的肝窦有其独特的结构特点。因为 LSEC 在生理情况下有多数窗孔,除窦内的血细胞外,血浆成分均能从窗孔和细胞间隙自由出入 Disse 间隙,进行物质交换,使循环中的营养成分、氧等重要的物质进入肝细胞,因此,LSEC 在维持肝细胞的代谢及氧供中起着重要作用。其二,为有门静脉和肝动脉两个输入系统,由于血流从门静脉和肝动脉到中央静脉的特殊性以及沿着肝窦内皮细胞的耗氧过程,从而在肝脏内形成了明显的氧分压梯度,氧分压从门脉周围区域 65mmHg 降至中央静脉周围的 35mmHg,同时加上 LSEC 的特殊解剖位置,成为肝窦内皮细胞对缺血、缺氧损伤耐受力差的主要原因。

LSEC 在肝脏微循环中的重要作用是公认的。通过由窗孔组成的肝筛的滤过作用,循环中除血细胞以外的成分均可进入 Disse 腔。关于其机制,Wisse 和 McCuskey 提出了血细胞作用学说,即“切力压迫”和“内皮按摩”作用。血细胞在流经肝窦时,流体切力作用促使循环中的物质加快进入 Disse 腔,同时,由于白细胞变形能力较差且易贴附在窦壁,对窦壁将产生一定的挤压作用,使直径超过窗孔大小的颗粒物质也可进入 Disse 腔。此学说可解释400nm 脂质体能通过 100nm 窗孔这一现象。由于乳糜微粒常超过窗孔直径,这种滤过机制对循环中的乳糜微粒进入 Disse 腔非常重要。

另外,LSEC 表达组织型纤溶酶原激活物(tissue-type plasminogen activator,tPA)受体,并且细胞表面结合有纤溶酶和纤溶酶原。LSEC 表面还存在血栓调理素和巨噬细胞组织因子。LSEC 结合的血栓调理素具有很强的抗凝作用,可防止肝窦弥散性血管内凝血(disseminated inravascular coagulation,DIC)的发生,而巨噬细胞组织因子有很强的促凝能力,LSEC 结合的血栓调理素和巨噬细胞组织因子之间的平衡对维持肝脏微循环有重要意义,一旦此平衡被打破,将发生微循环障碍,从而导致肝损害,这可能是肝移植后肝功能不良的原因之一。

(2)变性大分子物质的清除:研究发现,在核周存在硬膜包被的微胞饮小泡和许多溶酶体样空泡,其与 LSEC 的内吞活性有关,部分核内见有特殊的球棘小体,它可能与血浆蛋白的吸收有关。LSEC 不仅可以通过受体介导内吞从血液循环中清除大量的可溶性物质,而且可以吸收修饰或变性的蛋白等大分子物质,在炎症情况下可以极大地加强它的吸收能力,这些被修饰或变性大分子的受体为最初在巨噬细胞表面发现的清除剂受体。

LSEC 是吸收和降解乙酰化低密度脂蛋白的主要场所。在肝窦内皮两面均结合有丰富的肝脂酶,能有效地降解循环中的脂蛋白,对肝细胞摄取脂蛋白起控制作用。胆固醇酯在 LSEC 内迅速水解,游离胆固醇经 Disse 腔被直接转运到肝细胞,进一步转化成胆汁酸。

LSEC 主要表达 5 类高负载受体:清道夫受体、甘露糖受体、透明质酸受体、胶原受体、免疫球蛋白 GFc 受体。肝脏中上述 5 种受体的可溶性的配体分子只通过 LSEC 的内吞清除。

(3)对细胞外基质的摄取:研究证明,某些细胞外基质成分主要通过 LSEC 内吞清除。透明质酸(hyaluronic acid,HA)是由葡萄糖醛酸和乙酰葡萄糖胺构成的二糖单位聚合的基质多糖,是基质的主要构成成分,Fraser 报道约 88% 放射标记的 HA 通过肝脏降解吸收。随后的研究表明 LSEC 在 HA 的吸收中起主要作用。最近有报道 LSEC 表面存在特征性的 HA 受体,分别为 175kD 和 300kD 的 HA 受体,175kD 亚单位的 HA 受体同时识别硫酸软骨素和硫酸皮肤素,这些发现说明 LSEC 通过共同的受体特异性地识别和内摄这一类葡萄糖胺聚糖。研究发现一类新的 HA 受体家族 Stabilin-1 和 Stabilin-2,它们主要表达在肝脏、脾脏、淋巴结的内皮细胞以及巨噬细胞表面,而在 LSEC Stabilin-2 的表达明显占优势,Stabilin 具配体结合特性,同时结合内涵蛋白及衔接蛋白。Stabilin-2 参与 LSEC 的早期内吞途径,清除血液中 HA。伴随着肝窦的毛细血管化,LSEC 失去对 HA 的吸收能力,形态学的特征表现为 LSEC 窗孔的消失和基膜的形成。Braet 等报道窗孔结构的维持依赖于细胞内 ATP 水平,但 LSEC 对 HA 的吸收是否为 ATP 依赖的过程还有待进一步明确。

胶原等细胞外基质成分也通过肝血流由 LSEC 清除,Ⅰ型胶原主要通过 LSEC 的内吞作用清除,但其受体尚不清楚,但一个共识为 LSEC 在变性胶原的清除中起重要作用。基于以上认识,Smedsrod 提出在脊椎动物普遍存在的对废物大分子具有高度排除活性的清除内皮系统的概念。LSEC 可以高效地摄入质粒 DNA,迅速地将其降解并迅速地将降解产物释放到细胞外。

(4)抗原递呈功能:内皮细胞具有向 T 淋巴细胞递呈抗原的功能。来自胃肠道的大量食物性及细菌性抗原经门静脉流向肝脏,使肝脏存在大量抗原物质,因此可以假设 LSEC 参与肝脏的局部免疫调节。

LSEC 表达 CD40、CD54、CD80、CD86,MHC-Ⅰ、MHC-Ⅱ与抗原递呈相关,肝脏库普弗细胞及树突状细胞是已知的巨噬细胞系抗原递呈细胞,LSEC 应该为第三种抗原递呈细胞。

LSEC 主要是通过 LSEC 的抗原递呈,形成免疫耐受,而不是 $CD8^+T$ 淋巴细胞介导的特异性抗原。在鼠肝移植模型中,$CD105^+$ 的 LSEC 可以诱导移植物通过 MHC 屏障,而无 T 淋巴细胞应答。这些研究表明 LSEC 和库普弗细胞及树突状细胞一起调节肝脏的免疫应答。

(5)肝再生:LSEC 不仅对维持肝细胞功能有重要作用,对肝细胞再生也是必不可少的。肝再生需要非实质细胞的作用,而 LSEC 在其中的作用最大,这已在部分肝切除或肝损伤研究中得到证实。70% 肝脏切除后,再生肝细胞形成无血管的肝细胞岛,只有当 LSEC 增殖形成肝窦结构后,再生肝细胞岛才逐渐具有正常组织结构。

目前,人工肝的肝细胞培养产量与功能尚不理想,其主要原因与肝细胞培养系统中无 LSEC 有关。LSEC 释放的某些调控因子对肝细胞增殖也是必需的。LSEC 通过调节肝细胞 β_1- 整合素表达可影响肝细胞与细胞外基质的相互作用。

(二) 库普弗细胞

1. 库普弗细胞（Kupffer cell，KC）的基本结构　库普弗细胞是机体内单核巨噬细胞系统成员，主要位于小叶门静脉区。KC 虽只占肝细胞总数的 15%，但占单核巨噬细胞系统总数的 80%~90%。KC 体积较大，形态不规则，胞体突起大部分突入窦状隙腔内或完全游离于窦腔内，其丝状伪足依附于内皮细胞表面或插入内皮间隙或经窗孔伸入到 Disse 间隙内，与肝细胞微绒毛交错。KC 的结构为其与肝细胞及其他细胞功能之间的相互协调和相互影响奠定了基础。

KC 溶酶体数量较多，溶酶体内包含多种溶酶体酶，如组织蛋白酶 B、酸性脂酶、溶菌酶等。胞质内可见各种吞饮小泡及吞噬小体。KC 的质膜上有 LPS 受体 CD14、清道夫受体（scavenger receptor，SR）、Fc 受体、补体受体、半乳糖胺受体等。CD14 作为 LPS 受体在 LPS 的识别及信号转导过程中具有重要作用。

KC 表面的糖受体，可与 N- 乙酰半乳糖胺或甘露糖残基结合。C3b、C5a 及 Fc 受体，可通过补体调理及特异性抗体调理方式吞噬细菌或异物。吞噬的细菌或异物通过 KC 富含的组织蛋白酶、β- 葡萄糖醛酸酶及 β- 乙酰基 - 氨基葡萄糖苷酶进行降解。但在一定条件下，这些内容物一旦被释放出细胞外，便会成为炎症反应的重要介质，导致邻近的肝细胞损伤。许多证据表明 KC 与内毒素的相互作用是不同类型肝损伤的起始原因，包括非酒精性肝病、酒精性肝病、缺血再灌注损伤及系统病毒感染所致肝损伤。

2. 库普弗细胞的分离、培养与鉴定　库普弗细胞的分离方法有选择性贴壁法、改变库普弗细胞密度分离法、等密度梯度离心法、离心淘洗等。

选择性贴壁法的依据是在 3 种主要的肝非实质细胞中，库普弗细胞的贴壁能力较强，贴壁速度较快。酶消化肝组织、尼龙网过滤后，将肝非实质细胞接种于玻璃或塑料材料及被覆基质的培养皿中，经一定时间的孵育后，去除未贴壁细胞，重新加入培养液，即可得到一定纯度的库普弗细胞。该方法简便、实用，但库普弗细胞得率不高。

改变库普弗细胞密度分离法即根据库普弗细胞的吞噬功能，采用吞噬特殊物质的方法改变其密度，从而进一步用等密度梯度离心技术使之更容易与肝窦内皮细胞及贮脂细胞等密度相似的非实质细胞分离开来。改变库普弗细胞密度的方法分为体内和体外选择性前负荷细胞溶酶体两种。体内前负荷是在分离肝细胞前给动物注射选择性吞噬物的方法。体外前负荷是在细胞混悬液中加入吞噬物，使库普弗细胞密度增大。再用等密度梯度离心法可获得 80% 纯度的库普弗细胞。

等密度梯度离心法分离肝细胞的依据是细胞的密度。等密度梯度离心有非连续密度梯度和连续密度梯度离心法两种，两者的原理相同，只是细胞集中于介质的位置不同。在等密度连续梯度分离中，肝非实质细胞在强离心力的作用下，通过密度逐渐增高的介质沉降，当到达某一沉降距离，细胞的密度恰好等于梯度介质的密度时，细胞不再沉降，处于相对平衡状态，即在梯度液的这一特定位置形成一条区带，所以具有不同密度的细胞群体便在梯度介质的不同位置上形成区带。等密度梯度离心法采用强离心力，其目的仅仅是加快达到平衡的速度和减少扩散的混合效应。

无论从细胞产量还是纯度上讲，离心淘洗是分离库普弗细胞的最好方法。但在离心淘洗之前，须结合等密度梯度离心法先获得肝非实质细胞，两者相结合才能取得最好的分离效果。

多种方法可以用来鉴定库普弗细胞：一是吞噬试验，在接种培养时，加入 Latex 珠，可在相差显微镜下观察到库普弗细胞质内出现透亮的 Latex 珠。除 Latex 珠外，也可用印度墨水、胶体炭作为被吞噬物，相差显微镜下可以看到库普弗细胞质内出现墨水或者炭颗粒，细胞呈黑色。二是用溶菌酶的免疫细胞化学染色鉴定库普弗细胞。溶菌酶是单核巨噬细胞系统稳定而可靠的标志。肝脏中的溶菌酶仅存在于库普弗细胞，因此可以作为一种标志物鉴定库普弗细胞。

3. 库普弗细胞的生物学功能　KC 的结构及酶学特点均表明其具有吞噬功能、分泌功能、免疫调节和监视作用等。生理条件下，KC 不仅能非特异地吞噬和清除血流中的细菌、异物等抗原性物质，而且还具有特异性的免疫应答、抗肿瘤免疫、内毒素解毒、抗感染、调节微循环及物质代谢等方面的作用。病理条件下，KC 可被内毒素、TNF 等激活，释放 TNF、转化生长因子（transforming growth factor，TGF）、干扰素（interferon，IFN）、IL-1、IL-6、氧自由基（oxygen free radical，OFR）、一氧化氮（nitric oxide，NO）等炎性介质，这些炎性介质均参与了肝损伤的发生与发展。

(1) 库普弗细胞的吞噬功能：KC 是机体单核吞噬细胞的重要组成部分，是最先接触来自胃肠道所吸收物质的细胞，具有强大的吞噬和吞饮能力。大量的实验资料表明，KC 能吞噬各种色素、细菌、病毒颗粒、抗原抗体复合物及内毒素等。KC 表面受体是 KC 识别外来性抗原的关键结构，介导 KC 的吞噬作用，包括经纤连蛋白（fibronectin，Fn）介导的吞噬、Fc 介导的吞噬、补体介导的吞噬和非调理素介导的吞噬。

KC 吞噬功能由其整体结构、能量代谢、细胞内钙、表面受体、细胞内外环境和血中调理素水平等因素决定，并受年龄、性别、疾病、用药、饮酒和肝血流等情况的影响。当细胞整体结构完整，能量代谢正常，细胞内钙升高，表面受体密度增加，细胞外渗透压降低，血中调理素水平升高时，KC 吞噬能力增强，反之下降。许多药物如维生素 A（视黄醇）、酵母多糖、铁制剂等可增强 KC 的吞噬活性。适当强度的运动也能增加库普弗细胞的吞噬作用，而一些药物如雄激素、甲基棕榈酸盐等则能抑制 KC 的吞噬作用。不同大小和不同部位的 KC 吞噬功能不同。肝小叶周围的 KC 体积较大，突起发达，溶酶体大，酶活性强。

作为第一线防御，KC 吞噬功能缺陷将导致感染易感性增加。在脂肪肝鼠模型中 KC 吞噬红细胞作用能促进氧化应激、炎症和纤维化，可能与 KC 吞噬红细胞后血红素所衍生的铁在肝内沉积有关。KC 吞噬凋亡小体则可刺激死亡配体和细胞因子的表达，从而促进肝脏炎症和纤维化。

(2) KC 的分泌功能：KC 具有广泛的合成及分泌功能，通过释放生物活性因子促进致病进程，与化学物质、毒素和药物因素如 CCl_4、内毒素、半乳糖胺和对乙酰氨基酚介导的肝损伤的发病机制有关。在肝损伤和肝细胞坏死中，有活性的 KC 是炎性介质的主要来源，包括细胞因子、过氧化物、氧化亚氮、类花生酸类物质、化学增活素、溶酶体酶和蛋白水解酶，并能增加细胞毒性和趋化性。内毒素、免疫复合物、肿瘤坏死因子、病毒、干扰素等均可激活和/或刺激 KC 产生生物活性物质，其中内毒素是较强的刺激物。

KC 分泌的细胞因子主要有 TNF-α、TGF-β_1、AA、PAF、血栓素 A_2（thromboxane A_2，TXA_2）、INF 等。在这些因子中，TNF 被认为是内毒素发挥毒性效应最重要的物质。TNF-α 具有广谱生理和病理效应，主要由单核和巨噬细胞分泌。低水平的 TNF-α 是肝细胞生长分化与再生所必需的调节因子，高水平的 TNF 既可以诱导肝细胞凋亡，也可以导致肝细胞坏

死。TNF-α 对肝纤维化具有重要影响,其导致肝纤维化的机制是:

1)TNF-α 可通过自分泌和旁分泌的方式调节 KC 活性。TNF-α 作用于内皮细胞和 KC 上的膜受体,激活 NF-κB,刺激多种黏附分子(包括 VCAM-1 和 ICAM-1)表达,募集更多的白细胞浸润,加重炎症反应,并导致 TNF-α 分泌增加。

2)KC 吞噬凋亡细胞后,分泌 TNF-α、TNF 凋亡诱导配体(TNF-related apoptosis-inducing ligand,TRAIL)和 Fas 配体。这些死亡配体将加重肝脏内死亡受体介导的肝细胞凋亡,扩大肝损伤范围。

3)TNF-α 能直接增加 HSC 内组织金属蛋白酶抑制物(tissue inhibitor of metalloproteinase, TIMP)-1 的表达,通过自分泌 TIMP-1 抑制 caspase-3 活性,从而发挥间接的抗 HSC 凋亡作用。在动物纤维化模型中,阻断 TNF 信号通路能明显减少活化的 HSC 数目,降低 α_1(I)胶原和 TIMP-1 基因表达,减缓纤维化进程。其作用机制可能与 TNF-α 抑制 p53 基因表达和增加 p21WAF-l 基因表达有关。

IL-1、IL-6 能促进肝细胞合成急性期反应蛋白,加重肝脏病理损害。KC 是肝内 TXA_2 产生的主要来源,由环氧化酶 -1(COX-1)和环氧化酶 -2(COX-2)介导。内皮素 -1 显著增加动物模型的门静脉压即是由 KC 产生的 TXA_2 介导的。

在炎症反应中激活的 KC 和中性粒细胞还释放大量活性氧(ROS),特异性刺激因子与巨噬细胞表面受体结合,通过 G 蛋白实现信号传导,激活磷脂酶 C 和腺苷酸环化酶。磷脂酶 C 将磷脂酰肌醇水解为 1,4,5- 三磷酸肌醇和甘油二酯。前者可以动员内质网内 Ca^{2+} 外流,导致细胞内 Ca^{2+} 浓度上升,激活磷脂酶 A,增加二十烷类化合物合成。后者则促进细胞质内蛋白激酶 C 向细胞膜转移而使之激活,进一步活化 Na^+/H^+ 反向转运体和 NADPH 氧化酶。NADPH 氧化酶是活化巨噬细胞生成 ROS 的主要来源,通过催化氧单电子还原反应生成超氧阴离子 O_2^-。后者可以与 H^+ 反应产生过氧化氢 H_2O_2。在肝损伤状态下,由于肝脏的抗氧化防御主要局限在肝实质细胞,因此 HSC 较容易被氧化应激攻击而激活。近年来研究结果证实,ROS 诱导激活的 HSC 在肝纤维化发生过程中起着非常重要的作用。在慢性肝炎中,氧化应激维持在较平稳的状态下。这种相对较低的氧化损伤可以持续激活 HSC,并维持肝纤维化进程。氧化应激可以通过激活 Na^+/H^+ 交换器和升高细胞内 pH 调节 HSC 胶原合成。H_2O_2 和 O_2^- 能诱导 HSC 表达 I 型胶原。这可能是通过上调 COX-2 活性,增加花生四烯酸代谢实现。HSC 细胞质内 H_2O_2 还可以作为 TGF-β3 和乙醛的细胞内信号转导物,与 p35 C/EBPβ 结合使之活化,随后迁移到核内,与 I 型胶原基因启动子上特异序列结合,从而上调 I 型胶原表达与合成。

氧化亚氮由 KC 和肝细胞产生。它在肝损伤发病机制中的作用尚有争议。在内毒素血症或 CCl_4 诱导的肝损伤中,氧化亚氮通过抑制半胱氨酸蛋白酶和细胞凋亡保护肝细胞。而在缺血再灌注损伤、休克和半乳糖胺诱导的肝损伤,氧化亚氮通过与活性氧族的交互作用增强了氧化应激,导致过亚硝酸盐的形成或诱导炎症介质如 TNF-α 和 IL-1 的表达。乙二腈能抑制 KC 产生 TNF-α 并诱导 KC 产生 IL-10。给予人工破坏乙二腈特定基因的鼠半乳糖胺其死亡率较野生鼠显著增加,显示了乙二腈预期的肝保护作用,至少部分作用于库普弗细胞的直接抗炎作用。

(3)库普弗细胞的免疫调节功能和免疫监视作用:KC 的免疫调节功能主要表现在体内的免疫抑制作用、体外免疫诱导作用和对 T、B 及 NK 细胞的调节作用。KC 将潜在免疫原性的大颗粒抗原吞噬后,释放出不易消化的无抗原分子入血,从而使机体产生免疫耐受,不消化的部分再传递给免疫系统产生免疫应答。

KC 具有诱导免疫反应的潜能和抗原提呈功能。KC 在体外不仅参与免疫诱导机制,也可直接调节 T、B 和 NK 细胞的功能。KC 可增强肝、脾 NK 细胞的活性,使之杀伤通常不敏感的肿瘤细胞。

KC 的免疫监视作用主要表现为抗肿瘤免疫。KC 通过对肿瘤细胞的吞噬作用、产生 TNF-α 及细胞毒作用等途径发挥抗肿瘤细胞效应,保护肝脏免受肿瘤细胞的入侵。内毒素、TNF-α 和前列腺素 E_2 刺激 KC 产生 NO 可能是 KC 抗肿瘤的一个有效武器。

(4) 库普弗细胞对肝细胞损伤的保护作用:KC 通过诱导产生抗氧化剂谷胱甘肽合成的介质或产生氮氧化物参与了肝细胞的保护。在 LPS 诱导的肝损伤模型中,萘莫司他通过下调 KC 中 TLR 和 CD14 受体,减少 TNF-α、IL-1β、INF-γ 的产生,对 LPS 诱导的肝细胞损伤有保护作用。还有研究发现,内毒素刺激 KC 释放介质能抑制鸭乙型肝炎病毒 DNA 的复制并在细胞内病毒复制循环建立中产生转录后调控,其机制可能与细胞因子的抗病毒作用及氧化亚氮具有抗病毒效应有关。

(三) 肝星状细胞

1. 肝星状细胞的生物学特性　正常肝脏的 HSC 占肝脏细胞总量的 5%~10%,定居在窦间隙,处于静止状态,不表达 α- 平滑肌肌动蛋白(α-smooth muscle actin,α-SMA),增殖活性低,合成胶原能力低,且合成Ⅳ型胶原 > Ⅲ型胶原 > Ⅰ型胶原,如果产生层粘连蛋白则与Ⅳ型胶原形成基底膜。电镜下研究发现,HSC 含有大量平滑肌细胞特有的结蛋白,因此,HSC 具有收缩功能。而结蛋白也因此成为 HSC 的标志。

HSC 的分离纯化主要分两步进行。第一步是从肝脏中获得肝脏非实质细胞。一般采用链霉蛋白酶(pronase)和胶原酶联合消化法,pronase 能选择性破坏肝细胞,引起肝细胞裂解,减少肝细胞对 HSC 的黏附,从而提高 HSC 的产量。第二步是从肝非实质细胞中分离出 HSC。由于 HSC 在肝脏细胞中的平均密度最低,采用合适的密度梯度离心可以获得高纯度的 HSC。

2. 肝星状细胞的活化　在各种肝损伤因素刺激下,HSC 表型发生改变,从富含维生素 A 的静态细胞表型转化为具有增殖性、成纤维性和收缩性的肌成纤维细胞表型,即活化的 HSC。Friedman 等将 HSC 活化分为两个主要阶段,初始阶段和持续阶段。

初始阶段是指早期 HSC 基因表达的改变及在细胞因子等刺激因素作用下产生的快速细胞表型改变。HSC 活化的初始启动主要依赖于邻近细胞(如肝细胞、KC、LSEC、血小板等)旁分泌作用的结果。导致 HSC 活化的多种因素中,肝细胞的损害是主要和持续的因素。而从损伤细胞中释放的成分,如从凋亡细胞释放的脂质过氧化物、药物的中间代谢产物、酒精代谢生成的乙醛等都是 KC 强烈的激活剂。激活的 KC 释放对 HSC 激活有决定性作用的细胞因子,如转化生长因子 β(TGF-β)、肿瘤坏死因子 α(TNF-α)、血小板衍生生长因子(platelet derived growth factor,PDGF)等,这些细胞因子进一步刺激 ECM 合成、HSC 增殖和类视黄醇释放。除此之外,KC 还能通过分泌基质金属蛋白酶 -9(matrix metalloproteinase-9,MMP-9)、明胶酶 B,影响 HSC。MMP-9 能激活 TGF-β,而 TGF-β 反过来又刺激 HSC 分泌胶原。KC 还是肝脏内 ROS 的主要来源,ROS 诱导氧化反应,加重肝纤维化。

持续阶段由于各种刺激的作用而维持 HSC 的激活状态并伴有纤维形成。这个阶段是 HSC 自分泌及旁分泌共同作用的结果。HSC 自分泌的细胞因子包括促进 HSC 激活的细胞因子如 TGF-β、PDGF、成纤维细胞生长因子（fibroblast growth factor，FGF）和内皮素 -1（endothelin-1，ET-1）等，以及抑制 HSC 激活的肝细胞生长因子。HSC 还可释放中性粒细胞和单核细胞的化学引诱物，包括集落刺激因子、中性粒细胞化学趋化因子和单核细胞趋化蛋白 -1（monocyte chemotactic protein-1，MCP-1）。此外，HSC 产生的细胞因子 PDGF、TGF-β 等促进 KC 的激活以及自分泌和旁分泌作用促进自身的进一步激活。在 HSC 激活的持续阶段，ECM 重建继续，低密度的内皮下基质的合成增加而降解减少，并逐渐被富含纤维的胶原所替代。富含纤维的 ECM 也能加速 HSC 活化。HSC 的持续活化涉及由细胞因子介导的表型改变和 ECM 重塑，细胞膜受体的信号蛋白表达的增加在其中起重要作用，尤其是受体酪氨酸激酶（receptor tyrosine kinases，RTKs）表达在肝损伤时显著上调，在介导 HSC 对细胞因子反应中起特别的作用。肝损伤时，激活 HSC 能诱导自身盘状结构域受体（self-disc domain receptors，DDRs）和整合素受体的表达。胶原通过与增加的 DDRs、整合素受体结合，启动一个级联反应，增加 Src 蛋白酪氨酸激酶和下游区信号，诱导 MMP-2 转录，刺激和结合 HSC，产生更多胶原。DDRs（特别是 DDR2）主要对成纤维胶原起反应而不是对生长因子起反应。这也说明了为什么成纤维样基质（主要是胶原成分）能激活 HSC。因此，当内皮下基膜被成纤维胶原替代时，HSC 可通过 DDR2 受体与 Ⅰ 型胶原的结合而持续活化 HSC。

3. 肝星状细胞的表型改变　在持续活化阶段，HSC 可发生一系列的表型改变，即增殖、收缩、纤维形成、基质降解、趋化、白细胞化学吸引、维生素 A 缺乏和细胞因子释放等。

（1）肝星状细胞的增殖性：PDGF 是目前已知的最强的促有丝分裂的促 HSC 增殖因子。HSC 激活时 PDGF 和 PDGF 受体（PDGF receptor，PDGF-R）表达均增加。PDGF 可以刺激 HSC 自分泌、趋化性以及类视黄醇的丢失，并且其他的肝脏细胞，如上皮细胞、KC、肝细胞也可以旁分泌一些信号因子影响 PDGF 和 PDGF-R 在 HSC 中的表达。

PDGF 是由两条二聚体的多肽链组成的，即 PDGF-AA、PDGF-BB 或者 PDGF-AB。PDGF 受体属蛋白酪氨酸激酶受体家族，有 α、β 两种亚型。PDGF-AA 链只与 PDGF-Rα 结合，而 PDGF-BB 链可以与 PDGF-Rα、PDGF-Rβ 两种受体结合。配体与受体结合后形成二聚体，使内部的酪氨酸残基磷酸化并激活下游的一些信号传导通路，最后通过诱导细胞增殖和迁移来激活 HSC。肝损伤时，HSC 中 PDGF-Rβ 表达显著性上调，提示 PDGF-BB 在 HSC 的增殖中发挥着更加重要的作用。TGFβ$_1$ 同样可以增加 PDGF-Rβ 的表达，它是通过增加 PDGF-BB 而并非是 PDGF-AA 进行的促有丝分裂作用。PDGF-Rα 在正常的 HSC 中就有表达，然而，它在肝损伤时并未表达增加。相对于 HSC，来源于正常肝脏的肝上皮细胞都有 PDGF-Rα 和 PDGF-Rβ 的低表达，但是这些组织在肝脏损伤时也并不增加。

PDGF 在肝脏中主要由血小板、KC、LSEC 产生，PDGF 结合到 HSC 胞膜上的受体后，主要通过 PI-3K、JAK/STAT、MAPK 等途径促进 HSC 的增殖、激活。另一方面，生长因子（血管内皮细胞生长因子和胰岛素样生长因子等）的刺激也有效地促进了 HSC 的增殖。

（2）肝星状细胞的成纤维性：TGF-β 是一类调节细胞生长和分化的多肽，具有活化 HSC，促进肝脏胶原基因表达，促进 ECM 合成等作用。纤维化时 TGF-β 三种亚型及其受体表达增加。HSC 表达 TGF-β 受体 Ⅰ、Ⅱ 和Ⅲ。TGF-β 与 HSC 膜上的相应受体结合后，主要通过细胞内 Smad（Smad 家族是将 TGF-β 信号从细胞膜导入细胞核内的细胞质内介导者）通路发挥其功能。其中 Smad3 促进肝纤维化的形成，而 Smad7 则抑制肝纤维化的形成。TGF-β$_1$

是 HSC 产生 ECM 最主要的刺激因子,并且研究发现 TGF-β_1 的作用主要在 HSC 的持续阶段而不是初始阶段。目前已证实 TGF-β 是肝纤维化形成的重要诱发因子:

1) 在纤维化病变组织内 TGF-β 表达显著增加,特别集中在纤维化区域(成纤维细胞灶)。

2) 向实验动物注射外源性 TGF-β 会促进纤维化的形成。

3) 使用抗 TGF-β 抗体、可溶性 TGF-β 受体和 TGF-β 基因敲除,均可缓解实验诱导的肝纤维化形成。

结缔组织生长因子(connective tissue growth factor, CTGF)是富含半胱氨酸的母细胞蛋白,它在很多细胞类型中参与调节黏附、迁移、增殖、存活、分化等作用。体外研究显示它有致纤维化的特性,在很多纤维变性损伤中过度表达,包括皮肤、肺、肾和肝脏等组织。研究证实,TGF-β 可以刺激 CTGF 的表达上调,并且 CTGF 可以促进 ECM 的基因转录。如果 TGF-β 的效应元件具有 CTGF 启动子特征的话,CTGF 可能会作为一个推进 TGF-β 致纤维化信号通路的重要中介。CTGF 的产物在体外大鼠 HSC 的激活早期就增加,且在 HSC 中可以诱导细胞迁移、增殖、黏附,并可增加 Ⅰ 型胶原的表达。总之,这些发现都表明了 CTGF 在肝纤维化中的作用,也揭示了在肝纤维化的治疗上可以通过调节 CTGF 基因的表达和激活来进行。

(3) 肝星状细胞的收缩性:使 HSC 收缩的最强刺激因子为自分泌来源的内皮素(endothelin-1, ET-1)。而作为 ET-1 的生理抵抗剂 NO 在 HSC 活化时也被分泌,但随着肝纤维化的进展,HSC 分泌 ET-1 增加而分泌 NO 减少,使得生理平衡被打破,进一步增加 HSC 的收缩性。

ET-1 受体分为 A 型和 B 型,它们在静止和活化的 HSC 中都有表达,但它们在静止和活化的 HSC 中表达又是不同的。或者说在 HSC 活化的早期阶段和晚期阶段表达也是不同的。在 HSC 活化的早期阶段以 ETAR 为主,而 HSC 活化的晚期阶段则以 ETBR 表达为主。在心肌细胞和血管平滑肌细胞中,ET-1 都能增加胶原的表达。而在肝脏组织中,ET-1 主要通过促进 HSC 的激活和 Ⅰ 型胶原的表达促进肝纤维化的发生和发展。HSC 的收缩性也是肝硬化时门静脉阻力增加的重要原因。

(4) 基质降解:活化的 HSC 是 MMP 和基质金属蛋白酶抑制剂 -1(tissue inhibitor of metalloproteinase-1, TIMP-1)的主要来源细胞。在肝纤维化过程中,MMPs 的含量及活性并不降低,而是由于激活的 HSC 分泌 TIMP-1 和 TIMP-2 抑制 MMPs 的功能,从而抑制胶原的降解,促进肝纤维化的进展。肝纤维化的进程中,MMPs 与 TIMPs 调控机制的异常是胶原过多形成的原因。

Yoshiji H 等用转基因鼠模型研究发现,TIMP-1 本身的过度表达既不引起 HSC 的活化,也不能使胶原 mRNA 的合成增加,但在 CCl_4 介导的肝损伤时可明显促进纤维化的发展,这说 TIMP-1 不能独立地引发纤维化,仅对纤维化持续发展起作用。后来他们又在同样的模型中发现,TIMP-1 的过度表达可通过降低 MMPs 的活性,维持 HSC 于活化状态而抑制肝纤维化的自发逆转。同时,Murphy FR 等发现 TIMP-1 抑制 HSC 凋亡是通过抑制 MMPs 介导的。由此可见,在肝纤维化过程中 TIMP-1 表达增加,一方面抑制 MMPs 的活性,不能降解过多的间质胶原;另一方面又抑制 HSC 凋亡,维持 HSC 于活化状态而抑制肝纤维化的自发逆转。在肝纤维化时,TIMP-2 的表达情况与 TIMP-1 类似。在原代培养的 HSC 早期并不表达 TIMP-2,当 HSC 激活后 TIMP-2 表达增加。鉴于 MMPs 和 TIMPs 在肝纤维化发展中的不同作用,增加 MMPs 或减少 TIMPs 的合成与表达已成为目前肝纤维化治疗的热点。

(5)肝星状细胞的趋化性:HSC 活化后,具有伸展性和趋化性,可向损伤区迁移,致损伤区的纤维形成细胞增多,促进肝纤维化。已确定的活化型 HSC 化学引诱物有 PDGF、MCP-1、ET-1 和 IGF。其中 PDGF 和 MCP1 被认为是最主要的趋化因子。MCP1 和 PDGF 的趋化性均需要 Ca^{2+} 内流参与,而 MCP-1 的趋化作用由 PI-3K 信号转导途径介导。活化的 HSC 还可以生成巨噬细胞集落刺激因子(macrophage colony stimulating factor,M-CSF)和 ICAM-1,吸引淋巴细胞到达 HSC 增生区域,促进肝巨噬细胞等炎性细胞的浸润,加剧损伤处的炎症反应,并介导 HSC 与基质的黏附。MCP-1、IL-10 等炎症调节因子也可由活化的 HSC 生成。

(6)维生素 A 的缺失:维生素 A 缺失是 HSC 激活的显著特征之一。研究表明,在 HSC 贮存维生素 A 与产生胶原是拮抗的关系。在细胞培养中,研究发现维生素 A 的缺失是血清依赖性的,并最终导致维生素 A 释放到细胞外间隙。

Vollmar 等认为,维生素 A 的缺失是肝脏毒物所致脂质过氧化引起的,仅仅是肝纤维化的副作用,而不是肝纤维化的起因或促发因素。然而,Casu 等则认为,肝内维生素 A 代谢产物视黄酸的增多能活化 HSC。同时,视黄酸也能调节 I 型胶原的表达,抑制 MMPs,在肝纤维化发展中起重要作用。另有报道也认为维生素 A 缺失的效应可能是通过新的异常代谢产物视黄酸来促进 HSC 增殖和肝纤维化的,但它们在肝纤维化中的作用尚未完全确定。而且,维生素 A 的缺失是不是 HSC 激活所必需,以及类视黄醇能否加速体内 HSC 激活还未知,有待进一步研究。

(四)肝树突状细胞

Steinman 和 Cohn 于 1973 年首先在小鼠脾脏中发现具有树突状突起的独特形态的细胞,因其成熟时具有特殊的树突样突起的外形而得名。树突状细胞广泛分布于血液、肝、脾、淋巴结以及其他非免疫组织器官中,数量极微,但却是最重要的一类抗原提呈细胞(antigen presenting cell,APC)。目前认为,具有典型树突状形态,膜表面高表达 MHC- II 类分子,能移行至淋巴器官和刺激初始型 T 细胞增殖活化,并具有一些相对特异性表面标志的一类细胞,称之为树突状细胞。

1. 树突状细胞的来源、分布及分化发育 大多数 DC 来源于骨髓 CD34$^+$ 细胞,亦可由单独的前体细胞发育而来。人外周血单核细胞在细胞因子作用下,可不经增殖直接发育为成熟 DC,表明 DC 也可来源于单核细胞。

DC 的分化发育经历由不成熟到成熟两个阶段。CD34$^+$ 髓系多向造血祖细胞(multipotential myeloid stem cell,CFU-GEMM)中先分化出 CFU-GM,后者在粒细胞集落刺激因子(granule-column stimulating factor,G-CSF)作用下大多分化成为成熟粒细胞,仅少数在粒细胞 - 巨噬细胞集落刺激因子(granulocyte-macrophage colony stimulating factor,GM-CSF)作用下分化为单向 DC 前体细胞(Mono-DC-CFU),然后在 TNF-α、GM-CSF 作用下,进一步从 Mono-DC-CFU 中分化产生 DC 前体细胞,离开骨髓进入外周血。未成熟的 DC 位于抗原入侵部位,如肠黏膜,表面检测不到 B$_{7-1}$-B$_{7-2}$ 的高表达,但却具有捕获、处理抗原的分子,如 FcγR、人甘露糖受体、DEC-205 分子等。它在摄取抗原后,可自发成熟,由外周逐渐向次级淋巴器官归巢,同时摄取、处理完整蛋白能力下调,而获得激活初始型 T 细胞能力,完成免疫激活功能。成熟的 DC 表面高表达 I 类主要组织相容性复合体(major histocompatibility complex Ⅰ,MHC-Ⅰ)、Ⅱ类主要组织相容性复合体(major histocompatibility complex Ⅱ, MHC-Ⅱ)、CD80、CD86、CD40 及淋巴细胞功能相关抗原 -3(lymphocyte function associated antigen-3,LFA-3)、ICAM-1、ICAM-3。目前认为,CD1a 和 CD83 是人成熟 DC 的标志。

在体内,DC 广泛分布于除脑、睾丸以外的所有器官、组织,但含量极少,占人体外周单个核细胞的 1% 以下。

2. 树突状细胞的分离、纯化与鉴定　DC 的分离纯化方法包括两大类。

(1)物理方法

1)根据细胞的黏附性分离,包括黏附分离法、尼龙毛分离法、羰基碳分离法。

2)根据细胞的大小、比重进行分离,包括聚蔗糖 - 泛影葡胺密度梯度离心、Percoll 非连续性 / 连续性密度梯度离心、E 花环沉淀分离。

(2)免疫分选法:包括淘洗法、流式细胞术、磁性细胞分离术。

人源 DC 的培养来源可选用脐血、骨髓、外周血 CD34$^+$ 细胞或外周血单个核细胞(peripheral blood mononuclear cell,PBMC)。脐血 CD34$^+$ 细胞较骨髓和外周血 CD34$^+$ 细胞更纯真,具有更强的增殖潜能,是 DC 的理想来源。

DC 的鉴定主要从三个方面进行:

(1)观察细胞的形态及结构。成熟 DC 形态表现为星状、树突状或面纱样,胞内含较多内吞体和 MHC。

(2)采用单抗标记,流式细胞仪检测细胞表面因子。成熟 DC 表面低表达 MHC 及 FcR,高表达 CD54、CD58、CD50、CD80、CD86、CD40、CD25、IL-12、CD1a、CD83、P$_{55}$ 等。

(3)采用免疫学方法检测功能状态。成熟 DC 的 MLR 和 CTL 反应较强。用 PHA 刺激后可见抗原摄取内吞颗粒较少或没有。

3. 树突状细胞的免疫学功能　DC 在体内的数量较少,但抗原提呈能力远强于巨噬细胞(Mφ)、B 细胞等其他 APC。DC 是目前发现的功能最强的 APC。作为专职 APC,DC 具有如下特点:

(1)能有效地活化未致敏 T 细胞。

(2)能高水平地表达 MHC-Ⅱ类分子。

(3)可表达参与抗原摄取和转运的特殊膜受体。

(4)能有效摄取和处理抗原,然后迁移至 T 细胞区。

(5)抗原提呈效率高,少量抗原和少量 DC 即足以激活 T 细胞。因此,DC 是机体免疫应答的主要启动者,在免疫应答的诱导中发挥关键的作用。

肝脏 DC 既具有提呈抗原、激活 T 细胞的功能,又具有倾向于产生肝脏局部免疫耐受的特性。作为肝内主要的抗原提呈细胞,肝脏 DC 对于肝脏的免疫调节十分重要:

(1)免疫激活作用:外来抗原进入机体后,首先由 APC 摄取,广泛分布于外周防御第一线的 DC 大多以未成熟状态存在,具有较强的摄取抗原的能力。DC 可通过 3 种方式摄取抗原:

1)吞噬作用摄取微生物和颗粒抗原。

2)巨吞饮作用可非特异性地摄取液相可溶性抗原。

3)受体介导:通过 FcγR、FcεR、甘露糖受体、DEC-205 可高效、特异地摄取受体相关抗原。

外来抗原经 DC 摄取后经胞内蛋白溶解处理后得到 13~25 个氨基酸长度的片段,与

MHC-Ⅱ类分子结合,以抗原肽-MHC-Ⅱ类分子复合物的形式递呈在DC表面,激发CD4$^+$T细胞的增殖。外源性抗原以MHC-Ⅱ-多肽复合物呈递给CD4$^+$T淋巴细胞,内源性抗原以MHC-Ⅱ-多肽复合物呈递给CD8$^+$T淋巴细胞,在协同刺激因子的作用下,诱导抗原特异性细胞毒性T淋巴细胞(cytotoxic T lymphocyte,CTL)免疫应答。

(2)免疫耐受作用:免疫耐受是机体免疫系统接触某种抗原后产生的,只对该抗原产生特异性的免疫无应答状态。经典的Bumet克隆选择学说认为,免疫耐受是机体在胚胎期免疫功能成熟前,接触外来抗原,机体视为其自身物质,针对该抗原起免疫反应的淋巴细胞克隆消失,不产生免疫应答。

淋巴系来源的DC主要参与中枢和外周的免疫耐受。胸腺DC通过排除自身应答性克隆,参与中枢免疫耐受的诱导型DC也可能携带外周抗原进入胸腺,并由胸腺DC实现对某些外来抗原的体内致耐受作用。DC亦可在外周参与免疫致耐受作用。

4. 肝脏树突状细胞的特性

(1)相对数量不足:就绝对数量而言,肝脏的DC含量数倍于其他实质性脏器,如脾脏。但就DC密度而言,肝脏则是实质性器官中最低的。就各型DC的比例而言,髓系和淋巴系DC在肝脏DC中所占的比例较在其他器官中所占的比例低,均只占肝脏非实质细胞的1%左右。因此,虽然肝脏DC的绝对数量不低,但其相对数量较少,尤其髓系或淋巴系DC的数量更少,故不利于免疫应答的产生。

(2)膜受体缺陷:已知TLRs-LPS是DC活化的重要传导通道。但研究发现肝脏DC的TLR4 mRNA表达较脾脏DC为低,因此,即使肝脏DC能接触大量消化道来源的外源性LPS,仍不能被充分活化。在体内实验中,由LPS激活的肝脏DC在功能上也不如脾脏DC,由其激活的Th0更易引起Th2反应。所以,TLR4 mRNA的低表达和功能缺陷可能是限制肝脏DC功能的原因之一。

(3)摄取抗原能力不强:一般而言,外周DC的抗原摄取能力随其成熟度的提高而下降。然而有研究显示,虽然脾脏DC较肝脏DC成熟,但是肝脏DC通过胞饮摄取抗原的能力仍较脾脏DC为弱。缺少了足够的抗原刺激,DC的T细胞活化功能将受到抑制。

(4)T细胞活化能力弱:进一步的研究提示,肝脏DC活化同种异体T细胞的能力是脾脏DC的1/3,且易于激活Th2。而在混合淋巴细胞反应中,脾脏DC能产生更多的IFN-α和IL-2,使更多的T细胞向Th1活化。

(5)高度异质性:肝脏DC与外周血DC有显著异质性。肝脏DC主要为CD11c$^+$,占肝脏DC的95%左右,多表现为CD1a$^-$,而外周DC多为CD1a$^+$。

5. 树突状细胞与肝脏疾病的关系

(1)慢性肝炎:DC作为病毒感染的靶细胞,可被特异性的CTL识别并攻击,导致数量减少和功能下调。DC功能损害是造成免疫反应低下、HBV持续感染的重要原因之一。DC抗原递呈功能缺陷,可能由几种因素造成。首先,在慢性乙型肝炎患者中抗病毒免疫反应的强度在数量和质量方面可能都不足,以至于不能完全清除病毒。慢性乙型肝炎患者DC的HLA-DR、CD8,和CD86表达水平低于正常对照,其DC在提呈抗原过程中,IL-12、IFN-1的产生低于正常,Th1类细胞因子水平较低。同时,慢性HBV感染者外周血DC的增殖数量较正常明显降低,表达于慢性HBV感染患者DC表面的共刺激分子(B7-1、R7-2、CD1a)及MHC-Ⅱ类分子水平明显低于正常人,其DC刺激T淋巴细胞增殖的能力亦低于正常人。

另外,DC 也会受到 HBV 的感染。DC 诱导宿主免疫抵抗病毒的同时,也可能成为媒介,使病毒扩散或逃避免疫反应。DC 前体为 HBV 感染的目标,可成为病毒的贮存地,甚至其中可能存在 HBV 复制。

活动性 HCV 患者外周 DC 数量也显著减少、功能低下。研究发现,丙型肝炎病毒感染时,NK 细胞活化 DC 的能力下降。这与 HCV-NK 高表达 CD94/NKG2A 有关,CDg94/NKG2A 与其配体 HLA2E 相互作用后,使 NK 分泌大量 IL-10 和 TGF-β,导致 DC 不能充分活化。

(2)肝癌:DC 在肿瘤细胞免疫监视和清除中发挥重要作用,因此肝细胞癌(hepatocellular carcinoma,HCC)的发生、发展及预后与肝脏 DC 有着密切关系。肝癌加剧了肝脏 DC 的功能缺陷,肝脏 DC 的功能缺陷又促进了肝癌的进展。

肝脏 DC 对 HCC 的影响:

1)正常肝组织中成熟 DC 量很少,在 HCC 癌旁组织中成熟 DC 数量更低,在 HCC 癌组织中则没有成熟 DC 分布。而成熟和有活性的 DC 对于肿瘤特异淋巴细胞的募集是必须的,所以肝癌组织无法募集足够的肿瘤特异淋巴细胞,不能产生有效的抗肿瘤反应。

2)HCC 患者肝脏及外周非成熟 DC 数量增加,尤其在癌组织中,共刺激分子和 HLA-1 的表达明显降低,且非成熟 DC 数量与肿瘤分化程度呈负相关。

3)肝癌患者 DC 的 IL-12 分泌减少。IL-12 可以通过 NK 或 NKT 细胞产生抗肿瘤作用。IL-12 的减少将引起这些细胞功能缺陷。

4)肝癌结节中 DC 浸润多者记忆 T 细胞数目多,无瘤生存率高,提示 DC 是肝癌患者的一个重要预后指标。

其次,HCC 对肝脏 DC 也存在明显的抑制作用,正常时能诱导 DC 成熟的各种刺激不能使肝癌患者肝脏 DC 成熟,且 DC 与肝癌细胞株共同培育后,其共刺激分子的表达、活化 T 细胞的能力都显著下降。这些说明肝癌患者体内存在影响肝脏 DC 的因素:

1)AFP:AFP 能下调 DC 表达 CD40、CD86,降低同种异体 T 细胞活化能力。同时能显著增加 DC 的凋亡,降低 DC 分泌 IL-12 和 TNF-α,使 HCC 逃避免疫监视。AFP 对 DC 作用是浓度依赖性的,只有达到一定剂量才能影响 DC 的功能。

2)IL-8:HCC 肿瘤细胞能大量分泌 IL-8。IL-8 不仅与肿瘤血管新生和转移有关,还可以通过与其配体 CXCR1、CXCR2 的相互作用,使 DC 局限在肿瘤组织中,限制了 DC 向次级淋巴组织的迁移,造成免疫逃逸。

3)IL-10:IL-10 作为抑制性细胞因子,已经证实能抑制宿主的抗瘤免疫功能。HCC 患者全身及局部 IL-10 含量明显增加,且肝癌细胞主要通过分泌 IL-10 来抑制 DC 的成熟和 T 细胞活化功能,更使被抑制的 DC 所活化的 T 细胞倾向于分泌 Th2 细胞因子 IL-10,而 Th1 细胞因子 IFN-γ 分泌则减少,最终破坏了宿主的抗肿瘤免疫机能。

4)HBV/HCV:大多数 HCC 患者都有 HBV/HCV 感染背景,所以 HBV/HCV 感染患者中的抑制 DC 的机制在 HCC 患者中同样存在,而且可能随着病情的加重而加重。

(魏良洲　金立鹏　赵　坤)

第三章 肝脏的病理生理学

第一节 肝细胞在疾病与健康中的作用

一、简介

肝小叶由肝细胞、胆管细胞以及非实质细胞组成。形态与功能学分析表明,肝脏约 80% 由肝细胞组成,发挥着肝脏的主要功能。非实质性肝细胞,虽然仅占肝脏体积的 6.5%,却占肝细胞总数的 40% 左右,主要位于器官的血窦部位。肝血窦壁至少由 3 种不同的细胞组成,包括肝窦内皮细胞(liver sinusoidal endothelial cell,LSEC),库普弗细胞(Kupfer cell,KC)和肝星状细胞(hepatic stellate cell,HSC,以前被称为贮脂细胞、伊藤细胞、脂肪细胞、窦周细胞或富维生素 A 细胞)。另外,肝内淋巴细胞常常出现在窦腔内,包括所谓的隐窝细胞,即现在的肝脏特异性自然杀伤细胞。在正常以及病理生理条件下,肝细胞的很多功能受到周围非实质细胞分泌的因子的调节。由于篇幅有限,本章节中仅讨论正常或急慢性肝脏损伤情况下发挥功能的肝细胞群。有兴趣的读者可以参考更多详尽的专业文献。

二、肝细胞

实质性肝脏细胞(如肝细胞)为多边形 / 多面体的细胞,有时为双核,直径为 20~30μm,占肝脏总重量的 80% 左右,通常具有 3 个主要的表面结合位点:

1. 基底膜或肝窦上的结合位点,具有微绒毛,参与肝窦内的血液循环。
2. 侧面的结合位点,以邻近肝细胞的联络复合物为特征。
3. 胆小管结合位点。

肝细胞是关键的肝脏效应器细胞,不仅发挥主要的肝功能,同时也是肝脏特异性代谢对象如肝炎病毒及许多有毒复合物,包括乙醇的攻击对象,并最终导致急慢性肝损伤。肝细胞也可以由于自身免疫、代谢紊乱或基因突变而发生损伤。

本节内容中,除了简单回顾实质细胞的主要生理功能之外,我们将讨论 2 个主题:

1. 作为急慢性肝损伤动力的肝细胞凋亡。
2. 肝细胞是巨噬细胞穿过上皮 - 间质的细胞源动力。

（一）肝细胞的生理功能

1. 通过糖原合成、糖原分解、糖异生作用调节血液中的葡萄糖水平；

2. 脂质代谢，可以合成脂蛋白或通过线粒体的 β 氧化、过氧化物酶氧化分解细胞内的外源性或内源性脂类；

3. 通过第一阶段（氧化还原）或第二阶段（结合、水解）反应来代谢／失活外源性（药物、乙醇、毒素、环境污染物、致癌物）和内源性（类固醇激素、胆红素）复合物；

4. 合成血浆蛋白质，包括白蛋白、急性期蛋白，补体成分和凝血酶原，纤维蛋白原等；

5. 通过尿素循环代谢氨；

6. 代谢维生素 A 及其他的维生素；

7. 维持体内铁、铜、锌水平；

8. 分泌胆汁。

从新陈代谢角度来说，肝脏实质细胞分布位置不同，称为成带现象或分布异质性。举个例子，门静脉周围肝细胞（Rappaport 腺泡 1 带肝细胞），富含氧气和基质，主导葡萄糖异生作用，而静脉周围的肝细胞（Rappaport 腺泡 2 带肝细胞），其血液中葡萄糖、氧气和基质已经部分消耗掉，主导糖酵解作用。对氧化物、氨基酸、外源化学物与氨进行代谢的肝细胞也呈带状分布。

（二）肝细胞凋亡——急慢性肝损伤的驱动力

肝损伤以肝细胞坏死或凋亡或者更多情况下是两者同时存在为特征。实际上，相同的外界刺激常常能同时诱导这两种不可逆性细胞死亡的发生。Malhi 和 Gores 曾指出，就细胞水平而言，坏死可能仅为过度凋亡或者凋亡失调的结果。举例来说，通过凋亡信号级联反应导致线粒体功能失调进一步恶化也是坏死的一种。由于检测血清中 M30（由 caspase 3 水解肝细胞角蛋白 18 所产生的抗原表位）开始广泛应用于临床实践，当前研究证实任何一种肝损伤中都存在凋亡，并且凋亡常为主导地位。

多种细胞内外信号和刺激都能触发肝细胞凋亡。其中，线粒体功能失调在此过程中起非常重要的作用。实际上，许多情形都能触发凋亡的发生，如死亡受体激活的信号级联反应（TNF、TRAIL 和 FasL）、内质网应激、JNKs 激活、溶酶体透化作用等。这些因素通过激活 Bax 和 Bak 或者通过改变线粒体通透性而使线粒体外膜的透化作用发生改变。在绝大多数急慢性肝病中都已经证实凋亡的存在，下面我们就举几个典型的例子。

1. 急性肝衰竭　对乙酰氨基酚过量是最常见的急性肝衰竭（acute liver failure，ALF）模型。现已证实，JNK1 和 2 亚型的激活和 Bax 向线粒体移位可触发凋亡的发生。同时，上述过程还伴随 TNF、Fas 和 FasL 的表达增加。不仅如此，NK 细胞也参与了上述过程的发生发展。

2. 非酒精性脂肪性肝炎　在非酒精性脂肪性肝炎（non-alcoholic steatohepatitis，NASH）患者中，凋亡与炎症和纤维化有关。脂肪变性的肝细胞对 FasL 和 TRAIL 介导的凋亡比较敏感。在此情况下，凋亡作用也可认为是游离脂肪酸诱导的和 JNK 介导的脂性凋亡以及内质网应激的结果。

3. 酒精性脂肪性肝炎　在酒精性脂肪性肝炎（alcoholic steatohepatitis，ASH）前炎性细胞因子所形成的微环境中，凋亡又一次被证实起主要作用。激活的库普弗细胞释放能介导凋亡和炎症的 TNF，同时血液中 TNF、Fas、FasL 和 TNFR1 水平也显著增加。ASH 发生凋亡可能与 ROS 大量产生有关,同时与由 ROS 或乙醛(乙醇的主要代谢产物)诱发的内质网应激也存在一定关系。

4. 慢性病毒性肝炎　由于丙肝病毒感染的肝细胞 Fas 表达增强以及表达 FasL 的 T 淋巴细胞活性增强,Fas 介导的细胞凋亡与炎症反应的严重程度相关。人慢性病毒性肝炎以及非酒精性脂肪性肝病(non-alcoholic fatty liver disease,NAFLD)中,配体与 TRAIL1、2 受体相结合,引发 TRAIL 介导的细胞凋亡。此外,丙型肝炎病毒核心或包膜蛋白可使肝细胞对 TRAIL、TNF 或 FasL 介导的细胞凋亡敏感。乙肝病毒感染引起的急慢性损伤几乎具备所有上述的肝细胞凋亡。

5. 胆汁淤积型肝损伤　肝细胞凋亡是体内、外实验中胆汁淤积型肝损伤的一个突出特征。甘氨鹅脱氧胆酸(glycine chenodeoxycholic acid,GCDCA)可以通过依赖 FasL 或非依赖 FasL 机制诱发细胞凋亡;后者的作用机制即是在肝细胞质膜进行自发性低聚化和磷酸化。GCDCA 也可以上调 TRAIL-R2 的表达,然后致敏肝细胞进行 TRAIL 诱发的细胞凋亡。

除此之外,以下几点必须引起重视。肝损害中的细胞凋亡,不论病原学如何(三酰甘油累积、甘氨鹅脱氧胆酸或病毒蛋白的活动等),可能主要发生在本身有损害的、"脆弱的"或受压的肝细胞,同时也认为该条件下可以致敏细胞对死亡配体如 TNF、TRAIL、或者 FasL 等的结合。而且,肝细胞凋亡可以通过至少两种机制引起纤维化进展:

(1)库普弗细胞贪婪地吞噬了凋亡小体,导致库普弗细胞激活和致纤维、致炎细胞因子如趋化因子、ROS 以及其他介质引起的炎症反应持续存在,并影响 HSC 的活动。

(2)凋亡小体可以被 HSC 吞噬,并导致 HSC 的激活,以 α-SMA、前胶原蛋白 I、TGF-β1 表达增加为标志。

目前的研究采用 TRAIL 受体抗体或总凋亡蛋白质酶抑制剂,提出将细胞凋亡阻断机制应用于急慢性肝病的治疗。此外,研究表明熊脱氧胆酸治疗胆汁淤积疾病方面的部分功能可能与抑制的肝细胞凋亡相关。

(三) 肝细胞通过上皮 - 间充质转化途径转化为肌成纤维细胞的公认来源

上皮 - 间充质转化(epithelial-mesenchymal transformation,EMT)是一个细胞可塑性的整合过程,它使上皮细胞失去它们的极化性和特有的组织结构,进行细胞骨架重组,获得间充质细胞的形态和功能特征。最初在胚胎发育中提出 EMT 的概念。在胚胎发育中,细胞迁移和组织重塑在多细胞机体中对于调节细胞生物形态形成有重要作用。近来研究表明 EMT 是一种一般的生物过程,它在一些病理生理条件下包括癌症进展以及肾脏、肺纤维化中调节肌成纤维细胞样原始纤维细胞形成过程中均有作用。EMT 在慢性肝病中起一定作用,体外典型的 EMT 首次报道于培养的大鼠新生肝细胞、培养的鼠原代肝细胞,以及暴露于若干生长因子和细胞因子下不同的非肿瘤细胞系肝细胞株中。特别是 TGF-β1 通过 Smad2/3 信号系统引起所有经典的 EMT 变化(激活 SNAI1、下调 E-cadherin 和肝细胞转录因子 HNF4,及上调间质化和侵入性标记因子)。其中一项研究中指出虽然少于 10% 的成纤维细胞特异性蛋白 1(fibroblast special protein-1,FSP-1,EMT 标志物)阳性细胞共同表达巨噬细胞标志物,但受损肝脏中具有侵入性表现的肝细胞表达 FSP-1。*AlbCre.R26R*、*toplacZ* 双转基因小鼠上的追踪实验表明,肝纤维化严重时有 15% 左右的肝细胞 FSP-1 阳性,另外大约 5% 的肝细胞同时表达 FSP-1 或白蛋白,提示 EMT 在其中也发挥一定的作用。此外,BMP-7 显著抑制纤维化加重并催化 TGF-β1 信号系统通过 EMT 转化形成纤维细胞。利用肝细胞中过度表达的 Smad7 抑制 CCl_4 诱导的纤维化转基因小鼠模型的研究也得出类似的结果。

然而,目前我们仍然缺乏设计完善的临床研究来确定 EMT 在人慢性肝病纤维化进展中的作用,但对于 HSC/ 肌成纤维细胞(myofibroblasts,MFs)的作用已有深入研究。

三、库普弗细胞

库普弗细胞(Kupffer cell,KC)是根据病理学家 Carl von Kupffer 来命名的,他首先提出 KC 是常驻于肝脏的巨噬细胞。网状内皮系统中 80% 的组织巨噬细胞以及 15% 左右的肝细胞均为 KC。KC 主要集中于肝小叶的门静脉周围区域,可以沿着血窦壁游移。KC 来源于循环中的单核细胞并具有自我更新能力。在肝移植后,捐赠者 KC 在 1 年内会被受体 KC 所取代。

KC 是抵御肠道来源的细菌、内毒素(脂多糖)和抗原的第一道防线,并起着抗原呈递细胞的作用。KC 连同 NK 细胞、树突状细胞、可溶性因子是自身免疫的关键组成部分。此外,它们参与清除衰老红细胞和血红蛋白 - 结合珠蛋白复合物。该活动与氧化损伤和微循环相关。亚铁血红素组中的血红蛋白被血红素加氧酶 -1 降解,进而产生抗氧化剂胆绿素、一氧化碳,以保护肝脏微循环。

我们可以分离 KC 并放在培养基中进行研究。激活 KC 的最有效因子是补体 C3a 和 C5a,以及微生物的产品如 LPS。一旦被激活,KC 将分泌几种介质,在宿主防御和组织损伤中起重要作用。激活 NADPH 氧化酶将产生超氧阴离子,帮助摧毁被吞噬的生物体,但同时对周围细胞也造成一定危害。KC 同时表达组织型和诱导型的环氧合酶,促进前列腺素、血栓素合成。前列腺素可调控 KC 中肿瘤坏死因子的合成,血栓素 A_2 促使肝星状细胞收缩,从而促进门静脉高压。

与其他肝细胞一样,KC 在生理和病理中的作用证据主要来自于动物模型的研究结果而非人体实验。KC 在天然免疫中起重要的作用。它们有助于消除微生物、死亡细胞和 LPS,并在一定程度上清除有毒物质包括乙醇等。特别要注意的是,动物实验表明,KC 有助于减少肝损伤,能够抵抗 CCl_4、LPS、氨基半乳糖和对乙酰氨基酚;另外,KC 能够产生促炎细胞因子(包括 TNF 和 IL-6)和高水平的氧化应激产物、蛋白水解酶和类花生酸类物质。KC 释放的 ROS 可以杀死细菌和其他微生物,同时可造成组织损伤。此外,KC 可以产生一氧化氮(nitric oxide,NO),NO 在肝脏病理生理学中的作用仍存在争议。在某些情况下,NO 已被证明能保护肝脏不受损伤,如被四氯化碳麻醉的啮齿动物。然而,在动物受到肝缺血 / 再灌注损伤时,NO 可能结合氧化应激产物形成有毒的过氧硝酸盐。在胆汁淤积模型中,KC 中 IL-6 的表达已被证明会降低损伤和减少炎症的发生。更具体地说,KC 在以下肝损伤中发挥重要作用:

1. 内毒素介导的损伤　内毒素介导的 KC 活化是导致肝损伤的一个主要机制。事实上,门静脉血流中内毒素浓度的增加是某些条件下包括酒精性肝病的一个共同特点。在 CCl_4 处理的大鼠中,使用内毒素将会加重肝损伤。在一些模型中,蛋白水解酶的产生是导致肝脏损伤的一种机制。

2. 肝纤维化　肝星状细胞(HSC)是肝纤维化过程中的重要组成部分。然而,KC 在 HSC 活化和纤维化状态的维持中均有作用。尤其是 KC 表达的 TGF-β1 已经被证明有助于激活过程。此外,KC 环境下的介质上调 PDGF 受体,这是激活过程中的一个标志物,增加

PDGF 介导的增生。激活的 KC 分泌促炎因子引起趋化因子的产生,如 HSC 分泌的单核细胞趋化因子,能够加重炎症过程。例如,KC 同时产生明胶酶如 MMP-2,能够降解细胞外基质,并活化 HSC。

3. 宿主防御 细菌的快速清除取决于 KC 和中性粒细胞的密切相互作用。KC 与细菌结合,然后被中性粒细胞吞噬并杀死。KC 同时参与清除中性粒细胞,是炎症发生的一个关键环节。KC 在肝脏脓毒症中亦有作用,如果经 LPS 预处理后,血液中 KC 数量增加,预后改善。相比之下,KC 功能受损人群更易于受到感染。在一个李斯特菌病模型中,KC 的失活将引起抗感染能力的下降。KC 的抗感染能力与促炎细胞因子、趋化因子以及炎症细胞相关。有趣的是,在扩散到肝脏其余部位之前,KC 已经被巨细胞病毒和利什曼原虫所感染。与此相关,肝衰竭的患者之所以易受感染,在一定程度上可能与其体内缺失 KC 清除肠道移位的细菌相关。另外,与此机制相关的临床因素就是后期肝脏疾病患者内毒素的存在。最后,在病毒感染或者其他与肝损伤相关条件下,如移植排斥时,KC 可以通过 CD95 直接参与肝细胞凋亡的过程。

4. 酒精性与非酒精性肝病 酒精诱发的损害中,KC 释放的细胞因子、促炎症介质、活性氧在疾病的发病机制中起一定作用。NF-κB 介导表达的细胞因子包括 TNF、IL-6 以及炎症趋化因子,如 IL-8,发挥主要作用。*TNFR1* 基因敲除的小鼠中酒精性肝损害减少也表明了疾病与 TNF 之间相关。KC 有一个激活的表型,在慢性酒精摄入的人群中数量有增加。值得注意的是,内毒素受体 CD14 在酒精性肝损害时表达增加,增强因为消化酒精引起的慢性内毒素血症。此外,内毒素与乙醇协同作用来增加 NF-κB 的激活和细胞因子的表达。

非酒精性脂肪肝的模型中描述了 KC 活化,而 KC 活化至少部分是由促炎介质(如 TNF)介导的。最近,Kodama 等报道,在酒精性肝病嵌合小鼠模型中,KC 中 JNK1 的激活是炎症和纤维化的关键因子。此外,NASH 患者 KC 中壳多糖酶表达增加,与 HSC 的激活和纤维形成相关。KC 同时也调节肝细胞内胰岛素抵抗与脂类代谢,说明 KC 与其他细胞之间存在相互作用。在模拟脂肪性肝炎实验中,由 KC 释放的内生大麻素类似物也被证明加重肝损害。

在酒精和非酒精性脂肪肝中,内毒素激活 toll 样受体,刺激促炎性细胞因子和 ROS 的产生,而先天性 TLR-4 失活有助于保护机体免受以上造成的损害。TLR-4 下游途径包括激活 MyD88 和 TRIF,但只有删除 TRIF 才有助于改善酒精带来的伤害。缺失 $p47^{phox}$ 带来的保护作用和酒精诱发的损害表明 NADPH 氧化酶的激活是另一条途径,它有助于增加 LPS 刺激时引起的 TNF 的表达。另一个有趣的方面就是脂联素的作用,它是脂肪衍生的细胞因子,可以抑制酒精和非酒精性脂肪肝的形成。脂联素参与代谢和抗炎活动,包括抑制活化 KC 释放 TNF。同样,细胞内产生的环腺苷酸能够降低炎性细胞因子的表达。

5. 对乙酰氨基酚引起的损伤 目前认为细胞内谷胱甘肽的消耗和反应性氧核素的产生是至关重要的。虽然一些数据表明,KC 的失活可以降低对乙酰氨基酚毒性,但最近也有证据表明在此条件下 KC 可能是有利的。事实上,使用氯膦酸二钠脂质体清除 KC 后,使抗炎分子产生减少,反而可能加重肝损伤。在这个模型中,KC 产生的 NO 和诱发肝细胞增殖的 ELR-CXC 趋化因子起一定程度的保护作用。此外,KC 分泌的 IL-10 和 IL-18,有助于减少对乙酰氨基酚引起的损害。

6. 缺血/再灌注损伤与肝移植 对于肝切除和肝移植患者来说,缺血再灌注损伤是非常关键的,而其中 KC 的活化在介导损伤过程中起重要作用。NADPH 氧化酶的激活产生反应性氧核素,导致 NF-κB 的激活,引起 TNF、黏附分子和趋化因子表达增加。灌注谷胱甘肽的抗氧化剂有助于减少氧化应激损伤和促使 KC 产生 ROS,达到减少肝脏损伤的目的。由此可见,KC 或者其他细胞产生的 NO 可能具有保护作用,因为它可以导致少量过氧亚硝酸盐的形成。

KC 可以作为抗原呈递细胞并且表达 MHCII 抗原,由此 KC 可能在肝移植后的胆道损伤具有重要作用。此外,KC 产生的 ROS 和细胞因子与 KC 活化在缺血 / 再灌注损伤中可能引起并调节肝损害程度。KC 也可能与免疫耐受的产生有关,它可以导致免疫反应性 T 细胞的凋亡。

7. 肝细胞再生　肝脏手术或劈离式肝移植术后肝脏的再生能力是至关重要的。活化的 KC 释放能够促进肝细胞再生过程中 NF-κB 和 STAT-3 有丝分裂的 TNF 以及 IL-6,对肝细胞再生来说是至关重要的。白细胞与补体的激活亦参与 KC 的激活。

8. 门静脉高压　当受到促炎因子的刺激或内皮素 -1 灌注时,KC 反应性地产生花生四烯酸,产生血管收缩代谢物,血栓素 A2,并使门静脉高压加重。

9. 肝癌　肝脏中充满肿瘤细胞之前,如果 KC 耗竭将会加快肿瘤发展。KC 已被证实可吞噬肿瘤细胞,可能会通过产生 IL-12 诱导 NK 细胞介导的细胞毒性,进而影响癌症的发展。此外,KC 产生的 NO 的产量可能会导致针对肿瘤细胞的细胞毒性,而受到 IFN-γ 的刺激,将增强 KC 对转移性肿瘤细胞的毒性。相比之下,一旦发生转移,KC 分泌的蛋白酶和血管生成因子可能会导致肿瘤恶化。

四、肝星状细胞

Von Kupffer 最早提到肝星状细胞(hepatic stellate cells,HSC),他观察到窦周间隙星形细胞,并认为属于周围血管神经网络来源。在 20 世纪 70 年代早期,Kenjiro Wake 提出 Kupffer。描述的星形巨噬细胞与 Ito 描述的贮脂细胞相同,而且其中主要由含有类视黄醇物质的脂滴组成。过去 20 多年,我们认识到 HSC 在肝纤维化与肝脏修复中的作用,才提出真正意义上的 HSC 的生理和病理生理特征。HSC 被称为脂肪细胞、贮脂细胞,或窦周间隙星形细胞,直到 1996 年,国际研究小组建议命名其为肝星状细胞。

肝星状细胞位于与肝细胞、肝窦内皮细胞紧密接触的 Disse 间隙。虽然 HSC 总数仅占肝细胞总数的一小部分(5%~8%),但其立体分布和伸展足以覆盖整个肝窦微循环。HSC 具有在内皮下游走的功能,以确保其与窦周上皮精密结合,它的超微结构以及维生素 A 含量也可以因它们在肝小叶内分布的位置不同而发生变化。细胞质中富含维生素 A 的脂肪滴为成人正常肝脏 HSC 最主要的超微结构特征,与 HSC 的主要生理功能相关,也提示 HSC 是肝脏贮存类视黄醇物质的主要细胞。HSC 具有丰富的微管和微丝,使其能够发挥树突状吞噬功能,同时也在脂质的合成、运输中起作用。HSC 拥有肌动蛋白样细丝,表明它们可能有助于加强内皮细胞排列和 / 或窦周间隙毛细血管收缩。

从人类或啮齿动物肝脏中分离、培养 HSC 技术的发展是该领域的一个巨大进步,这是研究 HSC 生物学特征的合适模型。分离手段包括第一步获得非实质性肝细胞的混悬液,其次是由于这些细胞脂肪含量大,密度低,需对其进一步进行提纯。然而,脂肪滴的存在是肝小叶中部分 HSC 的关键特征。因此,各方研究旨在寻找 HSC 上的细胞骨架或表面标志物,能够将它与其他非实质性肝细胞分辨。在这方面，α- 平滑肌肌动蛋白（α-SMA）异形体是活化 HSC 的一个可靠的标志物，因为在 HSC 刚被分离出来时，它并不表达 α-SMA，只有经过一段时间培养或在体内纤维化后才表达。因此，α-SMA 通常被认为是 HSC 活化的一个标志物。

　　HSC 的胚胎起源仍是争论的焦点，由于它们的形态与间质细胞相似，并且细胞中结蛋白、α-SMA、波形蛋白表达阳性，所以曾经一度被认为是间质细胞。然而，由于 HSC 含有神经标志物，因此推测 HSC 可能是神经外胚层来源。其他的研究已经表明，肝细胞和 HSC 可能来源于一个共同的内胚层前体。最近的人类和动物模型研究结果表明是来源于骨髓前体。

HSC 在肝脏中的生理和病理生理学

　　1. 贮存和代谢维生素 A　在哺乳动物中，正常情况下 50%~80% 的类视黄醇储存在肝脏，HSC 在维生素 A 的储存和代谢中发挥关键作用。富于视黄酯的乳糜微粒被肝细胞摄取并与特异性视黄醇结合蛋白质相结合，之后将这些化合物转运到周边的 HSC 中。周边 HSC 细胞内视黄醇结合蛋白对维生素 A 的吸收、贮存和动员进行调节。视黄酯和三酰甘油是 HSC 的重要组成部分。生理情况下，如 HSC 细胞需要增加维生素 A 时，就会动员 HSC 中的此类化合物，同时也动员 HSC 中的视黄醇受体包括视黄酸受体（retinoic acid receptors，RARs），α、β 和 γ 型，和类视黄醇 X 受体（retinol X receptors，RXRs），α 和 β 两种，但没有 γ 类型。

　　2. HSC 和正常细胞外基质的动态平衡　在正常的肝组织中，ECM 占肝脏总重量 0.5% 左右，由数量少的几个非胶原成分组成，如纤连蛋白、层粘连蛋白、巢蛋白、肌腱蛋白、波动蛋白、蛋白多糖和透明质酸。HSC 所在的 Disse 间隙，是由 IV 型胶原蛋白与非胶原成分组成的 ECM 网状系统，提供肝细胞和血液之的最佳扩散场所。肝纤维化过程中，HSC 是生产 ECM 的主要细胞，生成大部分的胶原蛋白。正常 ECM 代谢也包含着合成与代谢降解，在正常肝脏中，HSC 通过产生金属蛋白酶 -2（明胶酶或 IV 型胶原蛋白）维持 ECM 的塑形和 Disse 间隙形成，在这个过程中，也有可能有其他窦周细胞的参与。

　　3. HSC 是肝特异性周细胞　HSC 之所以可能作为周细胞与其解剖位置、超微结构特点以及与自主神经系统之间的紧密联系相关。值得一提的是，培养中的 HSC 在受到外界几个血管收缩因子刺激时，它们激活的表型可能与过渡细胞或肌纤维样细胞而非静止的 HSC 相似，表明 HSC 的收缩是肝纤维化的一个特征。HSC 在正常肝组织是否具有收缩性仍然是一个争论的焦点，有些学者提出 HSC 并不参与血窦血流的调节，有些研究通过活体显微镜技术评估肝脏微循环后指出 HSC 可能参与调节弹性。

　　4. HSC 和纤维形成　肝纤维化是多细胞、综合的过程，需要肝细胞与非实质性细胞包括炎症浸润细胞（如 KC、HSC、LSEC）间的相互作用形成。所有类型肝纤维化均来源于组织损伤，此时肝细胞和非实质性细胞发出刺激 HSC 和其他 MF 纤维化的信号，引起 ECM 积累。激活的 HSC 是损伤肝组织中 MF 的主要来源。除了 HSC 细胞，最近确认几种产生 ECM 的细胞，包括门管区的成纤维细胞和肌纤维细胞，血管壁的平滑肌细胞，位于小叶中心静脉的 MF。越来越多的证据表明，不同类型的纤维化有不同类型细胞的参与。也有证据表明，来源于骨髓的间充质干细胞和表达 CD45 的纤维细胞对于纤维化形成均有作用。具体是由哪些细胞参与则与病因以及纤维化类型相关。

　　纤维化的病理生理学上一个非常重要的概念是"激活"，通过这样的途径，HSC 获得 MF 样的表型并具备成纤维的能力。HSC 活化需要周边细胞释放的氧应激产物以及可溶性因子刺激的基因转录。一旦 HSC 和 / 或其他细胞获得 MF 样表型,将会维持纤维化过程并通过一系列的生物学行为进行放大,以执行有效的伤口愈合功能。这是通过表达和分泌胶原类型 I 和 III 连同分泌其他基质成分如纤连蛋白与蛋白多糖来实现的。TGF-β1 代表这一过程中关键性的细胞因子,通过激活 Smad 家族细胞内分子来进行。

激活 HSC 在受到某些因子,其中最有力的是血小板衍生生长因子(platelet-derived growth factor,PDGF)刺激时,其增殖活性,生存和迁移扩散能力增强。HSC 的定向迁移也受趋化因子的调节。细胞迁移的过程是伴随着肌动蛋白细胞骨架的完全改变,当细胞暴露于 PDGF 时,这种改变特别明显。

5. 基质降解　ECM 的累积量不仅与其沉积量增多、而且与降解减少有关,主要取决于 MMPs 的活性。活化的 HSC 高表达 TIMP-1 和 TIMP-2,它们与失活的 MMPs 结合,从而导致网状结构纤维化。此外,TIMP-1 已被证明是星状细胞的一种生存因子,在纤维化的肝脏中将会加重纤维化。因此,目前认为抑制 TIMP 是一种很有前景的抗纤维化途径。同样的,HSC 也表达参与调控基质降解的血纤维蛋白溶酶的几种组成成分。

6. HSC 收缩　由血管活性因子如内皮素 -1、血管紧张素 II 或凝血酶诱发的收缩,与门静脉高压的发病机制有重要的关联,导致了“可逆性”成分的增加,流向肝脏内。值得留意的是,HSC 收缩过程中可能由 NO 或一氧化碳进行反调节,引起 HSC 舒张,减少门静脉压力。

7. 炎症的调节　活化的 HSC 分泌放大炎症过程和募集炎症细胞的细胞因子和趋化因子。MCP-1 和 IL-8 是这些细胞表达的主要趋化因子。受到促炎细胞因子包括 IL-1 或 TNF 刺激时,机体首要炎症转录因子 NF-κB 的激活是上调趋化因子的表达的主要分子机制。

8. 血管生成　纤维化与血管生成是紧密联系在一起的,血管生成即从既存的血管分支形成新生血管。在实验及人体慢性肝损伤中已证实存在血管生成现象,此外,活化的 HSC 可通过分泌血管内皮生长因子或血管生成素 -1 等参与血管生成过程。这些细胞因子在低氧反应以及受到 PDGF 或瘦素等因子刺激时表达。

9. HSC 和干细胞巢　最近研究表明 HSC 能够维持干细胞巢,其中具有双向潜能的肝脏祖细胞可以向肝细胞或胆管细胞转化。肝脏损伤情况下,HSC 巢被破坏,引起干细胞的成熟与分化,最终导致 HSC 激活。

五、肝窦内皮细胞

肝窦内皮细胞(liver sinusoidal endothelial cell,LSEC)是具有高度特异性的薄层细胞,沿肝血窦排列,隔开来源于门静脉与实质细胞的肝窦血流。在 1972 年,Eddie Wisse 提出 LSEC 是一种特异性细胞类型,此后人类开始研究这些细胞的动态和多重性功能。在本章节中,我们将回顾 LSEC 的重要生理和病理生理作用。

1. LSEC 的窗孔、超滤、清除作用　LSEC 窗孔,占细胞表面的 5%~10%,为直径 50~150nm 的孔;若干种窗孔成特异性的簇集状分布(如肝筛板);LSEC 缺乏基底膜或隔膜。位于门静脉周围血窦的窗孔较大,而中心静脉周围的血窦则具备更大的窗孔,可以允许血浆和一系列相关的基质进入 Disse 间隙,只有细胞和大的脂蛋白,主要是较大的乳糜微粒,因为窗孔大小而被滞留。事实上,LSEC 是一种非常有效的净化内皮细胞层,它利用网格蛋白介导的内吞作用来清除来源于血窦的内源性以及外源分子,包括病毒颗粒等。LSEC 从全身循环中清除的废弃大分子包括:

（1）甘露糖或巨噬细胞受体介导内吞作用，对象为结缔组织代谢产生的大分子物质包括 α- 链，前胶原 C 或 N- 端肽（如 PICP、PINP 和 PIIINP）、透明质酸、硫酸软骨素。

（2）巨噬细胞受体具有介导内吞氧化以及乙酰化的低密度脂蛋白，晚期糖基化终末产物（advanced glycation end products，AGEs）的作用。

（3）Fc-γ 受体 Ⅱb2 具有介导清除免疫复合物以及微生物 CpG 序列形成的作用。

血窦内皮结构的任何显著变化与 LSEC 的损害将明显影响肝细胞与血窦血流的双向基质传送，也对 LSEC 的内吞功能产生影响。特别是，血窦的损害可能使 LSEC 通过一个称为肝窦毛细血管化的过程而失去多孔性与清除功能。

缺血 / 再灌注损伤，早期血窦堵塞综合征或早期对乙酰氨基酚中毒都可能使肝血窦内皮细胞受到损害，甚至导致细胞间的分离。此外，血窦可能在纤维化后引起堵塞，特别是在酒精性与非酒精脂肪肝（ASH 与 NASH）中发现的周围血窦纤维化后。有趣的是，在这些大多数微血管损伤中，血窦的改变可能是导致肝细胞缺氧、肝功能障碍与门静脉循环中断的主要事件。

2. LSEC 是生物活性调节因子的来源　在最近的 15 年里，越来越多的证据表明 LSEC 在急性或者慢性肝脏损害时被激活或受到损害，可能通过合成、释放生长因子、细胞因子、趋化因子及其他的调节因子来参与机体的病理生理过程。以下再次列出 LSEC 分析的生物活性调节因子来加深印象。

（1）多肽细胞因子如血小板源性生长因子 BB（platelet-derived growth factor-BB，PDGF-BB）、转化生长因子 β1（transforming growth factor β1，TGF-β1）、碱性成纤维生长因子（basic fibroblast growth factor，bFGF）、胰岛素样生长因子 1（insulin-like growth factor，IGF-1）参与伤口愈合与纤维化过程，并且都可能参与调节 HSC 的反应。

（2）促炎因子与相关的调节因子，主要包括 IL-1 等。

（3）血管活性肽与调节因子包括 NO、内皮素、前列腺素，在一些病理条件下特别是慢性肝损伤中有相应作用。

（4）目前的研究表明 LSEC 有助于活性氧的生成，但作用程度较肝细胞与其他的非实质性细胞轻。

3. LSEC 与氧压力（缺血再灌注损伤、血管生成）　这几个病理条件下，组织缺氧非常普遍，将影响肝实质细胞功能，在肝移植的肝脏保存环节中，LSEC 是缺血 / 再灌注损伤的主要作用对象。

虽然肝脏血窦（大约 5%）正常氧分压比大气氧分压低，但是如果暴露缺氧条件或在可能导致缺氧的环境中（如血液中酒精水平高），机体将通过缺氧诱导因子（hypoxia-inducible factors，HIFs）引发基因重组。

LSEC 在病理性血管生成中有重要作用，且缺氧的肝细胞与 HSC 分泌生长因子、趋化因子，主要是 VEGF-A，它可刺激内皮细胞摆脱它们在血窦中原有稳定的位置，促进发芽、分叉及形成新的管腔网络工作，一个缺氧诱导的进程以恢复正常的血液和氧气供应，而其中内皮细胞之相互作用，特别是顶端与中间部分的 EC，将通过缺口 Notch 途径扮演重要作用。

在所有实验以及临床慢性肝脏疾病中，已经有证据表明汇管区存在较多的内皮细胞以及特征性的新生微血管结构，而事实上不论病因如何，新生血管在肝硬化的血管变化进程中都具有重要作用。

LSEC、白细胞以及癌细胞之间的相互作用：目前已知白细胞或癌细胞与 LSEC 之间的相互作用与肝损伤的发病机制密切相关。在这些细胞 - 细胞相互作用中，大量的黏附分子扮演着重要角色，而它们的表达主要受炎性细胞因子如 IL-1、TNF-α、IFN-γ 的调控。在正常肝脏组织中的 LSEC 主要表达细胞黏附分子 -1、细胞黏附分子 -2、白细胞功能相关抗原 -3、极晚期抗原 -5 与 CD44。在急性或慢性肝病患者中，炎症肝脏组织中细胞黏附分子 -1 和血管细胞黏附分子 -1 的表达显著增强，正常情况下，机体不存在选择素，但是应用 LPS 诱导后可产生选择素。

在结直肠肿瘤的转移中，有文献提出单个肿瘤细胞进入肝血窦时，因其直径超过血窦的直径而被卡住；在管腔被堵塞后，它们的黏附分子与 LSEC 的表面分子相互作用，促使它们向外渗透并进入肝实质，这是肝转移早期阶段非常重要的一步。

4. LSEC 在免疫反应中的作用　LSEC 可以通过 Fc-γ 受体与模式识别受体（如甘露糖与巨噬细胞受体），因此我们应该将其视为 LSEC 参加天然免疫反应。根据某些研究表明，LSEC 可能通过 MHC Ⅰ、Ⅱ抗原以及共刺激分子例如 CD40、CD80 和 CD86 的表达促进抗原呈递，但至今为止，对此学术上还是存在争议的。的确，不同于其他的传统上的抗原呈递细胞，LSEC 不能诱导新生的 CD4[+] T 细胞分化成为 Thl 亚型，一个与 LESC 中产生的负免疫调节细胞因子量相关的特征——致敏的 T 细胞的再激发有助于肝独特的免疫耐受功能。

六、小结

肝脏是一个具有复杂结构的器官，组织中所有不同类型细胞在不同的生理条件下特别是疾病条件下发挥相应作用。更好地了解每种细胞类型的功能，以及它们之间的相互作用，尤其是在疾病的条件下的作用，能够为肝病的诊断和治疗提供新的方向。

第二节　健康与疾病状态下的肝脏基因组学

一、引言

2003 年，人类基因组测序也称为人类基因组计划（human genome project，HGP）的完成，是全世界共同努力的结果。人类基因组计划的完成为我们提供许多新知识的同时，也使基因组学这一新兴学科不断发展。同时，基因组学也为基础研究和转化研究的发展奠定了基础，并且有利于更好地理解肝脏疾病的病因学以及改善疾病的治疗和预后。由于肝病专家精通于对肝脏相关表型和特征进行评估和分类，因此他们将会直接或间接影响肝脏疾病基因组学的发展以及应用。

在接下来的章节里，我们将讨论以下几个问题：

1. 单基因遗传疾病和多因素疾病的区别；

2. 人类基因组的结构和变异；

3. 遗传变异对疾病表型的影响。

二、单基因遗传病和复杂疾病

总的来说,家族遗传性疾病包括以下 3 种:染色体病、单基因遗传病(即符合孟德尔法则的疾病)以及复杂疾病(即多因子疾病)。染色体病是整个染色体或者染色体片段的缺失或增加。很多染色体病是由于异常染色体片段或者整个染色体的缺失或增加,这将会导致自然流产。在临床工作中,大多数肝病专家都没有遇到过染色体病的患者。单基因遗传病(即符合孟德尔法则的疾病)表现为家族遗传模式(即常染色体显性遗传、常染色体隐性遗传以及 X 连锁遗传),疾病的表型是基于单基因的罕见突变。单基因遗传病在人群中并不常见,最常见的单基因遗传病为遗传性血色病,发病率大约为 1/300。由于孟德尔病特定的基因型与特定的表型直接对应,因此其遗传基础十分简单。通常认为酒精性肝病、非酒精性脂肪肝炎以及原发性胆汁性肝硬化等复杂疾病是受多因素影响的。这些疾病是由多个基因的交互作用或者基因与环境的交互作用引起的,这可能会对疾病表型的遗传效应给予一定的解释,也可以解释复杂疾病为何存在病因的异质性以及表型的变异性(即疾病的临床表现、疾病进展以及对治疗的反应)。因此,单基因遗传病中一个基因型对应一个疾病表型的规则并不适用于复杂疾病。尽管复杂疾病表现为家族聚集性(即先证者亲属患病风险高于一般人群的),但这种遗传效应却不像单基因疾病那样能够预测。肝病专家在临床工作中遇到的大多数疾病都是复杂疾病,这类疾病与基因组研究密切相关。

三、人类基因组的结构和变异

基于人类基因组计划,我们现在已经知道:

1. 人类基因组中基因的数目约为 30 000 个。

2. 基因不均匀的分布在 23 对染色体上。

3. 只有少于 2% 的基因组 DNA 编码蛋白质。

4. 超过 50% 的基因组 DNA 由重复序列组成,但其功能尚不清楚。

5. 大多数的人类基因都会进行选择性剪切——产生具有不同功能蛋白质异构体的分子机制。

6. 自从人鼠分离开始,编码蛋白质基因组区域中少于 50% 的 DNA 已经存在 7 000 万年。这表明基因组的非编码区域受到了进化选择。

由于人类相对年轻(10 万 ~12.5 万年),遗传物质从我们的祖先传递下来只经过了约 5 000 代,因此人类的遗传多样性相对有限(例如变异或多态性)。遗传变异影响健康和疾病,因此,更好地了解遗传多态性以及基因的生物功能将会使我们获得对人类生物学的空前认识。除了同卵双生子(即完全一致的)之外,任何两个人都拥有 99.9% 的共同基因序列。然而,这 0.1% 的差异所导致大约 300 万个遗传变异,个体的环境暴露(即家庭因素、生活方式、生活习惯等)将与之共同决定健康(例如体重)或疾病(例如酒精性肝病、胆结石、原发性硬化性胆管炎)。人类基因组计划的目的之一是建立一个具有数以万计现存人类遗传变异的综合目录。最常见的遗传变异就是单核苷酸多态性(single nucleotide polymorphism,SNP)。事实上,人类基因组序列中每 500~1 000 个碱基对就存在一个候补基因可以出现的 SNP。例如一个单核苷酸多态性如 C/T(即胞嘧啶和胸腺嘧啶的缩写)是包含 2 个等位基因之一的核苷酸基因座(C或者T)。一个SNP中基因频率比较高的基因称为主要等位基因,而另一个就叫做次要等位基因。基因组中SNP的位置将会决定它们的功能。位于基因内或者邻近基因的SNP很可能对基因功能造成影响,特别是当它们插入终止密码子或者改变蛋白质的氨基酸基团的时候。通常认为,位于基因间隔区的SNP对基因的功能没有影响,但它们可以作为疾病映射研究以及群体遗传学的有用的遗传标志物。其他较少见的基因组变异包括微随体的插入或缺失。

SNP由于其高频率而成为人类基因组最重要的遗传变异。这些很容易通过自动化高通量的方法进行检测和评价。SNP主要是代表生物多样性的遗传标记。在某些情况下,它们可以成为健康或疾病特征的原因。作为可遗传的变异标记,SNP可能十分接近于能够引起疾病的遗传因子。当将染色体上的SNP与引起疾病的等位基因进行重新整合后,发现这样的SNP与真实的遗传因子出现了连锁不平衡并且形成一个单体型。国际合作已经确定了基于SNP的单体型(即在相同染色体片段的邻近基因位点上发现的SNP等位基因的组合,这些组合表现为共同代代相传)。这些染色体区域(称为单体域)在人类基因组中占据了25 000~35 000个碱基对。更重要的是,尽管很多SNP存在于单体域中,但是仅仅一些SNP(称为标记型SNP)对于定义这个单体域以及它的单体型是不可或缺的。SNP和基于SNP的单体型方法是确定复杂疾病的遗传基础的强有力的方法,这些复杂疾病包括肝脏疾病。

四、遗传变异与疾病表型的关系

(一) 常见变异假说

常见变异假说是建立在目前60亿的人口规模代表了相对较小数量的人群的全球扩张的基础上得到的。这些人位于撒哈拉以南的非洲,而这次扩张发生在约10万年前。因此,目前的人类共享了来自于这一群体的一些基因。这个假说认为,等位基因在全球扩张之前就已经存在,而人类变异对于常见复杂疾病易感个体(即易感基因)的出现作出了巨大的贡献。这些等位基因使常见疾病处于中度发病风险,而且目前人群中基因频率较高人群更易患病($\geqslant 1\%$)。等位基因的高频率表明在大样本人群队列中的关联研究将可能确定常见复杂疾病的易感基因。人类基因组中单体域的存在以及目前大部分常见的单体域的数量都是有限的,都表明代表性SNP的关联研究(即标记型SNP)将能够寻找到常见复杂疾病的常见单体型与易感人群的关系。这一假说的科学性对于全基因组人类单体型图谱的发展十分重要,全基因组人类单体型图谱描述了所有主要的单体型以及特定的SNP(标记型SNP)并且对它们进行定义。

(二) 罕见等位基因假说

持反对观点的人认为大多数的复杂疾病是由于罕见基因而不是常见基因引起的。该假说预言复杂疾病基因位点上的广泛的等位基因和基因位点异质性(即相同基因位点上的不同等位基因以及同一等位基因位于不同的基因位点都可能独立地导致相同的疾病表型)。另外,在全球扩张以及人口分散之后,超过99%的变异将会诱发复杂疾病。如果此假说成立,通过在存在异质性的人群中开展全基因组关联分析将对寻找常见复杂疾病的易感基因是徒劳的。类似的是,目前对于单体型图谱的构建也是基于常见等位基因的(即人类单体型图谱),因此其对于确定常见复杂疾病的变异也并非十分有利的。

五、用于探讨疾病所致遗传变异的研究设计

(一) 候选基因方法

由于连锁策略对于检测复杂疾病致病基因面临巨大挑战,一些替代方法如关联研究等,逐渐兴起。关联分析基于病例对照设计,寻找特定遗传变异与疾病或者疾病特征之间的关系。对于检测对疾病表型影响较小的基因,大型关联研究要比连锁方法具有更好的统计效能。遗传变异(SNP)可以位于基因(候选基因)内部或者分布在整个基因组范围内。

评价生物学中可能候选基因的遗传变异的关联研究需要遵循以下一般程序:

1. 假定基因是疾病病因的一部分。

2. 功能基因变异位于或者十分接近于编码区,57 和 37 非翻译区以及候选基因的内含子/外显子交界处。

3. 研究对象是确定的,包括对病例中疾病表型的定义,所有个体都必须是匹配良好且相互独立、不会互相影响。

4. 病例和对照的基因型。

5. 待检测遗传变异和疾病表型之间的关联需要经过统计学分析确定。

由于人群选择偏倚以及可重复性的存在,候选基因方法也有一定的局限性。结果无法重复的原因可能是之前的研究是基于小样本的(不多于 200 名患者),研究设计的不同或者疾病基因位点的异质性(涉及个体在不同的基因位点存在不同的变异)。

(二) 全基因组关联分析

另一种基于关联策略的研究方法为全基因组关联。在这些研究中,将会分析所有患者(病例)和无关正常人(对照)的全基因组范围内成千上万的特定 SNPs。连锁不平衡分析方法用于对识别易感基因或者变异的基因组区域进行绘制。这种方法由于考虑到特定的基因或者基因组区域而不存在偏倚。然而,可能由于人群选择的不同而存在偏倚。自从 2005 年起,全基因组关联分析(genome-wide association study,GWAS)已经阐明了肝脏疾病(例如脂肪肝、原发性胆汁性肝硬化)和临床特征(例如慢性丙型肝炎对治疗的反应性)与候选致病 SNPs 之间的关系。已经出版的 GWAS 目录可以在国家人类基因组研究所的网站上获得。这些发现为检测疾病病因提供依据,可以预测个体易感性并制订疾病个性化的治疗措施。然而,这些基因组方面的发现由于某些问题的存在无法很好地应用于临床。例如,对于携带危险等位基因的个体,每个与疾病相关的基因位点的变异对疾病的贡献是很小的(比值为 1.5 或者更小)。另外,即使强关联也不能保证疾病和健康之间能够完全区分。此外,已报道的 GWAS 研究中与疾病关联的基因也可能不是致病基因。也许 GWAS 最主要的贡献就在于识别全基因组的区域和/或导致人类疾病的通路。GWAS 不能发现能够引起疾病的罕见变异。要发现这些不常见的多态性,需要对人类基因组进行重新测序。最终,医疗服务的提供者由于其有限的知识不能对这些测试结果进行很好地解释,不能对他们的患者的利益和健康教育提供帮助。

六、人类单体型图谱

人类单体型图谱阐明了人类基因组的所有序列。尽管这是一个里程碑,但是巨大的挑战仍然摆在我们面前。如何将这些序列数据转化为能够鉴别健康和疾病的基因或者遗传变异呢?无论对于科学家、医生还是其他卫生工作者来说,在未来的几年中这都还是一个巨大的挑战。

遗传变异,例如 SNPs,会导致一个人的表型变化以及使某人易患某种疾病。位于同一染色体上的一组 SNPs 会成组遗传。人类基因组中约存在 20 万~40 万个区域。尽管每一区域都有几千个 SNPs,但只有一小部分的标记型 SNPs 能够用于区分基因组中的区域以及辨别区域内的单体型。目前,HapMap 中都包含有这些数据。HapMap 是单体域的先锋,其特定的 SNPs 将会识别每个区域内的不同单体型。在进行全基因组关联分析的过程中,这种方法限制了 SNPs 的数量。由于单体型在不同人群间存在差异,HapMap 数据包含了 4 个种族的常见 SNPs 及单体型,这 4 个种族人数比较多(200~400 人)且地理位置不同,他们分别是日本人、中国汉族人群、尼日利亚以及来自于北欧和西欧的美国居民。

七、人类基因组学的伦理、法律和社会影响

医生有责任保护患者的医疗记录并且有责任在医疗过程中给予安全的给药方式:首要原则为不伤害。然而,遗传信息与其他信息(人口统计学信息、社会信息、医疗信息)不同,因为它包含某人以及他(她)的亲属的患病风险。因此,在基因检测之前,需要对相关的生物伦理价值进行审核,包括行善原则、尊重自主、隐私权、保密性以及公平性。这些原则决定了医生与患者以及他们的亲属应该怎样管理和处理这些遗传信息。遗传倾向性测试的法律和社会影响是多方面,并且是相互影响的。遗传信息应该被视为机密。遗传检测的结果只能发送给患者,医疗专业人员必须采取一切预防措施保证信息不会被泄露给第三方。通常情况下,要求医生告知患者基因检测的好处和风险,并且保持遗传信息的保密性并告知患者其本人以及家人所存在的遗传风险。

发现人类遗传易感性所面临的伦理、法律和社会问题是社会多方面的共同任务。医生和医疗服务提供者必须接受相应的培训,以知晓如何与患者及其家属解释和交流遗传信息,如何帮助他们对自己的健康作出更明智的决定。公共卫生机构则需侧重于如何确定遗传信息和遗传测试在常规临床应用中的价值。社会应该制定相应的法律并且对医务工作者的行为进行监督,以防止对遗传信息的不合理利用。

八、小结

在接下来的几年里,基因可能会影响医疗工作。最终的目的似乎能够预测一个人罹患复杂疾病的风险,进而采取预防措施,如果需要的话也可以进行相应治疗。为了达到这个目标,以下 3 个步骤是必不可少的。首先,我们必须更好地理解人类基因组的结构(变异)和功能。其次,需要开展遗传流行病学研究来确定遗传易感性变异以及环境因素在疾病发生过程中所起的作用。最后,为了将这些科学发现转化为临床检测方法并且为有效治疗疾病药理指标的发展提供帮助,需要确定相关变异的功能。

第三节　肝功能不全

肝脏是人体最大的代谢器官,由肝实质细胞(即肝细胞)和非实质细胞构成。肝非实质

细胞包括：肝巨噬细胞（即库普弗细胞）、肝星状细胞、肝脏相关淋巴细胞和肝窦内皮细胞。肝脏承担着消化、代谢、解毒、分泌及免疫等多种生理功能。特别是胃肠道吸收的物质，几乎全部经肝脏处理后进入血液循环。各种致肝损伤因素损害肝脏细胞，使其代谢、合成、解毒、分泌、生物转化及免疫等功能严重障碍，机体可出现黄疸、出血、感染、肾功能障碍及肝性脑病等临床综合征，称为肝功能不全。肝功能不全晚期一般称为肝功能衰竭，主要临床表现为肝性脑病及肝肾综合征。

一、病因及分类

多种病毒可导致病毒性肝炎，其中乙型肝炎病毒引起的乙型肝炎发病率高、危害大。病毒性肝炎的发病与感染病毒的量、毒力以及途径有关，也与机体的状态即免疫反应等密切相关。

除肝炎病毒外，某些细菌、阿米巴滋养体可引起肝脓肿，某些寄生虫病如肝吸虫病、血吸虫病可累及肝脏，造成肝损伤。

有些工业毒物和药物可引起肝损伤。进入体内的药物或毒物，一般经肝代谢或解毒，主要通过与肝细胞内的 P450 酶系及一些基团如葡萄糖醛酸、硫酸酯甲基、巯基等结合而被解毒。如果毒物过量或解毒功能失效，药物或毒物可与蛋白质等结合，通过脂质过氧化、硫代氧化等方式损伤蛋白质，导致肝细胞受损、死亡。酒精的代谢与分解主要在肝脏进行，酒精可直接或经其代谢产物乙醛损伤肝脏。随食物摄入的黄曲霉素、亚硝酸盐和毒蕈等也可促进肝病的发生发展。

免疫反应有利于杀灭病毒，但也可攻击感染病毒的肝细胞，使肝细胞受损。如由 T 淋巴细胞介导的免疫反应在原发性胆汁性肝硬化、慢性活动性肝炎等的发生发展过程中起重要作用。

单纯营养缺乏导致的肝病非常罕见。但营养缺乏可促进肝病的发生、发展。如饥饿时，肝糖原、谷胱甘肽等减少，可降低肝脏的解毒功能。

遗传性肝病较少见，但多种肝病的发生、发展却与遗传因素有关。某些遗传性代谢缺陷及分子病可导致肝炎、脂肪肝、肝硬化等。如肝豆状核变性时，过量的铜在肝脏沉积，可致肝硬化。

根据病情经过，肝功能不全可分为急性和慢性两种类型：

急性肝功能不全起病急骤，进展迅速，发病数小时后出现黄疸，很快进入昏迷状态，具有明显的出血倾向，常伴发肾功能衰竭。

慢性肝功能不全病程较长，进展缓慢，呈迁延性过程。临床上常因上消化道出血、感染、碱中毒、服用镇静剂等诱因的作用使病情突然恶化，进而发生昏迷。

二、肝功能不全时机体的功能、代谢变化

肝细胞对维持血糖稳定具有重要作用，肝糖原是血糖的主要来源，其合成与分解受胰高血糖素和胰岛素的调节。肝细胞功能障碍导致低血糖，其机制与下列因素有关：

1. 肝细胞大量死亡使肝糖原贮备明显减少。
2. 受损肝细胞内质网葡萄糖 -6- 磷酸酶活性降低，肝糖原转变为葡萄糖过程障碍。
3. 肝细胞灭活胰岛素功能降低，使血中胰岛素含量增加，出现低血糖。个别肝功能障

碍患者也可出现糖耐量降低。

肝脏参与脂类的消化、吸收、运输、分解与合成等过程,其中胆汁酸盐辅助脂类的消化与吸收。而肝脏合成的三酰甘油、磷脂及胆固醇则通过合成极低密度脂蛋白和高密度脂蛋白辅助分泌入血。

当肝功能障碍时,由于磷脂及脂蛋白的合成减少可造成肝内脂肪蓄积。胆固醇在肝内酯化生成胆固醇酯后转运。肝功能不全时,胆固醇酯化障碍、转运能力降低,以及胆固醇转化为胆汁酸的能力下降,导致血浆胆固醇升高。

肝对血中氨基酸浓度相对稳定有重要作用,肝功能受损后血浆芳香族氨基酸水平升高而支链氨基酸水平降低。近31种血浆蛋白在肝细胞合成,特别是白蛋白,约占肝合成蛋白的25%。肝细胞受损使白蛋白合成减少,导致低蛋白血症。此外,肝细胞多种运载蛋白的合成障碍(如运铁蛋白、铜蓝蛋白等)也可导致相应的病理改变。

肝硬化等肝病晚期可出现腹水。其发生机制为:

1. 门静脉高压

(1)肝硬化时,由于肝内纤维组织增生和肝细胞结节状再生,压迫门静脉分支,使门静脉压增高。

(2)肝内肝动脉-门静脉间异常吻合支的形成,使肝动脉血流入门静脉,也使门静脉压增高。门静脉压增高使肠系膜毛细血管压增高,液体漏入腹腔增多,形成腹水。

2. 血浆胶体渗透压　降低肝功能降低,白蛋白合成减少,血浆胶体渗透压降低,促进液体漏入腹腔增多。

3. 淋巴循环障碍　肝硬化时,肝静脉受挤压发生扭曲、闭塞,继而引起肝窦内压增高,包括蛋白在内的血浆成分经肝窦壁进入肝组织间隙,从肝表面漏入腹腔,形成腹水。

4. 钠、水潴留　肝脏损害及门静脉高压等原因使血液淤积在脾、胃、肠等脏器,有效循环血量减少,肾血流量减少,可致:

(1)肾小球滤过率降低。

(2)肾血流量减少,激活肾素-血管紧张素-醛固酮系统,加之肝脏灭活醛固酮减少,使醛固酮过多,钠水重吸收增强。

(3)抗利尿激素(antidiuretic hormone,ADH)增高、心房钠尿肽可减少,促进肾脏水、钠重吸收。

上述变化可导致钠、水潴留,促进腹水的形成,为肝性腹水形成的全身性因素。并可出现以下电解质紊乱:

(1)低钾血症:肝硬化晚期,醛固酮过多使肾排钾增多,可致低钾血症。

(2)低钠血症:有效循环血量减少引起ADH分泌增加,同时肝脏灭活ADH减少,肾小管重吸收水增多,加之体内原有钠水潴留,可造成稀释性低钠血症。

肝细胞负责胆红素的摄取、运载、酯化、排泄等功能。血红蛋白、肌红蛋白及其他含血红素蛋白分解产生的血红素,被吞噬细胞吞噬处理后,生成非酯型胆红素,经血浆中白蛋白运载至肝细胞,经谷胱甘肽S转移酶转运至内质网,被胆红素-UDP葡萄糖醛酸基转移酶酯化为酯型胆红素,排泄入毛细胆管中。嗜肝病毒、药物、毒物及遗传等原因使肝细胞对胆红素的摄取、运载、酯化和排泄等任一环节发生障碍时,均可产生高胆红素血症或黄疸。

肝细胞可通过各种载体摄入、运载和排泄胆汁酸。胆汁酸一旦排入毛细胆管,Na^+随即移入毛细胆管内,形成渗透压梯度,促使水进入毛细胆管,驱动胆汁流动,有助于某些毒物随胆汁经肠道排出。某些药物如环孢素、秋水仙碱、氯丙嗪、红霉素及雌激素等,可影响载体对胆汁酸的摄入、运载或排泄,导致肝内胆汁淤滞,体内毒性物质蓄积。

大部分凝血因子都由肝细胞合成,重要的抗凝物质如蛋白 C、抗凝血酶 -3 等也由肝细胞合成,肝细胞还合成纤溶酶原、抗纤溶酶等。此外,很多激活的凝血因子和纤溶酶原激活物等也由肝细胞清除,因此肝功能障碍可致机体凝血与抗凝平衡紊乱,严重时可诱发 DIC。

肝功能不全时还出现以下变化:

1. 药物代谢障碍 受损肝细胞对药物的代谢能力降低,体内药物的分布、代谢及排泄等发生变化。如血清白蛋白减少可致血中游离型药物增多,而肝硬化侧支循环的建立可使门脉血中药物绕过肝脏,免于被肝细胞代谢,药物的毒副作用增强,易发生药物中毒。因此,肝病患者应慎重用药。

2. 解毒功能障碍 肝细胞损害,其解毒功能障碍。特别是来自肠道的有毒物质入血增多,毒物也可经侧支循环绕过肝脏,直接进入体循环。

3. 激素灭活功能减弱 肝细胞受损后,激素的灭活功能障碍,并出现相应的临床症状。肝病患者的很多临床表现与激素灭活功能障碍有关。如醛固酮、抗利尿激素灭活减少导致钠、水潴留,雌激素灭活不足可产生月经失调、男性患者女性化及小动脉扩张等变化。

4. 库普弗细胞是存在于肝窦内的巨噬细胞,可吞噬、清除来自肠道的异物、病毒、细菌及毒素等。同时参与清除衰老、破碎的红细胞,以及监视、杀伤肿瘤细胞。肝功能不全时,库普弗细胞功能障碍及补体水平下降,常伴有免疫功能低下,易发生肠道细菌移位及感染等。库普弗细胞功能严重障碍可导致肠源性内毒素血症,其主要原因为:

(1)内毒素入血增加:严重肝病时,由于肠壁水肿等,漏入腹腔内的毒素增多;同时由于肠黏膜屏障功能障碍,使内毒素被吸收入血增多。

(2)内毒素清除减少:严重肝病、肝硬化时,由于侧支循环的建立,来自肠道的内毒素绕过肝脏,不能被库普弗细胞清除,直接进入体循环。此外,肝内胆汁酸、胆红素淤滞等可使库普弗细胞功能受抑,对内毒素等清除不足。

三、肝性脑病

肝性脑病(hepatic encephalopathy,HE)是指在排除其他已知脑疾病前提下,继发于肝功能障碍的一系列严重的神经精神综合征,可表现为人格改变、智力减弱、意识障碍等特征,并且这些特征为可逆的。肝性脑病晚期发生不可逆性肝昏迷,甚至死亡。

1998 年第十一届世界胃肠病学大会按照肝脏的异常和神经病学症状和体征及病程重新将肝性脑病分为 3 型:A 型为急性肝衰竭相关性脑病;B 型为无内在肝病的门体旁路相关性脑病;C 型是指肝硬化伴门静脉高压或门体分流相关的脑病。其中,C 型肝性脑病又分为 3 个亚型,即间歇型、持续型及轻微型。肝性脑病在临床上按神经精神症状的轻重分为 4 期:一期(前驱期):轻微的神经精神症状,可表现为轻度知觉障碍、欣快或焦虑、精神集中时间缩短等,轻微扑翼样震颤。二期(昏迷前期):一期症状加重,出现嗜睡、淡漠、轻度时间及空间感知障碍、言语不清、明显的人格障碍及行为异常,明显的扑翼样震颤。三期(昏睡期):有明显的精神错乱、时间及空间定向障碍、健忘、言语混乱等症状,表现为昏睡但能唤醒。四期(昏迷期):昏迷,不能唤醒,对疼痛刺激无反应,无扑翼样震颤。

对肝性脑病的认知已超过百年,通常认为脑组织无明显结构变化,但最近研究发现肝性脑病存在特异性神经病理学改变,脑组织主要受累细胞为星形胶质细胞。继发于急性肝功能不全的肝性脑病病理学表现为星形胶质细胞肿胀及明显的细胞毒性脑水肿,临床表现为颅内压明显增高,常有脑疝形成;而继发于慢性肝功能不全的肝性脑病病理学特征为Alzheimer II 型星形胶质细胞增多症及轻度脑水肿,而其急性发作时亦有颅内压增高。肝性脑病的发病机制尚不完全清楚,其神经病理学变化多被认为是继发性变化,肝性脑病的发生主要是由于脑组织的功能和代谢障碍所引起。目前,解释肝性脑病发病机制的学说主要有氨中毒学说、假性神经递质学说、血浆氨基酸失衡学说及 γ- 氨基丁酸学说等。每个学说都能从一定角度解释肝性脑病的发生发展,并对肝性脑病的临床治疗提供了理论依据。

1890 年,研究发现行门静脉 - 下腔静脉吻合术后,动物喂饲肉食可诱发肝性脑病,且尿中铵盐水平增高。随后研究发现实验动物摄入含氨物质可致昏迷、死亡,其脑内氨水平增加约三倍。

据此,提出脑病的发生与肝功能衰竭后血氨水平升高有关,肝性脑病的提法首次出现。此后几十年间,大量临床研究证明氨与肝性脑病相关,针对肝硬化腹水患者采用阳离子交换树脂降腹水过程中,由于树脂吸收钠盐而释放铵离子,患者形成间歇性脑病;肝硬化患者摄入含氮物质出现行为异常及类似于肝性脑病的症状;临床上约 80% 的肝性脑病患者血及脑脊液中氨水平升高,且降血氨治疗有效。这些研究结果为氨中毒学说的确立提供了充分的依据。

氨中毒学说的基础是星形胶质细胞功能受损,主要是因为星形胶质细胞为神经元提供乳酸、α- 酮戊二酸、谷氨酰胺及丙氨酸等营养物质,星形胶质细胞功能异常可以直接影响神经元的功能及代谢,并参与肝性脑病的发生发展过程。

正常人氨的生成和清除之间维持着动态平衡,血氨浓度不超过 59μmol/L。当氨生成增多而清除不足时,可使血氨水平增高,过量的氨通过血脑屏障进入脑内,作为神经毒素诱发肝性脑病。

肝性脑病的常见诱因:

1. 氨的负荷增加 氨负荷过度是诱发肝性脑病最常见的原因。肝硬化患者常见的上消化道出血、过量蛋白饮食、输血等外源性氨负荷过度,可通过促进血氨增高而诱发肝性脑病。由于肝肾综合征等所致的氮质血症、低钾性碱中毒、便秘、感染等内源性氮负荷过重等,也常诱发肝性脑病。

2. 血脑屏障通透性增强 一些神经毒质正常时不能通过血脑屏障,血脑屏障通透性增加可使神经毒质入脑增多,参与肝性脑病发病过程。细胞因子水平增高、能量代谢障碍等可使血脑屏障通透性增加。严重肝病患者合并的高碳酸血症、脂肪酸以及饮酒等也可使血脑屏障通透性增高。

3. 脑敏感性增高 严重肝病患者,体内各种神经毒质增多,在毒性物质的作用下,脑对药物或氨等毒性物质的敏感性增高,因而,当使用止痛、镇静、麻醉以及氯化铵等药物时,则易诱发肝性脑病。感染、缺氧、电解质紊乱等也可增强脑对毒性物质的敏感性而诱发肝性脑病。

总之,凡能增加毒性物质的来源,提高脑对毒性物质的敏感性以及使血脑屏障通透性增高的因素,均可成为肝性脑病的诱因,促进肝性脑病的发生。

第四节 肝功能不全对各器官系统的影响

一、炎症介质在肝功能不全中的作用

作为对组织损伤、病毒侵袭或任何病因造成损伤的反应,肝脏产生一种局限性的炎症反应,可以消灭、稀释或屏蔽损伤因素和损伤组织。然而在某些情况下,过度的炎症反应可以造成广泛的肝损伤并引起急性肝衰竭。在另一些情况下,损伤持续存在使炎症不能及时消散,会变成慢性病并最终导致瘢痕形成、肝纤维化、肝硬化。尽管急性肝损伤和慢性肝损伤间中炎症反应调节的时间顺序和细胞活动不同,但两者都有相同的炎症介质和信号通路。从病理生理和药理学的观点来讲,最相关的炎症介质可能是细胞因子,如 TNF-α,IL-6,包括超氧阴离子(O_2^-)和过氧亚硝酸盐($ONOO^-$)在内的活性氧,以及花生四烯酸(即类花生酸类)衍生而来的具有生物活性的脂类介质。

二、肝性脑病与大脑功能的改变

肝衰竭能诱发包括肝性脑病在内的一系列脑部功能异常。肝性脑病的神经系统表现多种多样,可以表现为急性、慢性或亚临床(轻微)。此外,肝硬化、急性重型肝炎、肝性脑病或非肝病的门 - 体静脉分流均可以引发肝性脑病。在最常见的肝硬化患者中,任何一种肝外因素(上消化道出血、感染、经颈静脉肝内门体分流术、电解质紊乱、便秘)或继发于慢性肝病的急性恶化(慢加急性肝衰竭)都有可能诱发肝性脑病的发生。诱发因素似乎对脑细胞暴露于毒素起了重要作用,诱发因素改善后肝性脑病通常恢复很快。对于慢加急性肝衰竭患者,还同时存在其他重要的病理生理学改变:全身炎症反应综合征、循环功能障碍及其他器官功能衰竭可以直接导致大脑功能紊乱。

三、肝功能不全时的心脏变化

肝硬化和慢性肝衰竭与多种心血管疾病有关,其中就包括高动力循环,其特点是:心排出量增加,外周血管阻力和动脉压下降。尽管其基线心排出量是增加的,但是心脏的功能在多方面是下降的,如对药物或生理应激的心肌收缩和舒张反应减弱,复极电生理改变(包括QT 间期延长),心腔扩大或心肌肥厚等。这些心肌异常即所谓的肝硬化性心肌病。研究提示,肝硬化性心肌病在心功能不全的发病机制中发挥一定的作用,甚至在经颈静脉肝内门体分流术、大的外科手术和肝移植后明显的心力衰竭中也起一定的作用。肝移植后的患者可发生心功能不全,并可导致死亡,甚至既往无心脏病史的患者也可发生这种现象。心肌收缩力下降参与肝肾综合征的发病机制,特别是自发性腹膜炎患者。目前人们已经公认,肝硬化性心肌病确实是一种临床存在的疾病。

四、肝功能不全时的肾脏变化

正常的体液平衡是指水、晶体和蛋白质在身体的各种腔隙间的动态变化。体液的动态变化受精细机制的调控,包括水和钠盐的摄入、肾脏的调节、血流动力学/胶体渗透压和神经体液调节系统。体液潴留是肝硬化晚期的特征性表现,相当部分患者会出现腹水。近十年来,学者们付出了很多努力来研究血管舒张、血容量异常分布、心血管失代偿和肾功能不全在肝性腹水形成中的作用。通过不同分子学指标的研究,我们对微血管动力学和血管外液调节病理生理学的认识有了显著的提高。对腹膜透析患者的研究,使我们部分地理解了淋巴管和腹腔的体液动力学。

五、肝功能不全时的肾上腺功能

健全的肾上腺功能是危重症患者存活的关键。皮质醇是机体适应应激的关键物质。它是机体维持血管紧张度、内皮完整、血管通透性和全身血管内水分分布的基础。危重症患者原本正常的肾上腺功能衰竭,即相对肾上腺皮质功能不全(relative adrenal insufficiency,RAI)会导致严重的临床后果。这些患者在疾病的早期仍然能分泌皮质醇和促肾上腺皮质激素,但低于急性应激状态应该分泌的量。几项研究的结果表明在一般人群中 RAI 与脓毒血症休克时血管性低应答及高死亡率有关。在这些患者中补充类固醇类药物的效果是有争议的,最新的资料却怀疑这种疗效没有作用。有关肾上腺功能不足与重症肝硬化患者的临床资料非常稀少,但是 RAI 在脓毒血症患者中的研究却很多,并且认为与疾病的严重程度和疾病预后有关。目前,这种影响在其他失代偿性肝硬化患者中尚不清楚。

六、肝功能不全时的肺脏变化

慢性肝衰竭对肺脏存在重大影响。肝功能障碍影响呼吸过程(包括清醒时及睡眠中)、损害肺脏功能,而有可能引起肺循环的显著变化。除了慢性肝病的直接影响,这些肺脏改变引起的疲劳(可能与呼吸睡眠暂停有关)、呼吸困难等常见症状也可严重影响患者的生活质量。对肺循环的影响会降低患者生存率,并且是进行肝移植和影响预后的独立影响因素。

慢性肝衰竭病理生理的特征性表现为动脉低氧血症(静息、运动和睡眠时)、肺功能测试异常以及特有的肺血管病变,后者包括肝肺综合征(血管扩张导致低氧血症)和肺动脉高压(血管阻力增大导致右心衰)。

七、肝功能不全时的凝血功能障碍

慢性肝病的特点是复合性凝血障碍,影响一期止血(血小板 - 血管壁相互作用)、凝血(纤维蛋白原转变为纤维蛋白)和纤维蛋白溶解(凝块溶解)。因此,几年来,慢性肝病已经成为获得性出血性疾病的主要代表性疾病。通过凝血试验筛查患者,可在肝活检或其他存在潜在出血风险的操作前纠正患者的出、凝血异常。凝血试验异常与出血发生之间存在因果关系的概念已被广泛接受。然而,来自文献和临床实践的证据表明,这一观点不完全正确。

八、肝功能不全时的全身炎症反应综合征、细菌感染

经世界卫生组织确认,至 2015 年肝硬化将成为西方国家第九大人类死亡原因。这些患

者中相当大一部分的原因都是多器官衰竭。慢加急性肝衰竭（acute on chronic liver failure, ACLF）这个专业术语指的是之前代偿良好的肝硬化患者在一些急性诱因如败血症、静脉曲张破裂出血或酒精性肝炎等的作用下发生的急性肝功能障碍。临床症状通常表现为黄疸、肝性脑病和／或肝肾综合征。

众所周知，有失代偿征象（如难治性腹水、肝性脑病、凝血功能紊乱）的肝硬化患者死亡率是增高的。一项大规模的队列研究结果显示，失代偿性肝硬化患者 6 年死亡率为 79%，最新一项研究进一步证实了这个结果，3 个月的死亡率 13%，且应用 Child-Pugh 和终末期肝病模式评分有好的预测价值。入住 ICU 患者的短期死亡率为 46%~89%。近期的数据表明，在已确定疾病分度的肝脏疾病患者中，单个器官功能衰竭的发生往往提示预后不佳。疾病结局的主要决定因子是终末器官功能衰竭的程度，而不是急性诱因的性质。但感染是全身炎症反应综合征的一个重要产物，是 ACLF 病理发生的基本特征。

（毛涛 张炜 曹彬）

第四章 肝性脑病的临床诊断

第一节 肝性脑病的分类和分级

肝性脑病的研究已有较长历史,但其分类和分级一度比较混乱。1998 年维也纳第 11 届世界胃肠病学大会上成立工作小组对肝性脑病进行讨论总结,2002 年该小组发表了《肝性脑病的定义、命名、诊断及定量分析》,将肝性脑病分为 A、B、C 三型:A 型为急性肝功能衰竭相关肝性脑病;B 型为门静脉 - 体循环相关肝性脑病,无肝细胞损伤相关肝病;C 型为肝硬化相关肝性脑病,伴门静脉高压或门静脉 - 体循环分流。C 型临床最常见,可进一步分为发作型、持续型和轻微型肝性脑病 3 种亚类,发作型 HE 又可分为伴诱因性、重型和治疗依赖型 3 种亚型。《中国肝性脑病诊治共识意见(2013 年,重庆)》推荐采用该分类方法。

《慢性肝病肝性脑病实践指南》(2014 年)除根据基础疾病将肝性脑病分为以上 A、B、C 三型外,还根据病程分为发作型、复发型和持续型肝性脑病 3 种亚型。复发型肝性脑病系指 2 次发作时间间隔不超过 6 个月;持续型肝性脑病系指行为改变持续存在,持续出现影响社会交往和工作认知障碍;根据有无诱因分为自发性和诱发性肝性脑病(表 4-1)。

肝性脑病的临床表现轻重不等,轻者仅有无法觉察的精神神经异常,重者可能出现昏迷,但症状均完全可逆。目前较多采用 West-Haven 分级标准,分为 0~4 级:0 级即轻微型肝性脑病,是指无明显肝性脑病临床表现,但通过精细的神经心理或神经生理学检查可发现患者存在认知功能障碍。

由于 1 级肝性脑病临床征象常难以觉察,2011 年国际肝性脑病和氮代谢协会(International Society on Hepatic Encephalopathy and Nitrogen Metabolism, ISHEN)发布 SONIC 分级标准,将轻微型(0 级)和 1 级肝性脑病合称为隐匿性肝性脑病(covert hepatic encephalopathy, CHE),其定义为有神经心理学和 / 或神经生理学异常,但无定向障碍、无扑翼样震颤的肝硬化患者。2~4 级临床症状较易辨认,统称为显性肝性脑病(overt hepatic encephalopathy, OHE)。近年来国外文献已逐步采用 SONIC 分级标准(表 4-2)。因此,一个完整的肝性脑病诊断应包括类型、分级、病程和诱因,如肝性脑病,C 型,3 级,复发型,诱因(如自发性细菌性腹膜炎)。

表 4-1　肝性脑病的分类和分级

分型	分级标准		病程	诱因
A	West-Haven	SONIC	发作型	自发性
B	MHE	CHE		
	1			
	2		复发型	诱发性
C	3	OHE		
	4		持续型	

注:MHE,轻微型 HE;CHE,隐匿性 HE;OHE,显性 HE

表 4-2　HE West-Haven 分级标准

分级	临床要点
0 级	没有能觉察的人格或行为变化;无扑翼样震颤
1 级	轻度认知障碍:注意时间缩短,计算能力降低,嗜睡、失眠或睡眠倒错,欣快或抑郁,可引出扑翼样震颤
2 级	倦怠或淡漠:定向异常(时间和空间定向),行为异常,语言不清,容易引出扑翼样震颤
3 级	明显的定向障碍:行为错乱,嗜睡到半昏迷,但对语言刺激有反应,扑翼样震颤可能无法引出
4 级	昏迷(对语言和强刺激无反应)

第二节　肝性脑病的临床表现

(一) 性格改变

性格改变常是肝性脑病患者最早出现的症状,主要表现为抑郁或欣快多语等。

(二) 行为异常

患者最初也可能仅限于一些行为方面的改变,比如乱写乱画,乱洒水,乱吐痰,乱扔屑、烟头,乱摸乱寻,随地便溺,房间内的桌椅随意乱拖、乱放等毫无意义的动作。

(三) 睡眠习惯改变

睡眠倒错是这类患者常见的表现,可能与患者血清褪黑素分泌时相紊乱有关。

(四) 肝臭

肝臭是患者肝功能衰竭时,体内含硫氨基酸代谢的中间产物(如甲硫醇、乙硫醇及二甲硫化物等)经肺呼出或经皮肤散发出的一种特征性气味,与烂苹果、大蒜、鱼腥等味相似。这种患者往往预后极差。

(五) 扑翼样震颤

扑翼样震颤是肝性脑病患者具有的特征性的神经系统体征,具有早期诊断意义。但轻微型脑病患者往往缺少,而且这种震颤也可见于心力衰竭、肾功能衰竭、呼吸衰竭等患者。

(六) 视力障碍

近年来文献报道肝性脑病发生时,患者还可出现短暂的、功能性的视力障碍和失明,不但可随着肝性脑病的加深而加重,而且还可随着肝性脑病的恢复而复明。其发病机制不明。

(七) 智能障碍

有些患者随着病情的进展,还可能发生智能障碍,主要表现为对时间、空间和人物概念不清模糊,说话吐字不清,颠三倒四,书写困难,计算、计数能力下降,数字连接错误等,是临床上早期鉴别肝性脑病最简单、最常用的方法。

(八) 意识障碍

意识障碍往往出现在智能障碍后,主要表现为由嗜睡、昏睡最后逐渐进入昏迷状态,患者对各种刺激反应、反射均消失。也有部分患者可由躁狂状态逐渐进入昏迷。

血氨升高是肝硬化、门 - 体静脉分流术后、原发性肝癌患者发生肝性脑病的最重要的机制,并与许多诱因有关,如上消化道出血、高蛋白饮食、大量排钾利尿、放腹水,使用安眠、镇静、麻醉药、便秘、尿毒症、感染或手术创伤等。这些因素不但可能使患者体内的神经毒质产生增多,增加神经毒质的毒性效应,并可增强患者脑组织对各种毒性物质的敏感性,而且也可增加患者血 - 脑脊液屏障的通透性而诱发脑病。因此在日常生活中,对肝功能显著损害、血氨偏高或有肝性脑病先兆者,要进行必要的防治,上述诱因都应该避免。

第三节　肝性脑病的诊断

显性肝性脑病患者具有明显的神经精神症状和行为异常等临床表现,其诊断主要依据患者基础疾病,发现其神经学症状,包括精神状态异常(如欣快、谵妄等)和神经运动功能异常(如扑翼样震颤、肌紧张、腱反射亢进等),查找可能存在的诱因。此外,需与其他引起类似神经精神异常的疾病相鉴别,如精神病、颅脑病变、中毒性脑病以及代谢性脑病等。

隐匿性肝性脑病的诊断较为困难。有报道指出,慢性肝病患者中轻微型肝性脑病的发生率可达 50%,且一旦被诊断为轻微型肝性脑病,50% 以上的患者在 30 个月内会发展为显性肝性脑病。同时,轻微型 / 隐匿性肝性脑病会影响患者生活质量、工作能力、安全驾驶能力等。及早诊断轻微型 / 隐匿性肝性脑病是肝性脑病诊治的重点和难点之一。理想状况下,每例肝硬化患者均应筛查是否有轻微型 / 隐匿性肝性脑病,但现有筛查方法准确性欠佳,且会产生巨额花费。因此,司机、高空作业人员等存在潜在危险的从业者,生活质量受到影响以及亲友发现其工作能力降低的患者应进行筛查,其余多数肝硬化患者可不必常规筛查轻微型 / 隐匿性肝性脑病。目前常用于辅助轻微型 / 隐匿性肝性脑病诊断的检查主要包括以下几种方法。

一、神经心理学测试

由于轻微型 / 隐匿性肝性脑病主要引起认知功能和神经心理学问题,患者表现为注意力和处理速度异常,因而采用神经心理学测试来诊断。此类测试用于轻微型 / 隐匿性肝性脑病的诊断得到较多认可,其结果容易计量,便于随访。该类测试方法较多,多项试验联合检测可提高准确性。

(一)肝性脑病心理学评分

为传统的纸 - 笔试验,包括数字连接试验(number connection test,NCT)A 和 B、数字符号试验(digital symbol test,DST)、线追踪试验(line-tracing tes,LTT)和点系列试验(serial dotting test,SDT)五个子项目。有报道其诊断敏感性和特异性可分别达 96% 和 100%。2002 年《肝性脑病的定义、命名、诊断及定量分析》推荐使用 PHES 诊断轻微型肝性脑病。目前多数临床研究均采用该方法。但由于全部做完各项试验过程烦琐、耗时长,临床常规应用相对受限。因而,该报告推荐 NCT-A、NCT-B、DST 和木块图试验(BDT)四项测试中应至少进行两项。

(二)Stroop 试验

近年来,随着智能设备的广泛使用,新的检测方法应运而生。最近,一种名为"EncephalApp Stroop"的智能应用已在国外用于轻微型 / 隐匿性肝性脑病的初筛。该方法包含两种状态:"on"和"off"。在"on"状态下会接收到差异性刺激(红色或蓝色显示"绿"字),而"off"状态下患者会接受一致性刺激(即绿色显示"绿字")。在这两种状态下分别进行 5 轮测试,所用总时间和测试次数可作为衡量患者神经心理学能力的指标。Bajaj 等对该方法的检测效果进行研究,得出完成测试总时间的截断值为 74.9 秒,其敏感性和特异性分别为 78% 和 90%,认为该检测方法可供临床医师筛查轻微型肝性脑病。但该方法受年龄和教育水平影像,红绿色盲患者使用受限,其可靠性仍需进一步验证。目前该测试程序可从网站下载,值得临床试用,以验证在我国诊断肝硬化轻微型 / 隐匿性肝性脑病患者的应用价值。

(三)抑制控制试验

不同于传统的纸 - 笔测试,抑制控制试验(inhibitory control test,ICT)是一种需要计算机辅助的神经心理学测试,用于测试患者注意力和反应抑制。Bajaj 等最早利用 ICT 诊断轻微型肝性脑病,认为其有较好的敏感性和特异性,预测显示肝性脑病发生的效能与标准心理测试类似,且重复测试可靠性较高。该团队进一步纳入了更大样本量的研究,并对比标准心理测试的时间和花费,结果表明 ICT 是较为灵敏、可靠的诊断 MHE 的方法,整体花费也较标准心理测试低。但也有研究对 ICT 持不同看法,认为现有的 ICT 不能用于诊断轻微型肝性脑病,需进一步改进后才有较高的可靠性。此外,ICT 也受年龄、教育程度等因素影响。

(四)连续反应时间

连续反应时间(continuous reaction time,CRT)是一种检验患者反应能力的测试方法。早在 20 世纪 80 年代初国外就已经将该方法用于诊断肝性脑病,我国学者后续也进行了研究。该方法可鉴别器质性和代谢性脑损害,是一种可用于常规筛查、分级和监测 HE 的便捷方法,不受年龄和性别影响,有较好的应用前景,但也需要相应的软件、硬件辅助。

(五)扫描测试

也是一种需计算机辅助的神经心理学测试,其基于 Sternberg 词形变化表,用于检测患者反应速度和准确度。有研究认为该方法可了解肝硬化患者神经心理学状态,对评价预后也有一定参考价值。

二、神经生理学测试

肝性脑病会导致患者神经传导速度、大脑对刺激的感受能力、大脑皮质放电的异常,因而可应用神经生理学方法进行检测。该类检查与神经心理学检测相比,结果客观、不受年龄和教育影响、患者不需要训练,但其诊断敏感性不及神经心理学测试,还需要复杂仪器和专业人员等。常见的神经生理学测试有如下几种。

(一) 闪烁临界频率

是一种机器辅助检测方式,操作较为渐变,但需特定的设备。其原理是:当光刺激停止后,视觉残留现象观察到系列闪光,当闪光增加到某一频率时,闪光被看成连续固定的光,这个频率被称为闪烁临界频率(critical flicker frequency,CFF)。标准化后闪烁频率 >39Hz 为正常范围,<39Hz 认定为异常。该方法诊断功能已得到较多试验证实。Torlot 等对 CFF 诊断轻微型肝性脑病的准确率进行荟萃分析,共纳入 9 项试验、622 例患者,结果表明 CFF 诊断轻微型肝性脑病的敏感性为 61%,特异性为 79%。该检测方法不受教育和年龄的影响,易于操作和结果分析,可作为心理测试的辅助手段。此外,也有研究认为 CFF 可预测经颈静脉肝内门体分流术(transjugular intrahepatic portosystemic shunt,TIPS)术后发生肝性脑病的概率,其预测价值优于 PHES,可用于 TIPS 术前评估,从而降低术后肝性脑病的发生率。但近期发表的一项研究结果则提出质疑:认为 CFF、CFF 与 PHES 联用诊断轻微型肝性脑病,结果并不完全可靠。

(二) 脑电图

可用于反映患者大脑皮质功能,结果客观,不受学习效应影响。但低钠血症、药物等多种病因均可引起脑电图(electroencephalogram,EEG)的改变,特异性较差。此外,EEG 仅在较重的肝性脑病患者中才会出现特征的三相波,不能作为肝性脑病早期诊断的方法。

(三) 诱发电位

是中枢神经系统感受外在或内在刺激过程中产生的同步放电反应。常用的检查主要包括视觉诱发电位、脑干听觉诱发电位、躯体感觉诱发电位和事件相关单位。视觉诱发电位、听觉诱发电位的敏感性和特异性较差,躯体感觉诱发电位与心理学测试一致性欠佳,均不适用于诊断轻微型肝性脑病。事件相关电位又称为认知诱发电位,包括 P300 视觉诱发电位,结果可重复性较差,P300 听觉诱发电位的诊断效能优于 P300 视觉诱发电位,但仍需更多证据支持。总体而言,诱发电位检查结果较客观,但其敏感性和特异性均较差,且需特定设备,早期诊断价值有限,临床实践中应用较少,目前各指南不推荐用于轻微型 / 隐匿性肝性脑病的检测。

以上神经心理学和神经生理学检查虽种类繁多,但由于轻微型 / 隐匿性肝性脑病临床表现不一,目前尚无公认的标准检测方法,联合使用可提高诊断准确率。《肝性脑病的定义、命名、诊断及定量分析》推荐使用 PHES 诊断轻微型肝性脑病,但因其操作烦琐,也建议应至少检测 NCT-A、NCT-B、DST 和 BDT 四项测试中的两项。国内有研究以 NCT-A 和 DST 两项阳性诊断轻微型肝性脑病。《慢性肝病肝性脑病实践指南》(2014 年)建议:多中心研究中,诊断轻微型 / 隐匿性 HE 需要应用至少 2 种目前认为较为可靠的测试防范,其中 PHES 为必选,计算机辅助测试(CRT、ICT、SCAN 测试或 Stroop 试验)和神经生理学测试(CFF、EEG)6 项中应至少选择其中 1 项。至于常规临床工作或单中心研究,研究者可选择自己熟悉的方法,并提供规范的数据。该指南明确指出多中心临床研究应采用的诊断标准,但 PHES 本身就包含 5 种测试,总体操作仍较为困难。但若开展高质量的临床研究,则应尽量遵循指南意见。

三、影像学检查

CT 和 MRI 为一种常用影像学检查,对肝性脑病的诊断和分级无显著作用。但肝硬化患者发生颅内出血风险较正常人增加 4~5 倍,CT 和 MRI 则是发现早期颅内出血的敏感方法,因而对鉴别诊断具有重要价值。腹部 CT 和 MRI 检查也有助于肝硬化和门体分流的诊断。

MRI 不仅可反映中枢神经系统解剖学异常,还可反映功能代谢异常。功能性 MR 成像技术有可能有助于轻微型/隐匿性肝性脑病的诊断。但迄今功能性 MRI 诊断肝性脑病仍处于研究阶段,尚无确定标准。MRI 检查时间相对较长,费用也较为昂贵,一定程度上限制了临床应用。但 MRI 功能强大,新的功能成像技术也在不断发展,具有较大发展潜力。

四、实验室指标

曾有研究认为动脉血氨可反映肝性脑病的程度,但目前学界普遍认为,血氨水平与肝性脑病的严重程度无确切关系,对肝性脑病诊断、分级和预后无明显价值。值得注意的是,如患者血氨正常,则肝性脑病的诊断应慎重。

研究人员不断致力于寻找新的实验室检查标记物。Montoliu 等发现,3-硝基酪氨酸可用于检测轻微型肝性脑病,但该项研究纳入的均为酒精性肝硬化患者,对其他病因引起的肝硬化是否有同样的作用仍待考量。也有学者认为炎症反应参与肝性脑病的发生,白细胞介素 IL-6 和 IL-18 等炎症介质可作为检测肝性脑病的指标。但炎症介质受多种因素影响,特异性较差,其可靠性尚待检验。

(田字彬　赵清喜　荆 雪)

第五章　肝性脑病的检测方法

第一节　肝性脑病的实验室检查

肝性脑病是各种严重肝病的严重并发症或终末期表现，肝功能下降致肝脏解毒功能下降和门体分流量增大致肠道毒物绕过肝脏灭活为肝性脑病发生的主要机制。引起肝性脑病的代谢因素极为复杂，某一项肝功能试验只能反映肝脏的某一种功能或肝病改变的某一个侧面，不可能反映肝脏全部功能或肝脏疾病的全貌，为此应选择若干项肝功能试验，并根据肝性脑病的状况进行血氨测定、鲎试验、支链氨基酸／芳香氨基酸比值的检测，才能对肝性脑病的诊断和患者肝功能状况得出较准确的判断。

一、肝功能试验

肝脏是人体内最大的实质性器官，具有分泌、排泄和生物转化等重要功能，不仅在糖类、脂类、蛋白质、维生素和激素等物质代谢中有重要作用，同时还具有调节机体血容量、维持体液平衡和免疫吞噬等作用。肝功能试验主要涉及蛋白质代谢、糖代谢、脂类代谢、胆红素代谢和凝血指标等方面。

（一）白蛋白

肝脏是合成白蛋白的唯一场所，每天合成量为 150~250mg/kg，占肝脏合成蛋白总量的 12%~20%。在人体中处于不断循环的白蛋白含量为 3.5~5.0g/kg，成人体内的可交换性白蛋白约为 500g，其中 40% 分布血管内池，60% 分布于血管外池的各器官组织、组织液、皮肤及肌肉中，肝脏本身仅储存 0.3g。白蛋白分解代谢可在人体许多组织进行，特别是通过毛细血管内皮细胞持续的胞饮作用。正常成人每天约有 11g 白蛋白在体内分解，感染、发热、脓毒血症和癌肿等时，白蛋白分解增加，而使血清白蛋白水平降低。

白蛋白半衰期约为 19 天，只有当肝脏损伤后 1 周或严格限制饮食至少 1 周后，白蛋白浓度才会低于正常参考值的下限。如急性重症肝炎病例迅速死亡，往往血清白蛋白并不明显下降。因此，血清白蛋白并非反映急性肝病的良好指标。血清白蛋白的降低，常为肝硬化失代偿的最突出变化，表明肝脏合成能力下降。

白蛋白的测定方法有盐析法、电泳法、染料结合法、免疫法等，以染料结合法应用最多。

白蛋白浓度降低的原因与总蛋白浓度降低的原因相似,但有时总蛋白浓度接近正常,而白蛋白浓度降低,并伴有球蛋白浓度增高,蛋白电泳表现为血清白蛋白/球蛋白降低或倒置。慢性白蛋白浓度降低主要由于肝脏合成白蛋白功能障碍、腹水形成时白蛋白的丢失和肾病时白蛋白从尿液中丢失等。严重时白蛋白浓度可低于10g/L。白蛋白浓度低于20g/L时,由于胶体性渗透压的下降,常出现水肿等临床症状。

(二) 前白蛋白

前白蛋白因其在pH 8.6的电泳中移动速率比白蛋白快,在电泳图谱上位于白蛋白的前方而得名。前白蛋白属于血清快速转化蛋白,半衰期短,约12小时,肝病时其浓度下降往往早于其他血白蛋白成分。随着病情改善,前白蛋白可迅速恢复正常;而重症肝炎患者往往一直处于低值。因此,血清前白蛋白能敏感反映肝脏合成蛋白质的功能,是良好的肝储备功能指标。若前白蛋白含量低于0.1g/L表明肝脏储备功能差,提示不能耐受手术。

前白蛋白检测多采用免疫学方法,具体包括免疫比浊法和免疫扩散法。成人血清正常参考范围是0.2~0.4g/L(20~40mg/dl)。营养不良、恶性肿瘤、急性炎症、肝病或肾病时其浓度下降。

(三) 凝血酶原时间

凝血因子Ⅰ(纤维蛋白原)、凝血因子Ⅱ(凝血酶原)、凝血因子Ⅴ、凝血因子Ⅶ和凝血因子Ⅹ由肝脏合成,单一或联合缺乏均可导致凝血酶原时间延长,因此凝血酶原时间可作为肝脏合成功能的参考指标,凝血酶原时间显著延长提示有肝衰竭的可能。60%酒精性肝病死亡病例的凝血酶原时间延长4秒以上,仅有10%生还病例的凝血酶原时间延长至此水平。慢性肝病患者凝血酶原时间延长预示预后不良,凝血酶原时间也可作为肝硬化即门静脉高压病例腔内分流手术危险性的预测指标。

凝血酶原时间参考值为11~14秒,新生儿延长2~3秒;凝血酶原时间比值为被检血浆的凝血酶原时间(秒)与正常血浆的凝血酶原时间(秒)的比值,正常值为0.82~1.15。目前,各大医院普遍使用半自动或全自动血凝仪进行凝血酶原时间检测,具有微量、快速、准确的优势。

凝血酶原时间是衡量外源系统所有因子的方法,外源性凝血途径由凝血因子Ⅶ控制,而其他凝血因子(凝血因子Ⅱ、凝血因子Ⅴ、凝血因子Ⅹ)是所有外源性与内源性凝血途径的最终步骤,由于所有因子均为肝脏产生,因而凝血酶原时间是评价肝合成蛋白的最好标准。凝血酶原时间延长预示依赖维生素K的凝血因子Ⅱ、凝血因子Ⅴ、凝血因子Ⅶ或凝血因子Ⅹ缺乏,这与活化部分促凝血酶原激酶时间(activated partial thromboplastin time,APTT)无关。凝血酶原时间延长可见于先天性凝血酶原、凝血因子Ⅱ、凝血因子Ⅶ或凝血因子Ⅹ缺乏症;获得性则多见于肝疾病、阻塞性黄疸、弥散性血管性凝血(disseminated intravascular coagulation,DIC)、口服抗凝药物、低(无)纤维蛋白原血症、血液循环中有抗凝物质存在等。而凝血酶原时间缩短见于DIC早期血液呈高凝状态时。

(四) 糖代谢变化

肝脏为调节血糖浓度的主要器官,可通过糖原的合成和分解、糖异生和其他单糖的转化等维持血糖浓度的恒定。当肝细胞损伤时,糖代谢变化的主要表现为磷酸戊糖途径及糖酵解途径相对增强,严重肝病时糖有氧氧化及三羧酸循环运转异常,血丙酮酸量明显上升。血糖浓度难以维持正常水平,进食后易出现一过性高血糖,空腹时易出现低血糖。慢性肝病时

血中 α- 酮戊二酸量与症状平行的增加。不同肝病时期的耐糖曲线可呈低平型、高峰型、高坡型等异常曲线。

口服葡萄糖耐量试验(oral glucose tolerance test,OGTT)血糖曲线图形可以反映肝细胞线粒体能量代谢的状态和糖原合成的能力。据报道,当能量储备正常时,OGTT 曲线呈抛物线型(P),提示可行肝切除术;当肝脏能量合成不足,不能及时将血糖转化为糖原时,OGTT 曲线为直线型(L),提示患者耐受性差,术后易发生肝衰竭,如能排除胰源性糖尿病者,一般不宜手术治疗;介于 P 型与 L 型之间的类型经积极保肝治疗后可转变为 P 型,但手术中应严格限制肝切除范围与肝门阻断时间。

(五) 脂类代谢的变化

肝脏在脂类消化、吸收、运输、合成及分解过程中发挥重要作用。肝脏合成三酰甘油、磷脂及胆固醇的能力很强,进而合成极低密度脂蛋白(very low density lipoprotein,VLDL)和高密度脂蛋白(high density lipoprotein,HDL),是肝功能不全患者表现为低胆固醇血症的原因之一。有些载脂蛋白(如 ApoA1、ApoB100、ApoC1、ApoC 等)以及卵磷脂 - 胆固醇酰基转移酶(lecithin-cholesterol acyltransferase,LCAT)在肝细胞内合成,它们在脂蛋白的代谢及运输中起到重要作用。肝对三酰甘油和脂肪酸的分解能力很强,是生成酮体的重要器官。

在肝胆疾患的不同时期和不同病因的过程中,血脂出现各异改变。当肝细胞损伤时,肝内脂肪氧化分解能力降低或磷脂合成障碍,不能有效合成并输出脂蛋白,使过量的脂肪在肝内沉积而形成脂肪肝。有些慢性肝病患者由于糖代谢障碍而引起脂肪动员增加导致酮血症。肝功能障碍患者往往表现出血浆胆固醇脂 / 胆固醇的比值下降及血浆脂蛋白电泳谱异常,多出现低密度脂蛋白(low density lipoprotein,LDL)增加。在慢性肝内外胆汁淤积患者,血胆固醇和磷脂明显增高,会出现异常的脂蛋白 X(lipoprotein-X,Lp-X),Lp-X 阳性多见于慢性肝内外胆汁淤积患者。虽然 Lp-X 的敏感性及特异性超过已知生化试验,但仅凭此指标仍无法鉴别肝内或肝外的胆汁淤积。

(六) 胆红素代谢

由于肝脏具有摄取、结合和排泄功能,处理胆红素的储备能力大,任何一环出现功能障碍就可引起黄疸。因此,血清总胆红素可作为非肝功能的敏感指标。胆红素浓度明显升高常反映较严重的肝损害,但暴发型肝炎时,血清胆红素仅轻、中度升高,而胆汁淤积性肝炎时,尽管肝细胞受累相对较轻,血清胆红素却可显著升高。

正常人血清胆红素总量在 17.2μmol/L(1.0mg/dl)范围内,其中未结合胆红素约占 80%。当高胆红素血症引起皮肤、巩膜和黏膜等组织黄染现象,并超过 34.2μmol/L(2.00mg/dl)时称之为黄疸。当血清中胆红素超过正常范围,但未超过 34.2μmol/L 时,肉眼也未见黄疸,则称为隐性黄疸。

结合胆红素与未结合胆红素的定量检测有助于某些肝胆疾病的早期诊断。有 30%~50% 肝炎黄疸前期或无黄疸型肝炎、代偿期肝硬化、胆道部分梗阻患者出现血清直接胆红素增加,而总胆红素仍在正常范围内。高结合胆红素性黄疸的鉴别可联合应用反映胆道梗阻(ALP、LAP、γ-GT、血清总胆固醇、总胆汁酸)及肝细胞损伤(ALT、AST、LDH 活性、血清总蛋白及白蛋白定量)的指标来加以鉴别。尿液中的胆红素和胆素原对黄疸的早期诊断和鉴别具有一定价值。

(七) 胆汁酸

胆汁酸是胆汁中一类 24 碳胆烷酸的总称,主要有胆酸(cholic acid,CA)、鹅脱氧胆酸(chenodexycholic acid,CDCA)、脱氧胆酸(deoxycholic acid,DCA),还有少量石胆酸(lithocholic acid,LCA)及微量熊脱氧胆酸(ursodeoxycholic acid,UDCA)等,肝细胞与胆汁酸的生物合成、分泌、摄取、加工、转化都有密切关系。现有资料认为血清胆汁酸测定对肝病具有一定的敏感性和特异性,既可作为探测肝胆疾患状况的指标,还可用于鉴别肝胆疾病和先天性或溶血型黄疸(后两者试验正常);随访肝病经过和判断疗效;证实某些酶试验(转氨酶、碱性磷酸酶)异常的肝源性;胆酸 / 脱氧胆酸比率有助于鉴别肝细胞性与阻塞性的黄疸。

胆汁酸的参考值为 0~6μmol/L。当肝细胞损伤或胆道阻塞时都会引起胆汁酸代谢障碍而表现出患者血清胆汁酸的增高。在胆道梗阻时,会引起胆汁酸比值(CA/CDCA)大于 1;肝实质细胞病变时,则以 CDCA 为主,CA/CDCA 小于 1,所以血清中 CA/CDCA 比值可作为胆道阻塞性病变与肝实质细胞性病变的鉴别指标。当某些肝病时,血清胆红素、丙氨酸转氨酶等肝功能指标正常情况下,血清总胆汁酸可增高。当肝硬化活动性降低时,血清总胆汁酸仍维持高水平。急性肝炎、慢性活动性肝炎、肝硬化患者血清总胆汁酸显著升高,阳性率大于 92%。血清总胆汁酸是反映肝实质损害的灵敏指标,但特异性报道不一。

(八) 血清酶学试验

1. 丙氨酸转氨酶及天冬氨酸转氨酶　肝脏富含丙氨酸转氨酶(alanine aminotransferase,ALT) 和天冬氨酸转氨酶(aspartate aminotransferase,AST)这两种氨基转移酶,半衰期为37~57 小时,在肝细胞内 / 外的酶活性比为 5 000/1。也就是说,只要有 1% 的肝细胞破坏,其释放的转氨酶即足以使血清中转氨酶升 1 倍。ALT 仅存在于肝实质细胞的胞质内,若血清活性比参考值上限 >15 倍,提示肝细胞坏死。30%AST 存在于胞质内,70% 结合在线粒体结构上。目前血清转氨酶仍被认为是反映肝细胞损伤严重程度的重要指标,但肝病患者血浆中出现的酶和酶活性取决于肝损伤类型。

在急性病毒性或药物性肝炎,休克时肝缺氧,急性右心力衰竭时肝淤血所致的血清转氨酶升高,其活性往往大于正常 10 倍以上。急性病毒性肝炎基本上使肝小叶的所有细胞受影响,胞质的 ALT 和 AST 进入血浆,由于存在于胞质内的 AST 仅 30% 释放到血浆,较 ALT 少,加上 AST 的半衰期要比 ALT 短,故 AST/ALT<1;若比值 >1,特别大于 2 时,预示为坏死型肝病。

另外,血浆酶活性水平也与受影响的肝实质数量相关,但两者并不成比例。若肝细胞损伤是可逆的,那么病情会完全恢复正常。较严重的肝细胞损伤会导致转氨酶活性增加,尤其是线粒体 AST 将进入血浆且 AST/ALT>1,提示肝细胞死亡。慢性肝病的转氨酶水平反映了疾病的活动性。若转氨酶高于正常 10 倍,伴球蛋白升高 1 倍,且持续 8 周以上,几乎可诊断为慢性活动性肝病。

胆系疾病患者的转氨酶均升高,但往往不超过正常的 8 倍。少数胆总管结石患者转氨酶可高达正常 10 倍以上,但取石后 24~48 小时后即大幅度降至正常范围。阻塞性黄疸、急性缺氧性肝损伤由于在灌注紊乱和多种毒性物质导致小叶中心的肝细胞坏死。除转氨酶升高外,谷氨酸脱氢酶也不成比例的升高。

2. 谷氨酰氨基转移酶　位于体内许多细胞的胞膜上,半衰期为 3~4 天,血清中可检测的谷氨酰氨基转移酶(glutamine aminotransferase,GGT)来源于肝脏,以异型形式存在。从临床意义考虑,GGT 是肝脏和胆管中一种特异性酶,虽然其他器官也含有 GGT,但血液中 GGT 浓度增高非源自肝和胆管的罕见,血清中 GGT 升高是肝胆疾病的一种敏感指标。

如果病理性引起 ALT、谷氨酸脱氢酶和胆碱酯酶等肝特异性酶图谱异常,那么 GGT 升高也是肝损伤的一项指标。肝胆病患者转氨酶升高而 GGT 活性正常是极罕见的,这往往出现在慢性迁延性肝炎病例中。

3. 谷氨酸脱氢酶　为一种线粒体酶,分子量为 350 000,半衰期约 16 小时。肝内谷氨酸脱氢酶(glutamate dehydrogenase,GLD)的特异性是肾脏、脑、肺的 10 倍左右,是骨骼肌内的 GLD 的 80 倍左右。血浆内 GLD 活性的增高来源于肝脏。然而,仅在细胞坏死时才测出血浆 GLD 水平。有资料显示,连同氨基转移酶,GLD 具有鉴别诊断的重要性,评价标准就是(ALT + AST)/GLD 的比值。当阻塞性黄疸、胆汁性肝硬化、转移性肝病、急性肝缺氧性损伤时,比值 <20。当慢性肝病急性发作、胆汁淤积性肝病时,比值在 20~50 之间。当急性病毒性肝炎(也就是胆汁淤积的一种形式)、急性酒精性肝炎时,比值 >50。

由于 GLD 仅存在于线粒体内,不像 ALT 仅存在于细胞质内,而 AST 既存在细胞质也位于线粒体内,所以较轻的肝炎病例中 GLD 不会释放入血使 GLD 活性升高。只有在肝细胞坏死时,大量的 GLD 才会释放,这就是值得注意的病态。例如缺氧性肝病或毒性肝损伤。GLD 是一种肝特异性酶,也是实质细胞坏死的指标。而它的独立诊断的敏感度仅为 47%,故不能作为肝胆疾病的筛选试验。

4. 胆碱酯酶　已知有 2 个胆碱酯酶(cholinesteras,CHE)相关酶:

(1)乙酰胆碱乙酰水解酶:旧称特异性胆碱酯酶、真胆碱酯酶或胆碱酯酶 I,存在于肺和脾内,但不存在于血浆内。

(2)乙酰胆碱酰基水解酶:旧称非特异性胆碱酯酶、拟胆碱酯酶、苯甲酸胆碱酯酶、胆碱酯酶 II 或 S 型胆碱酯酶,见于血浆、肝、肠黏膜等。肝病与 CHE 活性下降的相关性可作为可疑肝实质受损及器官功能受损的重要参考指标。

有关资料显示,急性肝炎无并发症的病毒性肝炎不会引起 CHE 水平下降;坏死型时,活性可能会随病情严重程度而下降;在急性病毒性肝炎时,CHE 正常比下降更常见;在慢性活动性肝炎中,CHE 活性可以反映肝实质功能和蛋白质合成。CHE 的主要意义在于监测在非活动性炎症反应的病例中,ALT、AST 和 GGT 可能会回复到正常,而 CHE 会下降或维持在参考范围内较低水平,可能是唯一反映肝损伤的病理性标志。肝硬化是最常见的 CHE 低水平疾病,但 CHE 正常不排除可以肝硬化。

(九)定量肝功能试验

肝功能不全不仅为肝性脑病的诊断基础,同时也是肝性脑病的预后判断指标,故定量肝功能试验在进行肝功能的定量评价时具有非常重要的临床价值。目前临床上常用腹水、血清胆红素、白蛋白和凝血酶原时间等指标制订的 Child-Pugh 分类(表 5-1)。定量肝功能试验既可反映慢性肝病并发肝性脑病患者的预后,又有助于肝移植手术危险性的预测。但对于许多慢性肝病,应用一般的生化检验常难以正确评估预后。

表 5-1 肝硬化患者 Child-pugh 分级标准

临床生化指标	分数		
	1	2	3
肝性脑病 / 级	无	1~2	3~4
腹水	无	轻度	中重度
血清胆红素 /(mol/L)	<34	34~51	>51
血清白蛋白 /(g/L)	>35	30~35	<30
凝血酶原时间延长（INR）	<1.3	1.3~1.5	>1.5
凝血酶原时间延长 /s	1~3	4~6	>6

Child A：≤ 6 分，Child B：7~9 分，Child C：≥ 10 分

随着肝移植手术的开展，正确评估有功能肝细胞的数量和测定肝储备能力，对于确定移植手术的施行具有特殊和重要的意义。定量肝功能试验可测定某一患者一段时间的肝功能状态，如用吲哚氰绿试验、利多卡因代谢试验、氨基比林呼吸试验及氨基酸清除率试验等可达此目的，若联合几种试验或进行系列测定，其评估价值更大。但这些试验往往较为费时，价格更贵，仅限于少数研究中心开展。

1. 吲哚氰绿试验　氰绿为暗绿色色素，静脉注射后迅速与白蛋白结合，90% 以上被肝细胞摄取，以原形从胆汁排出。此试验主要反映肝细胞摄取色素的功能。正常人 15 分钟后滞留 10% 以下。据文献报道，吲哚氰绿（indocyanine green，ICG）经肝排泄率高，从血中消失快，从肝反流少，应注意过敏反应及休克。

ICG 试验与肝小叶间质系统的病变（假小叶、纤维化）有关，慢性肝炎活动期肝硬化明显滞留，肝炎时亦出现滞留，恢复期此试验较早正常化。因此，ICG 试验可成为筛选肝病，探测肝损害最有价值、最实用的色素试验。

2. 利多卡因代谢试验　利多卡因进入人体后被肝脏大量摄取，经肝脏细胞色素 P450 酶系代谢后，产生单乙基甘氨酰二甲苯胺（monoethylglycinexylidide，MEGX）。MEGX 的检测具有快捷准确的特点。

利多卡因代谢试验对慢性肝病患者是否发生致命性并发症有预测价值，且优于任何一项肝功能检查。如肝硬化患者的 MEGX>30μg/L，则一般不会出现致命性并发症。

3. 氨基比林呼气试验　氨基比林在肝细胞微粒体细胞色素 P450 酶系的催化下，去除 N 位上的 2 个甲基生成氨基安替比林，甲基则生成二氧化碳。氨基比林呼气试验（aminopyrine breath test，ABT）通过检测呼出气中 CO_2（用 ^{13}C 或 ^{14}C 标记）来反映肝脏细胞色素 P450 酶的功能。有报道肝硬化患者的 ABT 值明显降低，吸烟、药物等间接影响 ABT 结果。目前多用于反映肝脏的功能储备和患者预后。

4. 口服葡萄糖耐量试验　肝病患者易发性糖耐量异常。口服葡萄糖耐量试验（oral glucose tolerance test，OGTT）的正常值空腹血糖为 3.89~6.11mmol/L，口服葡萄糖后 30~60 分钟达到峰值 7.78~8.89mmol/L，1 小时后血糖逐渐降低，2 小时后恢复正常。文献报道，肝脏细胞受损患者，空腹血糖低，口服葡萄糖后 30 分钟内，血中葡萄糖浓度快速达到峰值，随之快速下降，甚至低于空腹。

5. 氨基酸清除率试验　肝功能障碍时,氨基酸代谢紊乱,血浆氨基酸图谱出现特征性改变。根据股动、静脉血浆氨基酸浓度差别来测定肝脏与其他组织对氨基酸的总摄取率,对评价肝脏摄取功能有一定临床诊断价值。文献报道,肝功能障碍时血浆氨基酸谱出现特征性的变化。但测定复杂费时,临床难以推广应用。

6. 胰高血糖素负荷试验　胰高血糖素通过刺激肝细胞 cAMP 生物合成而实现对糖、脂肪及蛋白质代谢的一系列影响,通过测定胰高血糖素刺激后的 cAMP 而反映肝功能状况。

据文献报道,胰高血糖素负荷试验(glucagon loading test,GLT)的 BGp-B 在判断肝硬化患者的肝功能状况方面优于白蛋白(albumin,ALB)、总胆红素(total bilirubin,TBIL)和凝血酶原时间(prothrombin time,PT),能准确反映肝硬化患者的肝功能状况。肝硬化患者胰高血糖素负荷后的血糖反应能力减弱,血糖峰值浓度与基础浓度之差(BGp-B)与肝硬化患者的肝功能状况密切相关。

7. 动脉血酮体比测定　肝细胞线粒体中 NADH 氧化呼吸链氧化还原状态即 NAD^+/NADH 值决定了肝脏的能量代谢水平。由于乙酰乙酸和 β-羟丁酸可自由通过肝细胞进入血,故可表达为乙酰乙酸 /(β-羟丁酸 ×K)(K 为 β-羟丁酸脱氢酶的平衡常数)。

动脉血酮体比(arterial ketone body ratio,AKBR)的判断值为 AKBR ≥ 0.7 时,线粒体功能正常,患者能耐受任何手术;0.4<AKBR<0.7 时,线粒体膜损害,此时患者只能耐受肝段或局部肝切除术;AKBR ≤ 0.4 时,线粒体受损严重,患者不能耐受任何肝切除术,即使最小的手术也可能导致肝衰竭而死亡。

AKBR 方法简便,能准确及时反映 NAD^+/NADH 的能荷状况。AKBR 值对患者肝脏线粒体功能及是否产生足量 ATP 来耐受手术很具诊断价值,也是手术预后的良好指标。

二、血氨检测

(一)肝性脑病的氨中毒机制

肝性脑病患者由于肝脏合成尿素功能严重障碍,以致机体清除氨的能力极度降低,若门体静脉短路,使由肠管吸收入血液的氨可不经肝脏解毒而直接进入体循环,从而引起高氨血症的肝性脑病。有报道 80%~90% 的肝性脑病患者血氨浓度增高,有的甚至高达 240μmol/L 以上。进食过量高蛋白食物、消化道出血、摄入铵盐、过量放腹水以及应用利尿剂等均引起高氨血症,继而诱发肝性脑病。

慢性肝性脑病尤其是门体分流性脑病患者多有血氨增高;但在急性肝衰竭所致的脑病,血氨多正常。但氨中毒现象并不能解释所有肝性脑病的发病过程,有些病例血氨并不高,降血氨疗法亦不一定有效,须探讨其他发病机制。

(二)血氨检测方法及正常值

目前血氨检测方法较多,包括无须去蛋白的酶法、氨特异性电极法、离子交换法、直接测定法和床边血氨快速测定仪等,其中无须去蛋白的酶法特异性强、分析时间短,是较为理想的氨分析方法。而快速血氨测定仪检测快速、准确和方便,1 分钟内出结果,便于临床床边检测而受到临床医生的欢迎。

由于检测方法和动静脉血来源不同,血氨参考范围随之有所差异,各地实验室应建立各自正常值。一般认为参考范围为成人静脉血为 27~90μg/dl(转换公式:μg/dl × 0.587 2=μmol/L)。朱无难报道正常人空腹静脉血氨为 40~70μg/dl,其中动脉血氨比较稳定可靠,含量为静脉血氨的 0.5~2 倍。当采血时压迫肌肉过久或运动后血氨浓度升高,细胞内的氨浓度是血浆的 2~3 倍。

此外,血氨的稳定性是影响血氨检测的重要因素。采血后应在 15 分钟内离心分离,全血样本送检时应置于冰中(0℃);若送检过程中温度不超过 20℃,可以不用冰;−30℃可长时间保存血浆可使血氨保持稳定。

(三) 血氨检测的临床意义

各种诱因致重症肝病、消化道出血、大剂量化疗都会导致高血氨。文献报道,静脉血浆氨浓度大于 88μmol/L(150μg/dl)时,血氨浓度与肝性脑病的进程相关。当昏迷患者血氨大于 176μmol/L(300μg/dl)时,动脉血浆氨浓度与 HE 的进程相关性比静脉血浆更佳。但必须指出,血氨浓度不可作为肝性脑病的诊断指标,多用于同一患者治疗前后的疗效比较。门体分流性脑病指数(PSE index)的动脉血氨半定量分级标准:<150μg/dl(0 级);151~200μg/dl(1 级);201~250μg/dl(2 级);251~300μg/dl(3 级);>300μg/dl(4 级)。

三、内毒素检测

细菌产生的毒素有内毒素和外毒素两大类。内毒素为革兰氏阴性菌细胞壁的脂多糖,只有在细菌死亡后及菌体崩解时才游离出来,不同细菌的内毒素毒性相近。内毒素检测除诊断患者是否发生革兰氏阴性菌感染外,尚用于肝性脑病发病机制和疗效的临床和实验研究。

(一) 内毒素检测原理

鲎试验(limulus amoebocyte lysate test,LAL test)即鲎变形细胞溶解物试验。鲎是一种海洋节肢动物,其血液中有一种核变形细胞,内含凝固酶原和凝固蛋白原。将这些变形细胞冻融裂解成鲎变形细胞溶解物试剂,当内毒素与其接触时,可激活凝固酶原,使其成为具有活性的凝固酶,继而使可溶性的凝固蛋白原转成凝胶状态的凝固蛋白,即内毒素可使鲎试剂变成凝胶状态,其凝胶的形成速度及坚实程度与内毒素浓度呈正相关。目前有定性和定量两种方法,与比浊法和毛细管法不同,偶氮基质显色法为内毒素的定量测定方法。

(二) 临床意义

内毒素的检测主要用于诊断患者是否发生革兰氏阴性菌感染所产生的内毒素,可作为肝性脑病患者的诊疗、预后的参考指标。鲎试剂对革兰氏阴性菌的内毒素具有高度特异性,且操作简便、快速、敏感度高,可检查出 0.01~1ng/ml 的微量内毒素。也用于临床检验上对革兰氏阴性菌引起的败血症、脑膜炎和泌尿系统感染等的诊断。

四、血浆氨基酸测定

(一) 肝性脑病的血浆氨基酸失衡学说

正常情况下,肠道内的苯丙氨酸、酪氨酸等芳香族氨基酸经肠道细菌的氨基酸脱羧酶作用而形成相应的酪胺及苯乙胺,再经门静脉被肝内单胺氧化酶分解而清除。当肝功能不全或门体静脉短路的情况下,引起体内氨基酸代谢异常:血浆中的支链氨基酸(缬氨酸、亮氨酸、异亮氨酸)浓度降低;芳香族氨基酸(苯丙氨酸、酪氨酸、色氨酸)明显增高,芳香族氨基酸通过血 - 脑脊液屏障入脑增加,经脑内非特异性羟化酶作用,苯乙胺及酪胺经羟化作用,分别生成苯乙醇胺和 β 羟酪胺,两者的化学结构与儿茶酚胺类递质(多巴胺、去甲肾上腺素)结构相似,但不能传递神经冲动或作用很弱,而色氨酸的增多又合成较多的抑制性递质 5- 羟色胺,皆与去甲肾上腺素相拮抗,使中枢神经传入抑制。若脑干网状结构上行激动功能发生异常抑制而导致昏迷。为此,测定某些氨基酸的含量及支链氨基酸 / 芳香族氨基酸比值的变化具有重要的临床诊疗及预后判断价值。

(二) 血浆氨基酸测定的意义

目前常用的检测方法较多,具体有氨基酸的化学测定、氨基酸酶法分析和氨基酸色谱分析 3 大类。肝性脑病患者血浆支链氨基酸与芳香氨基酸比值明显降低;健康对照组为 4.0,慢性肝功能不全者为 0.9,急性肝功能不全者为 0.8,降低幅度与肝性脑病的发生呈平行关系。

五、小结

实验室的肝功能检查项目种类繁多,单项指标仅能反映肝脏功能或肝病变的某一侧面,不能反映肝脏功能全部,而且每个实验的设备条件、敏感度、特异性、选择性和方法学所致的参考范围及影响因素都各不相同。所以应根据实验室的具体情况及实验检查的目的,正确选择并合理组合检验项目,综合分析检查结果,这对正确评价肝脏功能,判断肝病类型、严重程度及预后均具有重要价值。

第二节　肝性脑病脑电图

一、脑电图的基本原理和方法

脑电活动是大脑皮质大锥体细胞及其树突的突触后电位综合而成,由丘脑中线核起调节作用,丘脑与皮质间的兴奋和反馈抑制作用决定着脑电的节律性同步活动。脑电图 (electroencephalogram,EEG)是将脑细胞群的自发性、节律性电活动放大 100 万倍,通过头皮电极记录并描记于一定速度运行的走纸上的类似于正弦波形图。

早在 1924 年,Hans-Berger 用两根白金电极从患者颅骨缺损部位插入大脑皮质,成功地记录到有规律的人脑电活动,并于 1929 年发表了关于人 EEG 的论文。此后数十年中,脑电图学不断发展,到今天已达到视频动态记录远程控制自动分析,已成为脑功能研究的一项重要指标。

(一) 正常脑电图的基本特征

在无外界刺激或药物作用下,成人正常 EEG 具有下列基本特征:

1. α 波　构成 EEG 的基本波形为 8~13Hz,规则地出现,波幅多在 5~100μV 之间,平均 30~50μV,见于整个头部,以枕、顶区常见,呈梭形,连串出现,左右对称,具有调节、调幅的特征,形成 EEG 的基本节律。当睁眼、光刺激和精神活动时,α 节律消失和波幅下降,被 β 波所代替,且枕区较明显。

2. β 波　14~30Hz,波幅多在 5~30μV 之间,无节律性,不规则,主要位于额、颞、中央区。

3. θ波　4~7Hz,多见于额、颞区导联,波幅一般不超过 50μV。

4. δ波　0.5~3Hz,占所有波的 15% 以下,散在出现,多见于额、颞区导联,波幅一般不超过 50μV,多在 10~30μV。

(二) 脑电图的影响因素

EEG 受许多因素的影响:

1. 年龄　随着年龄的增加,EEG 的基本节律波的频率逐渐增加,慢波逐渐减少。到 14 岁以上基本为成人 EEG,到 50 岁以上 α 节律又逐渐变慢。

2. 意识状态的改变会引起 EEG 的显著变化,如睡眠状态,不同的睡眠深度有不同的 EEG 改变。

3. 昏迷患者的 EEG 也会发生很大变化,随着昏迷程度的加深,慢波活动会明显增加。当脑死亡时 EEG 呈一条直线,若昏迷是可逆的,则 EEG 也会可逆性改变。

4. EEG 的节律性活动还容易受精神活动的影响,如果将注意力集中在某一事件上或进行心算时,则 α 节律消失,代之以 β 活动。当视觉或闪光刺激时,枕区的 α 节律消失,当进行某些精神活动时,可以引起颞、顶区高波幅 7~8Hz 的 K 波,并形成节律,顶部可出现高波幅约 6Hz 的 θ 活动。外界刺激、随意运动和反射活动均可引起基本节律的抑制。

5. 机体内的内环境发生改变容易引起 EEG 的改变,如缺氧,轻度缺氧时,EEG 可能无明显变化、波幅下降或增高、波形不整、慢化形成 θ 活动和 δ 活动。局部脑组织的代谢产物堆积也影响 EEG 的改变,动物实验证实,当脑血流完全阻断 1 分钟,中脑以上生物电会完全停止,而小脑及延髓耐缺血能力较强。当出现低血压晕厥时,首先出现 θ 波消失,而后才出现 δ 波。其他如二氧化碳、血糖、体温、药物或毒物、酸碱水电平衡、剧烈运动及大气压变化等都可以引起 EEG 的改变。

二、肝性脑病的脑电图变化

1950 年,Foley 等首先描述了肝性脑病的 EEG 特征,即在肝昏迷患者的 EEG 呈高波幅慢波活动。此后,对肝性脑病的 EEG 研究逐渐增多,EEG 已成为肝性脑病的重要检查工具。EEG 改变与肝脏疾病的种类关系不大,例如各种急、慢性肝炎、原发或继发性肝癌、肝硬化、肝豆状核变性、Reye 综合征等。它们引起的 EEG 变化主要与这些疾病导致的意识障碍的有无和程度有关,已有肝脏疾病而无明显神经精神症状时,几乎看不到 EEG 异常。

(一) 肝性脑病意识障碍时的脑电图变化

在肝性脑病意识障碍的早期或意识模糊时,EEG 表现为 α 波的频率变慢且不规则。当意识障碍加重,各种定向力障碍时,EEG 表现为广泛性 4~7Hz 的 θ 活动。当意识障碍进一步加重,对各种痛刺激反应迟钝时,可在慢波背景上出现比较有特征性的三相波。患者处于深昏迷时,三相波消失,呈现广泛性不规则的 δ 波。但若意识状态继续恶化,则 EEG 接近广泛性平坦波形。EEG 改变基本上与意识障碍的水平一致。但有时患者无明显意识障碍,EEG 也可表现为 θ 和 δ 慢波活动,预示即将发生昏迷。通常肝性脑病较其他疾病引起的意识障碍的 EEG 异常程度要严重,而且 EEG 异常的程度较昏迷的程度要更严重些。因此,EEG 可作为肝性脑病的诊断及意识状态的估计以及判断预后的重要指标。

1957 年,Parson-Simith 等将肝性脑病引起意识障碍的 EEG 异常分为 5 期。

1. α波期　α 节律正常或慢化,α 指数减少,波形不规则,多数患者意识清醒,血氨正常。

2. θ波期　此期以广泛性 4~7Hz 的 θ 节律为主,少数 α 波和 δ 慢波。患者有轻度的意识障碍,定向力障碍,血氨增高。

3. 三相波期　θ 和 δ 慢波的背景上有三相波,患者多有意识障碍,多见于浅昏迷期,或从深昏迷中开始恢复的过程中,意识清醒,则三相波消失。此期患者的血氨明显增高。

4. δ波期　EEG 表现为广泛性不规则的高波幅 δ 波,间有少数 θ 波,患者常处于深昏迷状态,但有时患者并不昏迷,若不及时给予适当的处理,患者可逐渐出现昏迷。

5. 平坦波期　当昏迷进一步加深,波频率更慢,波幅更低,呈平坦波形,患者处于濒死状态。最近,Pellegrini 等设计一套 EEG 自动分析神经网络系统,按照改良的 Parson-Simith HE5 级标准,发现与肝性脑病的临床表现严重性及临床生化指标有良好的相关性,与专家视觉分类也有较好的相关性,仅仅对第 2 级 EEG 作了过分估计,显示了良好的应用前景。

2005 年,Amodio 和 Gatta 结合文献与自己的经验进一步总结了肝性脑病的 EEG 特征:

1. 双侧半球呈低频 α 节律(8Hz),间有散在出现的 θ 波,θ 波常分布于颞区,也可以见于额区或弥散于整个头部,肝性脑病越重,EEG 对睁眼的反应越低。

2. 以 θ 活动为背景弥漫于双侧半球,散在出现高波幅占波,有时额叶或枕叶暴发节律。

3. 完全无正常成分的脑电失律活动,双侧半球弥散分布去同步的 θ 和 δ 波,伴有或不伴有三相波。有同步的、阵发的、脑前部较明显的、额枕时间迟滞且重叠在基本慢波节律上的 δ 节律。

4. 严重昏迷时,δ 节律的频率和波幅均下降,直至出现平坦 EEG。

Conn 认为 EEG 对肝性脑病不仅有诊断价值,而且有一定的预后判断意义,可用于衡量肝性脑病严重程度和药物疗效,并作为 5 项指标之一,参与构成了门体分流性 PSE 指数而广泛应用于临床试验。

(二) 氯化氨负荷试验

当怀疑有肝性脑病或需要与其他疾病相鉴别时可采用 EEG 诱发试验。因为血氨增高是肝功能障碍所特有的表现,又是引起肝性脑病的 EEG 改变的重要原因,所以采用氯化氨负荷试验是比较特异的诱发方法。

1. 方法　一种是口服氯化氨法,按每千克体重 0.03g,服后在安静、闭目、觉醒状态下作 3 小时的 EEG 记录,并于服药前、服药后 0.5~1 小时内测定血氨浓度。另一种是静脉注射法,以氯化氨注射液每千克体重 0.01g,在 5 分钟内缓慢静脉内注射,EEG 记录与口服法相同,注射前 10 分钟、注射后 20 分钟分别测定血氨浓度。

2. EEG 结果判断

(1)阴性,EEG 无明显变化。

(2)可疑,基本节律减慢,但无明显慢波增多。

(3)阳性,诱发试验前无明显的 θ 波,诱发试验后出现明显的 θ 波,或原有的 θ 活动明显增多。

(4)强阳性,诱发试验后出现明显的 δ 活动或在原有 δ 波的基础上显著增加。

若试验前已有慢波者则诱发效果良好,血氨浓度高者诱发效果较大,有时可诱发出三相波。在本试验中患者可能会出现恶心、呕吐、头痛、震颤、嗜睡等副作用,需要注意观察。

(三) 三相波

三相波作为肝性脑病一定特征性的 EEG 波形而受到重视。1954 年,Bickford 等描述的三相波是在大的正相偏转前、后各有较小的负相偏转波。形成负-正-负的波形,其正相部分较宽,波形因个体差异或出现部位不同而略有不同,可以是正-负-正的波形,有时类似尖慢复合波,有时被当作节律性尖波活动,其频率多在 1.2~2.7Hz,有时以短暂的 2~3 个连续出现,波幅最高在 50~100μV;一般左右同步、对称。出现三相波的部位以额、中央区最明显,枕部波幅较低,三相波也可以被过度换气试验所诱发。

据文献报道,肝性脑病的三相波检出率为 22%~25%,且多出现在意识障碍较轻的患者;当患者呈嗜睡、昏睡或谵妄状态时出现,浅昏迷时最多见,或见于从深昏迷中开始苏醒时,当意识清醒时三相波便消失。值得注意的是类似的三相波并非肝性脑病所特有,还可见于其他疾病所引起的昏迷中,如麻醉、尿毒症、肺性脑病等。一般认为三相波的出现有助于肝性脑病的诊断,但不能据此肯定为肝性脑病。

(四) 血氨浓度与脑电图异常

急、慢性肝衰竭患者的血氨浓度升高,通过对 GABA 能神经递质直接促进作用和对 BZ 受体兴奋剂的协同作用,导致了肝性脑病的发生。因此,肝性脑病时,血中氨浓度的上升与 EEG 异常有密切的联系,当患者意识清醒,血氨正常而无脑病征象时,EEG 为正常的 α 波。昏迷前期,意识轻度障碍,血氨浓度增高,EEG 呈广泛性 4~7Hz 的 θ 节律,血氨浓度进一步升高,意识障碍逐渐加重,EEG 异常程度也会越明显,但不一定为平行关系,因为氨浓度升高仅仅为肝功能异常导致的脑组织代谢障碍中的一种因素。动物实验也有类似的结果。许俊等发现 17 例 HE 患者血氨 >100μmol/L 中有 15 例 EEG 有不同程度的异常,而 6 例血氨 <82μmol/L 患者的 EEG 均正常。

也有人将肝硬化患者的血氨浓度不同分为 2 组。A 组,血氨 <108μg/dl;B 组,血氨 >108μg/dl,观察两组间的 EEG 变化,结果并未发现两组间的 EEG 差异有显著性意义,可能与方法学上的差异有关。

(五) 轻微型肝性脑病的脑电图变化

轻微型肝性脑病(mild hepatic encephalopathy,MHE)患者形似正常,无任何脑病的临床症状和体征,自我感觉良好,不经治疗仍能照常工作、生活,但神经心理学及电生理学方法能够发现许多方面异常,既往有肝性脑病史或行门体分流手术者更易检出异常。对一组 37 例无肝性脑病的肝硬化患者进行检查发现,EEG 异常率约为 8.1%。

有人对 48 例肝硬化患者的 EEG 进行检测发现,随肝功能损害程度的加重,EEG 的异常率与异常程度有所递增,其中 36 例轻中度以上肝功能损害者有 24 例 EEG 异常,异常率约占 67%。其主要特点为两侧对称性阵发性或弥散性高波幅慢波,以大脑前半部明显,未见典型三相波。

另一组观察发现,100 例肝硬化患者有 87 例 EEG 异常。其中 60 例表现为 α 节律变慢,以 8Hz 节律为主,额颞 θ 或 δ 节律增多。27 例血氨在 110~150μmol/L 之间的 MHE 患者表现为弥散性 θ 节律增多,α 节律减少,中、高波幅双相尖波增多。治疗后 EEG 表现为 α 节律增快,以 9Hz 为主,额颞部 θ 节律活动减少,代之以 δ 节律,有 71 例恢复为正常或大致正常 EEG,16 例仍有 α 节律慢化和 θ 活动增多,为轻中度异常 EEG。Solomou 等还发现 MHE 患者的脑部 MRI 异常信号严重程度分级与 EEG 异常分级存在线性相关关系。

国内报道一组 32 例 MHE 病中有 24 例 EEG 异常,异常率达 75%,其中一例存在三相波,而且 EEG 异常与血氨升高、低血浆白蛋白、低血糖等多种因素相关。同时还可能与 AST/

ALT 比值升高,胆红素升高及凝血酶原活动度异常等有密切关系。

虽然可以从 MHE 患者的 EEG 基本节律变慢再结合心理学测验来判断可能有肝性脑病的发作,但对于肝功能完全正常的肝硬化患者的预后价值不大,一般不作为肝移植入选或排除标准。但由于 EEG 反映了肝性脑病的严重性,因此常将它用于肝性脑病治疗效果的监测和一些临床试验中。

第三节　肝性脑病脑电地形图

一、脑电地形图的基本原理与分析

脑电地形图(brain electrical activity mapping,BEAM)的原理是将 EEG 机记录的脑电信息,再次输入计算机内进行二次处理,将 EEG 信号转换成一种能够定量和定位的脑波图像,使脑波的定量用数字和颜色来表示,其图像类似二维平面的 CT,能使大脑的功能变化与形态定位结合起来,表现形式直观、醒目、定位准确,能客观、量化地对大脑功能进行评价。

按照 EEG 的国际标准 10/20 系统法放置电极收集脑电信号,通过 A/D 转换器将脑波这一模拟信号转换成数字信号,再将收集到的脑波信号,按照快速傅立叶变换(fast Fourier transform,FFT)的原理,通过计算机处理转换成能反映能量的功率谱形式。通过 FFT 后的脑电功率谱,按照不同的频带进行分类。一般 δ 频带的频率为 0.5~3.8Hz,θ 频带 4~7.8Hz,α1 频带 8~9.8Hz,α2 频带 10~12.8Hz,β1 频带 13~19.8Hz,β2 频带 20~29.8Hz。根据已知电极的功率值推算出大脑其他部位的功率值,最后根据插值公式求出大脑各部位脑波数值,按其大小分成不同的等级,等级用数字 1~9 显示,也可用颜色显示,电位值相等的自然连成一片,构成了不同颜色或数字的图像,再将此结果打印在颅脑模式图上成为 BEAM。随着计算机技术、信息处理技术与传统 EEG 技术相结合,产生了诱发电位地形图、显著性概率地形图和定 BEAM,后者包括频域分析、地形图分析、时域分析等,将脑电检测技术推向又一个新的阶段。

正常两半球各频带功率值分布基本对称,左右半球的 α 频带的功率相差不超过 1/3,在同一脑区,左右峰频率相差在 0.5Hz 以下。将背景 BEAM 的绝对功率值与正常值比较,各频带特别是 δ 和 θ 的功率值超过正常功率值 20%~30% 视为异常,分析 BEAM 时还需观察各频带的功率值分布是否正常,而正常 α 频带的功率值应为枕叶 > 顶叶 > 额叶 > 颞叶。

二、脑电地形图对肝性脑病的诊断价值

多数学者观察到在肝性脑病的 BEAM 异常主要表现为顶枕部的 α 功率值降低,额颞 δ 或 θ 功率值增高。在肝功能分级中,BAEM 的标准为平均周期频率半定量分级的节律正常值为 8.5~12Hz,7~8Hz(1 级),5~7Hz(2 级),3~5Hz(3 级),<3Hz(4 级);如为评价 MHE,则可用脑诱发电位代替。

Kullmann 研究了 19 例没有肝性脑病、13 例 MHE、肝性脑病 1 级 6 例、2 级 10 例的肝硬

化患者的 BEAM 时与 23 例健康对照组比较,结果发现所有肝性脑病患者 EEG 频谱的峰值都下降,甚至没有肝性脑病的患者其频谱峰值也低于对照组,但没有明是的地形差异。在 θ、α2、β2、β3 频带的平均振幅均有差别。其中在肝性脑病中 α2 频带下降,其他都增高,所有 B 频带的地形位置都从顶 - 枕区转移至中央区的皮层。

在一组 100 例 MHE 中发现有 31% 患者表现为弥散性 θ 或占功率值增高[(δ+θ)>(α+β)],经治疗后有 81% 的患者 BEAM 恢复正常,18% 的患者 BEAM 好转,表现为顶枕部 α 功率值增高,额颞 θ 或 δ 功率值降低[(α+θ)<(α+β)],病灶范围缩小。而在 32 例肝硬化患者的研究中发现,酒精性肝硬化患者的(δ+θ)/(α+β)比值显著高于其他原因所致的肝硬化患者,说明乙醇(酒精)有可能是损害脑功能的一个独立危险因素。而有肝性脑病病史者该比值要高于无肝性脑病史的患者,但与肝硬化的病程长短无显著性相关。

在模拟不同剂量复合氨基酸治疗诱发胃肠出血后 HE 发作的实验中发现 EEG 的频率比(慢波 / 快波)与对照组比较差异有显著性意义,而且与氨基酸不同剂量有显著性相关。

BEAM 还在肝移植患者的脑功能评价中有较大的价值,且比 EEG 视觉分析敏感。Ciancio 等将 44 例等待肝移植的肝硬化患者与 44 例健康对照组比较发现,平均优势频率和经对数转换的枕区 α/θ 比值与 Child-Pugh 分数和肝性脑病的存在有相关意义,在 26 个无明显肝性脑病患者中,频谱 EEG 与视觉分析 EEG 诊断 MHE 发生率分别为 31% 和 23%。频谱 EEG 并不与年龄、性别、肝病病因、门静脉高压、心理测试结果等相关。许多患者肝移植后平均优势频率指数和 α/θ 对数转换指数改善,等候肝移植者 α/θ 对数转换指数在肝移植前死亡者显著低于肝移植存活者。Senzolo 也检测了 14 例等待肝移植的肝硬化患者的精神状态检查(present state examination,PSE),结果异常(8 例)、频谱 EEG 异常(6 例)、P300 异常(1 例)、氨分压、动静脉血氨浓度等,这些异常参数相互之间并无相关性,但氨分压和动静脉血氨浓度在频谱 EEG 异常亚组显著增高,且与 θ 频带增加相关。Pascoli 等发现 EEG 频域与肝功能和肝性脑病分级相关,与心理学上的差异无关,而时域 EEG 指数计算与心理学测验相关。

BEAM 可减少技术人员阅读 MHE 的 EEG 时产生的主观偏差。Amodio 等分析了 32 例无明显肝性脑病的肝硬化或肝性脑病 1 级患者 EEG 指数,7 例患者随访时又重试 2~5 次,19 例作健康对照,所有 EEG 均由 EEG 专家盲法阅读和按 3 种不同技术作脑电功率频谱分析,结果显示频谱 EEG 分析一致性最高(一致性:不一致性分别为 58/4:46/16),准确性也高于视觉分析 EEG(90%:75%)。由于无明显肝性脑病症状的肝硬化患者仅表现为后枕部的平均优势频率的下降和 θ 或 δ 功率值增加。因此,在分析 MHE 时,BEAM 的定量分析有可能取代靠视觉阅读分析 EEG 的趋势。

第四节　肝性脑病脑诱发电位

脑诱发电位(evoked potentials,EPs)是应用计算机叠加技术检查神经系统功能状态的一种重要手段。能够检测躯体感觉、视觉、听觉及运动传导通路功能,对临床疾病具有重要的辅助诊断价值。近十多年来,又发展了针对大脑高级神经活动的认知、语言及事件相关电位的研究。

临床上通常所讲的 EPs 是指经过特定的神经通路传导的,通过不同的刺激在脑的不同部位检测到的诱发电信号,因其信号弱小,波幅低,常被埋没于波幅高的自发电位当中。当使用固定频率和有固定间隔时间的刺激时,可记录到与刺激同步的和叠加次数成正比例放大的诱发电信号,而自发电活动(噪声)的刺激是随机的,其电信号与叠加次数的平方根成反比而逐渐减弱,再通过计算机的叠加、计算和平均等程序,可清晰地显示出诱发电位的平均曲线及各项指标。EPs 是除 EEG 之外对 HE 的诊断、分级、治疗效果监测及预后估计的又一个电生理学重要指标。

对于外源性诱发电位(VEP、BAEP 和 SEP),因为其不受镇静药物和意识水平的影响,特别适合于 ICU 病房的监护中,即使 EEG 为一直线,外源性诱发电位仍然可以用来检查。

一、视觉诱发电位

视神经是单纯感觉纤维,经视网膜、视神经、视神经乳头、视束、外侧膝状体、视放射终止于枕叶皮质。当光线刺激时,在双侧枕叶皮质可记录到一个 NPN 三相复合波,其各自的平均潜伏期分别为 75ms、100ms、145ms,记录为 N75、P100、N145。以 P100 波的潜伏期、波幅最稳定,成为临床评价的主要指标,一般以 P100>2SD 为异常标准。视觉诱发电位(visual evoked potential,VEP)常用闪光、模式翻转及视域运动刺激诱发,对单纯视神经脱髓鞘、皮质及皮质下神经功能障碍以及药物和代谢障碍性疾病均比较敏感。

1984 年,Zenoroli 首次将 VEP 应用于肝性脑病的研究,观察了 16 例无肝性脑病的肝硬化患者,其中有 10 例 VEP 第 IV 波的潜伏期较正常对照组明显延长,诊断为 MHE。而临床诊断 2 级以上的肝性脑病患者不仅有 VEP 潜伏期延长至 230~400ms,而且还有波型的改变,因此认为 VEP 是一种简便、客观的检查方法,可定量评定肝性脑病。

Zamir 检查了 14 例无神经系统异常的慢性肝病患者,其中 6 例酒精性肝病、6 例乙型肝炎相关性肝病、2 例隐源性肝病患者与 14 例健康对照组的 VEP 比较,同时做精神状态指数测验和静脉血氨测定,其中有 10 例(71%)患者 VEP 异常,P100 潜伏期显著延长,8 例患者波幅降低,3 例患者 N75 显著增加,2 例患者 N145 显著增加,且相互之间并不相关。随访 1 年,10 例 VEP 异常者有 5 例发展为肝性脑病。

Finsterer 报道 1 例慢性肝性脑病并发帕金森综合征的 52 岁男性患者,同时还并发有贫血、高脂血症、明显的肝功能异常、高血氨、高乳酸血症、脂肪肝、肝大等。2001 年病情加重住院,VEP 表明 P100 潜伏期显著延长,经 1 年多的治疗,肝功能正常,帕金森症状明显改善,VEP 恢复正常,停药后帕金森症状未见再发。Arikan 也报道一个 5 岁男孩活体肝移植术后出现双眼视力丧失,VEP 明显异常,头部 MRI 证实双侧顶枕区白质信号异常,随访发现视力与 VEP 及 MRI 同时恢复正常。

国内学者也观察到 VEP 的潜伏期延长与肝硬化的病情严重程度相关,在一组 48 例肝硬化患者中,根据 Child-Pugh 肝功能分级,可见 C_AHE_0 组 N_1 波、P100 波及 C_BHE_0、C_CHE_0、HE_{1-2} 组各波潜伏期延长,与正常对照组比较,差异有显著性意义,其延长程度与病情相关,多数波形清晰,重复性良好。C_CHE_0、及 HE_{1-2} 组部分 P_2 波幅降低,趋于平坦或缺失,推测肝硬化晚期损害了中脑上丘、丘脑枕及纹状区以外的皮质神经通路。另一组 30 例 MHE 患者中,VEP 异常率为 36.7%,主要表现为波峰消失或潜伏期延长。不过有一些学者观察到 VEP 的异常率在 23.8%~25%,有些发现 P_2 波异常率在 6%~8%。因此,有学者提出 VEP 缺乏敏感性和特异性,先前发现 VEP 潜伏期延长可能与肝性脑病无关,而可能与年龄或酒精中毒有关。

许多作者强调图像视觉诱发电位(pattern reversal visual evoked potential,P-VEP)对 HE 有较大的评价作用。事实上,P-VEP 检查需要患者合作,所以仅适用于 0~1 级肝性脑病患者。在 MHE 监测中,其敏感性较低,因为在 TIPS 实验模型中未发现有显著性差异。

闪光 VEP(flash visual evoked potential,F-VEP)不要求患者合作,在肝性脑病昏迷中也能引出。F-VEP 的长潜伏期 N_3 成分延长与肝性脑病病情严重性呈平行关系。在 3~4 级肝性脑病中,紧接于 P_1 缺失之后的 N_1 缺失现象也常见于 EEG 和心理测验结果正常的肝硬化患者中,说明该技术具有高度敏感性。并且在急性肝衰竭导致的肝性脑病中,F-VEP 的近潜伏期(N_2、N_3、P_2)还能够反映颅内压变化,但变化的时程比实验所测颅内压升高要慢些。尽管如此,也只有在 50%~90% 的肝性脑病患者中能够检测到非常清楚的 N_3 延长,说明其有效性还是有限。

二、脑干听觉诱发电位

脑干听觉诱发电位(brainstem auditory evoked potential,BAEP)是指短声刺激 10ms 内在头皮上记录到的由听觉通路所产生的一串特征性的 7 个连续性的正波电位活动,并以罗马数字依次命名,是临床应用较多的感觉诱发电位之一,其各波的起源基本明确。Ⅰ波由耳蜗神经产生;Ⅱ波由耳蜗神经核产生;Ⅲ波由上橄榄核群产生;Ⅳ波由外侧丘系产生;Ⅴ波由下丘产生;Ⅵ波由内侧膝状体产生;Ⅶ波由丘脑皮质投射区产生。

BAEP 的产生不受意识状态和麻醉药物的影响,它反映了听觉神经和脑干听觉通路的完整性,可作为脑干损伤的定位诊断。由于肝性脑病影响皮质及皮质下相关区域,因此,BAEP 也常用于中度以上肝性脑病的诊断、治疗监测和预后估计中。

Mehndratta 等报道 22 例临床无神经系统异常的肝硬化患者,其中 9 例出现 BAEP 异常,占 41%,主要表现为Ⅲ~Ⅴ波峰间潜伏期延长,与对照组差异明显。国内也有类似报道,且与病情严重程度有关,病情越重,Ⅲ、Ⅴ波的潜伏期越长,可伴有波形改变,波幅降低,波峰不明显,部分波的缺失。有报道在 36 例 MHE 的视、听和躯体感觉诱发电位中,以 BAEP 的异常率最高,分别为 8%、33% 和 16%,三者总的异常率达 50%,因此 BAEP 可作为 MHE 的筛选方法。

有实验证明,BAEP 的Ⅰ~Ⅴ波峰间潜伏期延长不一定与 HE 的存在和情感变化有关,只是与脑干脱髓鞘性疾病相关,如糖尿病、维生素 B_1 缺乏、酗酒及 Wilson 病等,而这些疾病又是肝硬化的常见原因,因此,BAEP 对肝性脑病的特异性受到怀疑。

三、躯体感觉诱发电位

1951 年,Dawson 偶然发现对周围神经行单个电刺激时可记录到电位变化。经过数十年的发展和研究,躯体感觉诱发电位(somatosensory evoked potential,SEP)已成为临床最常用的神经系统检查工具。SEP 大致可分为短潜伏期电位(45ms)、中潜伏期电位(45~120ms)和长潜伏期电位(>120ms)。短中潜伏期电位反映感觉冲动传入通路的功能活动,较少受注意力和意识水平的影响。而长潜伏期电位是被试者对于刺激信号所作出的心理和生理性综合反应,是脑干网状结构和非特异性传入系统引起的皮质反应,能反映患者的精神心理状态。分析 SEP 各波群的形态、位相、波幅和潜伏期特征,有助于确定躯体感觉神经通路不同水平的结构完整与功能状态。

有文献报道单用 SEP 诊断 MHE 的敏感性为 63%,特异性达 93%,国内报道 MHE 的 SEP 阳性率为 16%~36.7%。Yang 研究一组无明显肝性脑病的肝硬化患者的 SEP,发现肝硬化组 N_3、P_3 潜伏期为 (76.7 ± 8.2) ms 与 (106.3 ± 11.7) ms,明显高于正常对照组,两组差异有非常显著性意义。即反映肝硬化患者从延髓到皮质的中央传导时间延长,也表明了在 P23 后的中皮质潜伏期成分延长,这些延长与患者神经精神损害的程度相关,也提示即将发生明显肝性脑病的可能性,证实了肝性脑病影响大脑半球的多突触传导比对皮质下脑干神经通路影响更大的假设。

还有学者发现,在急性肝性脑病时,中皮质潜伏期成分(N75)消失要先于早潜伏期成分(N20~N25),而中央传导时间增加。尽管这样,在 TIPS 模型中 SEP 的中潜伏期延长的价值并不比 P300 潜伏期延长大,因为发现 TIPS 术前,P300 和 N70 潜伏期均有损害,而在 TIPS 术 6 个月后,仅发现有 P300 的潜伏期进一步损害。也没有发现比 EEG 更优越的证据。因此,尽管 SEP 可用于肝性脑病的监测,但由于操作技术复杂,使其实用性受到限制。

国内报道同时检测一组 60 例非酒精性肝硬化 MHE 患者的 NCT、DST 与 SEP,发现前两者与后者的 N2、N3、P3 的潜伏期并不相关,由此推测心理智能异常主要与额前区病变有关,而 SEP 异常更反映了脑干功能的变化,两者不能相互替代。由于心理测试与诱发电位结果并不重叠,因此需联合检测,以便早期发现肝性脑病。

四、事件相关电位

事件相关电位(event related potential,ERP)与兴奋的感觉通道及刺激的物理属性无关,而是大脑进一步对所接受的信息进行处理、加工和对刺激的识别、期待和判断等并准备作出运动反应的思维过程中相伴随产生的脑电活动。包括晚期正电位(P300、N400、N200)及伴随负变化等。ERP 也是一种脑诱发电位,或称作内源性电位,其中以 P300 电位最常用,P300 也叫晚期正性成分,即在靶刺激呈现后 250~500ms 内从头皮上记录到的正性电位,对于大概率刺激,只能记录到 N100,而对于小概率刺激则可记录到 N100、P200、N200、P300 及负性慢波。靶刺激概率越小,P300 波幅就越大。

在检测 MHE 中,视觉 P300 优于听觉 P300,典型变化是潜伏期延长,峰值波幅下降。Kugler 等用视觉事件相关电位检测肝硬化患者,发现 78% 的患者有 P300 波的潜伏期延长,而健康对照组 P300 波潜伏期不延长。Hollabach 发现,无肝性脑病且心理智能测试正常的肝硬化患者约 40% 出现听觉事件相关电位异常,认为听觉事件相关电位较心理智能测试更敏感。Saxena 等也检测了 81 例非肝性脑病的肝硬化患者听觉 P300 事件相关电位潜伏期,并定期随访至肝性脑病的产生,结果发现 P300 潜伏期与对照组比较有显著延长,肝硬化患者中有 24.6% 患者 P300 缺失,在平均 5 个月左右有 43% 的 MHE 发展成肝性脑病,仅有 3.9% 非 MHE 发展成肝性脑病,在发展成肝性脑病的患者中有 64.2% 有 P300 潜伏期延长,提示事件相关电位是 MHE 的有效检查工具,并能提示将发生肝性脑病可能性。Jones 等通过放置 4 个中线头皮电极,将 P300 复合波细分为 N200、P300a、P300b 等组分,在 20 例健康人试验得出 P300a、P300b 主要与认知功能有关,在另外 19 个年龄匹配的无肝性脑病的肝硬化患者,其 EEG 和视觉事件相关电位正常,但有 9 个患者的 P300a、P300b 的潜伏期延长,而这种潜伏期延长与数字连结试验无相关性,推测潜伏期延长可能与 MHE 有关。国内报道一组81 例原发性肝癌并发 MHE 患者,其中有 P300 异常者达 21%。通过比较 35 例肝硬化患者与 35 例健康对照组的 P300 电位发现,两组间在 P200、N200、P300、N300 均有显著性差异,而两组在 N100 的差异无显著性意义。

另一个认知诱发电位伴随负变化在检测 MHE 中也可能起一定作用,它产生于警告刺激(S1)与命令刺激(S2)之间 1 000ms 内的缓慢上升的负向波,可能反映脑的觉醒状态。

P300 检查需要患者的合作,因此仅适用于 MHE 和 0~1 级肝性脑病患者。认知诱发电位特别是 P300 潜伏期延长与 MHE 有良好的相关性,主要是:

(1)与肝性脑病本身的严重性相关。

(2)提示将产生明显的肝性脑病。

(3)能够检测 TIPS 模型的脑部变化,但波幅增高的意义尚有待研究。

五、脑诱发电位对肝性脑病诊断价值的比较

3 种脑诱发电位都是基于脑电背景之上的针对脑内特定神经通路在特殊刺激下所产生的电位变化,反映了不同神经组织损伤的部位和程度,对肝性脑病的诊断各有其特异性和敏感性。在 MHE 患者的检查中,多数作者认为 P300 听觉诱发电位及平均优势频率 EEG 检查价值较大。

Kugler 报道 VEP、BAEP、SEP 及视觉相关电位 P300 潜伏期在 MHE 的敏感性分别为60%、40%、50% 及 78%,但 VEP 与 SEP 潜伏期延长与肝硬化严重程度相关。Ryu 等检查了30 例非酒精性肝硬化且无明显肝性脑病临床表现的患者与 30 例健康对照组,发现肝硬化患者 BAEP、VEP、SEP 三者所有峰潜伏期、BAEP 的 I ～ V、III～ V 波峰间潜伏期(interpeak latency,IPL)和 SEP 的 IPLs N13~N20、N13~P25 比对照组显著延长;VEP 的 P100、N125 的波幅明显下降,BAEP、SEP 异常率达 60%;VEP 异常率仅 36.7%;3 种脑诱发电位总的异常率达 90%。

Nora 等将诱发电位应用于 15 例儿科等待肝移植的肝硬化患者,与 16 例同龄健康对照组比较,发现两组间 BAEP 无明显差异,VEP 的 N1(N75)潜伏期延长,而其他波的潜伏期没有延长,肝病儿童升高的 BAEP 峰潜伏期与 EEG 异常成正相关,但与 VEP 无相关性。国内有学者同时检测了 81 例肝硬化患者 VEP、P300、NCT、DSY 及 DSP 等,共检出 SHE 33 例,总的阳性率为 40.7%,各自的阳性率分别为 6.2%、21%、23.5%、14.8% 和 12.3%。

结合几种诱发电位和神经心理测验可以对 MHE 的自然病程追踪和随访。Saxena 连续检测 75 例无明显脑病症状的肝硬化患者的 EEG、听觉 P300 潜伏期、智能和记忆测验、数字连接试验等,并随访 6 个月 ~2 年直至产生明显肝性脑病症状,结果有 47% 的患者诊断为MHE 病中至少有其中一项测验结果异常,P300 潜伏期异常率为 23%,EEG 异常率为 21%,平均随访 4 个月时,有 59% 的 MHE 患者出现肝性脑病的临床症状。但经多因素方差分析发现仅仅只有 EEG 异常与肝性脑病的产生有相关关系。另外一组报道中,同时检测 MHE患者 3 种脑诱发电位且经心理测验发现,脑诱发电位总异常率为 50%,心理学测验异常率为42%,两者均有异常占 31%,追踪 1 年发现有心理异常或脑诱发电位异常者出现临床肝性脑

病者占 73%,无异常而出现肝性脑病者仅占 25%。可见对肝硬化患者联合检测脑诱发电位结合心理测验可提高肝性脑病诊断的阳性率和准确性。

第五节　肝性脑病神经心理测验

神经心理学是研究大脑和行为之间的科学。临床心理学家常用心理测验方法来测定大脑损伤患者的知觉、感觉 - 运动技能、记忆、思维、言语、注意、情绪及个性等方面的心理能力,不断形成一些有效的、专门的神经心理学测验。由于肝性脑病的主要临床表现为神经精神功能改变,对肝病患者行神经心理功能评估是诊断肝性脑病,尤其是 MHE 的重要手段;有选择性地应用一些神经心理测验有助于肝性脑病和 MHE 的诊断和鉴别诊断、严重程度及疗效的评估等。

一、神经心理测验与轻微型肝性脑病的诊治

(一) 研究发展史

早在 1970 年,Zeegen 等人首先将神经心理测验用于肝硬化患者,结果发现 62.5% 的患者连线测验(trail making test, TMT)A、B 的综合花费时间高于对照组,90% 具有肝性脑病临床表现患者的连线测验异常,常规临床检查没有明显神经精神症状的患者也有 40% 连线测验异常。此后许多研究发现在没有肝性脑病临床症状的肝硬化患者中,甚至在肝功能代偿良好、能正常工作、自我感良好的患者中,虽然临床常规的神经精神检查正常,但在定量神经心理检查或诱发电位检查中存在异常,从而提示存在潜在肝性脑病或 MHE。根据选择的测验和测试的人群不同,肝硬化患者的 MHE 发生率为 30%~84%。

1977 年,Rehnstrom 等报道肝硬化患者即使临床表现正常,没有出现脑病症状,但也可能存在智能障碍。

1978 年,Rikkes 等为诊断 MHE 使用了一组神经心理学测验(包括韦氏成人智力测验、连线测验、划消测验及简单反应时等),发现在 30 例门体分流术后的肝硬化患者中,虽然常规检查未见异常,但有 60% 存在神经心理障碍,并认为韦氏成人智力测验操作量表、连线测验、划消测验及对声光刺激的选择反应时测验最有诊断价值;而在韦氏成人智力测验操作分量表中,又以数字符号测验最有价值。

1980 年,Giberstadt 等对 36 名酒精性肝硬化患者和 32 名肝功能正常的嗜酒者进行对照研究,发现肝硬化患者在心理运动速度有关的操作测验中,DST、BDT、简单反应时等测验均比对照组差。

1984 年,Tarter 等对 30 名非酒精性肝硬化患者进行研究后,推荐使用 DST、BDT、连线测验及钉板测验等作为诊断和鉴别 MHE 的工具。

1986 年,Gitlin 等对 37 名肝功能代偿良好、仍在工作的肝硬化患者进行研究,发现 90% 患者有 2 个以上的神经心理测验失败,并认为 DST、TMT、BDT 是诊断 MHE 的最好工具。

1989 年,Sood 等采用韦氏成人智力测验和 TMT 对 20 例非酒精性肝硬化患者进行研究,

发现韦氏成人智力测验操作量表和连线测验的 MHE 诊断率分别为 70% 和 65%,BDT 和 TMT 的联合诊断率为 75%,因此认为可以把 BDT 结合连线测验作为快速筛查、诊断 MHE 的有效方法。

1989 年,Tarter 等通过对 24 名胆汁性肝硬化患者的研究也发现连线测验、数字符号、钉板测验等测验对诊断 MHE 很有价值。1990 年,Tarter 等还对 62 名肝硬化患者肝移植术前后进行了神经心理测验,发现术前这些患者在连线测验、BDT、DST、钉板测验、短时记忆及共济运动检查中存在障碍。术后复查时这些问题大部分得到改善,仅留下数字符号、钉板测验、记忆中的延时回忆及静止性共济失调 4 个检查仍有障碍,认为大部分功能性心理能力障碍在肝移植术后可得到恢复。

除 MHE 的诊断之外,神经心理测验尚有大量应用于 MHE 患者的日常生活和工作能力的评估以及疗效评估。Tarter 等曾用疾病影响量表(sickness impact profile,SIP)对肝硬化患者进行评定,发现患者的日常生活受到明显影响,社会角色受到限制;与对照组相比,肝硬化患者在睡眠、休息、运动、娱乐等多方面受到影响,认为如何对 MHE 患者的生活方式、行为方式进行干预和调整是一个值得注意的问题。

MHE 患者存在知觉运动和视觉空间能力障碍,可能影响患者的日常操作如开车、机械手工活等。Schomerus 等采用常规考核驾驶员的操作心理测验对 40 名肝硬化患者进行测试,发现 60% 的患者不适宜驾车,另外 25% 驾车能力值得怀疑,仅 15% 被认为适宜驾车,认为肝硬化患者不适宜开车或进行危险机械操作,因此,有必要加强监督和给予合理忠告,以免发生不必要的危险。

1996 年,Wetanabc 等利用精神心理测验为指标,对 49 名诊断为 MHE 的肝硬化患者进行乳果糖治疗对照研究,结果发现乳果糖能有效地提高患者的心理测验指标,并能提高其生活质量。

(二) 神经心理学与脑功能检查

至此,有关神经心理学在 MHE 诊断中的地位基本确立,此后的大多数研究均结合 CT、MRI、磁共振分光光谱检查,开展大脑病理形态学、脑内生化代谢物质改变与神经心理学测验的相关研究。1992 年,Kreis 等对肝硬化患者进行磁共振分光光谱检查,发现轻度肝病患者仅表现脑内胆碱的耗竭;而轻、中度 HE 患者则出现胆碱和 M- 肌醇耗竭及谷氨酰胺和谷氨酸的升高。

1994 年,Brian 等人对 20 名肝硬化患者进行了磁共振分光光谱检查和神经心理测验,结果发现无脑病表现的患者仅显示脑内胆碱 / 肌酸比值的下降;而 MHE 患者除有胆碱 / 肌酸比值下降外,还有明显的 M- 肌醇 / 肌酸比值下降及 α,β,γ 谷氨酸的升高;且磁共振分光光谱检查和神经心理测验诊断肝性脑病和 MHE 的一致率为 94%。

(三) MHE 的诊断标准

迄今为止,MHE 尚无统一的诊断标准,也还没有一定的客观生物学指标来界定 MHE。研究证实 MHE 存在心理运动速度、知觉 - 运动协调及视觉空间、抽象功能及心理灵活性等方面的神经心理功能障碍。神经心理测验,尤其是操作性神经心理测验,如韦氏成人智力测验操作量表、连线测验、划消测验、钉板测验、DST 和 BDT 等均为 MHE 的敏感诊断方法,其中连线测验、BDT、DST 因灵敏性高,操作简便和省时,常被推荐作为常规的临床检查手段。

目前认为神经心理测验结合神经生理检查是目前 MHE 的主要诊断方法,其中诱发电位是检测 MHE 客观而敏感的方法。神经电生理检查结合 2 种以上操作性神经心理测验是检测和诊断 MHE 的最好选择。

下面介绍肝性脑病和 MHE 的神经心理评估方法,尤其一些对肝性脑病和 MHE 诊断和研究有帮助的单项神经心理测验和成套神经心理测验。

二、精神状态检查

肝性脑病根据患者意识障碍程度和神经系统表现,可以表现为轻微神经精神功能改变到深度昏迷状态。精神状态检查对肝性脑病的检测和分级都很重要。

1. 意识状态 是精神状态检查的第一步,检查内容包括意识是否清楚,觉醒状态如何,有无昏迷和嗜睡。

2. 定向力 包括时间、地点和人物定向力。观察患者有无时间、地点和人物的概念混乱。

3. 一般表现和行为 观察其行为举止和仪表,患者穿戴是否整洁,有无肮脏。不修边幅,了解平日有无随地大小便的情况。遇事表现是机敏的,还是迟钝和犹豫,有无无目的的活动,如半夜起床到处乱摸、开门关门、搬东西等。

4. 情感和人格 应注意患者的心境和情感如何,有无情绪低落、焦虑、烦躁,或欣快、谵妄、兴奋、躁动等。患者人格有无变化,比如过去很有礼貌,待人热情大方,现在变得无故的粗暴或冷漠;过去讲究整洁,现在衣冠不整等。

5. 语言功能 应注意患者听、说、读、写情况。有无谈话内容空洞、东拉西扯,听不懂别人的话,自己经常说错话;有无看不懂报纸和电视节目的情节,不会写信等情况。

6. 认知功能 认知包括多种心理功能,如记忆力、计算力、视空间功能、分析和运用知识的能力等。应注意患者有无记忆力减退、丢三落四,记不住自家的电话号码或记不住熟人、同事甚至家人的名字。患者计算力如何(如 100 减 7、连续减 7),买东西会不会算账,有无不会记路,甚至在住家附近的环境中迷路的情况。

7. 思维内容 有无病态思维和偏见,有无不正常信念和解释(妄想、幻觉和错觉),有无思维不连贯等。

三、单项神经心理测验

神经心理测验按测验形式大致可分为单项测验和成套测验。单项测验测量某种主要的神经心理功能,重点突出、简捷、省时、容易掌握,可以作为肝性脑病和 MHE 辅助诊断或筛查工具。但单项测验形式单一,功能局限,无法全面反映肝性脑病,尤其是 MHE 的神经心理功能改变。因此最好同时选用几个单项测验或联用成套测验来对患者进行测定。

1. 连线测验 连线测验(trail making test,TMT)也称为 NCT,取自我国修订的 HR 神经心理成套测验。此测验分甲乙两式,甲式要求受试者将一张 16 开大小纸上散在的 25 个阿拉伯数字顺序连接;乙式除数字系列外,还有英文字母系列,要求受试者按顺序交替连接阿拉伯数字和英文字母。测查空间知觉、眼手协调、视觉运动、思维灵活性等能力。测验结果用完成任务时间和连接错误表示。每套测试题目有自己的正常值,一般而言,正常人完成甲式时间约为 1 分钟,错误在 1 个以内;完成乙式时间约为 3 分钟,错误 2 个以内。

2. 数字符号测验 数字符号测验(digit symbol test,DST)取自中国修订的韦氏成人智力量表（Wechsler adult intelligence scale-revised by China, WAIS-RC）。要求被试者根据数字填充相应的符号，观察 90 秒内能填多少个符号。主要测量精细运动速度、视觉 - 运动精细动作的准确性、集中注意、短时记忆等功能。每一个正确的填充符号记 1 分，得出测验的粗分，最高分为 90 分。粗分对照韦氏成人智力量表手册可转换等值量表分。

3. 符号 - 数字模式测验　符号 - 数字模式测验（symbol digit modalities test, SDMT）与韦氏量表中的数字符号测验相似，但呈现的材料相反。测验呈现的是印刷好的符号，要求被试者将数字填充在相应的符号下面。共有 110 个符号，观察 90 秒内能填多少个数字。也可以口头形式作出应答，观察 90 秒内能说出多少个数字。测验的功能与数字符号测验相似。

4. 木块图测验　木块图测验（block design test, BDT）为 WAIS-RC 的分测验。测验由难度渐增的 10 张红白两色积木设计图案卡片组成。按顺序呈现卡片，要求被试者按此样本图案用 4 块或 9 块两色立方体积木块摆出样本上的图案。测量视觉空间、视觉分析综合、运动速度、运动协调、非言语概念形成等能力。图案 1~6 要求 60 秒内完成，图案 7~10 要求在 120 秒内完成，图案 7~10 提前完成可加分。每一个正确解答记 4 分，得出测验的粗分，最高分为 48 分。粗分对照韦氏成人智力量表手册转换等值量表分。

5. 钉板测验　钉板测验（purdue pegboard test, PPT）要求被试者分别用左手、右手和双手将木钉插入木板的孔内，每种情况 30 秒，共 90 秒，用于测查精细运动的灵巧性。评分方法，清点插入钉板内的木钉数。根据文献报道，正常被试左手、右手和双手分别可插入 14.5~18 根、15~19 根和 12~15.5 根，脑损害患者测试的划界分为左手 11 根、右手 13 根、双手 10 根。

四、成套神经心理测验

成套测验由多个分测验组成，形式多样化，测查范围广泛，可全面反映脑功能状况。如 HR 神经心理成套测验由 10 个分测验组成，测查从感知觉和运动到记忆与思维等多方面的功能。但成套测验有费时、重点不突出等缺点，而且需要经过系统培训和临床实践才能掌握。现已证实，神经心理成套测验对大脑疾病患者的诊治有很大价值，已成为临床神经病学的重要措施之一。在理论上它能从病理解剖角度提供扎实的基本资料，以说明心理行为与大脑的关系；在实践上对临床神经病学提供更精确的疾病定位、定性诊断依据。下面介绍一些常用的成套神经心理测验。

（一）HR 成套神经心理测验

霍尔斯特德 - 瑞坦成套神经心理测验（Halstead Reitan neuropsychological battery, HRB）由 Halstead 于 1947 年制订，Reitan 于 1995 年修订的一套综合神经心理功能测验，使用较为广泛。龚耀先等对 HRB 进行了修订，并建立了常模。成人 HRB 神经心理测验包括以下 10 项分测验。

1. 范畴测验（the category test）　要求受试者通过尝试错误发现一系列图片（156 张）中隐含的数字规律，并在反应仪上做出应答，测查受试者分析、概括和推理等能力。测验成绩用错误数多少表示，一般正常人错误数不超过 70 个。此测验有助于反映额叶功能。

2. 触摸操作测验（the tactual performance test）　要求受试者在蒙着双眼的情况下，凭感知觉将不同形状的形块放入相应的木槽中。分利手、非利手和双手 3 次操作，最后要他回忆这些形块的形状和位置。测查受试者触知觉、运动觉、记忆和手的协调与灵活性能力。测验结果用完成任务的时间和回忆形块数多少表示。一般情况下，正常人完成任务总时间约

20 分钟,第一次(利手)与第二次(非利手)时间之比约为 1∶1.4,记忆块数在 3~4 个以上。左右侧操作成绩比较有助于反映左右半球功能差异。

3. 节律测验(the rhythm test)　要求受试者听 30 对音乐节律录音,辨别每对节律是否相同,测查注意力、瞬间记忆力和节律辨别能力。测验结果用正确辨别数表示。一般人群正确数在 15 个以上。此测验有助于了解右半球功能。

4. 手指敲击测验(the finger tapping test)　要求受试者分别用左右手食指快速敲击计算器的按键,测查精细运动能力。结果用每 10 秒的平均敲击次数表示。正常人 10 秒平均敲击 40 次左右,右手比左手快 1.1 倍左右。比较左右手敲击快慢的差异有助于反映左右半球精细运动控制功能状况。

5. Halstead-Wepman 失语甄别测验　要求受试者回答问题,复述问题、临摹图形和执行简单命令,测查言语接受和表达功能以及有无失语。结果根据有无错误、错误多少和类型判断。正常人错误通常在 5% 以下。

6. 语声知觉测验(the speech sounds perception test)　要求受试者在听到一个单词或一对单词的发音(录音)后,从 4 个备选词中找出相应的词,共有 30 个(对)词,测查受试者注意力和语音知觉能力。结果用正确选择数表示,一般人正确数在 20 个以上。

7. 侧性优势检查(the test of lateral dominance)　通过对受试者写字、投球、拿东西等动作的询问和观察,判断其利手或利侧,进一步判断言语优势半球。

8. 握力测验　要求受试者分别用左右手紧握握力计,尽其最大力量,测查运动功能。结果用握力公斤数表示。此测验因个体差异较大,临床应用不只看绝对握力大小,还比较利手和非利手的差异,一般人群利手比非利手握力大 1.1 倍左右。左右握力比较有利于反映左右半球功能和运动功能差异。

9. 连线测验(trail making test)　此测验分甲乙两式,方法同前。

10. 感知觉障碍检查(test of sensory perceptual disturbances)　此测验包括听觉检查、视野检查、脸手触觉辨认、手指符号辨认和形块辨认等 6 个方面,测查有无周边视野缺损、听觉障碍、触觉和知觉障碍。此测验的特点在于检查受试者的感觉时双侧同时给予刺激,刺激部位和次数相对固定。测验结果用错误数多少表示,大部分正常人在各部位感知错误少于 2 次。比较左右两侧错误数的差异有助于了解大脑两半球功能的差别。

成人 HR 神经心理测验采用了划界分(即区分正常与异常的分数线)来判断各单项测验结果正常与否,并根据划入异常的测验数计算出损伤指数,再根据损伤指数判断有无脑损伤。损伤指数为划入异常的测验数与测验总数之比。例如某人做了 7 项分测验,其中 3 项划为异常,则其损伤指数为 3/7,得 0.43。对损伤指数的解释为 0~0.14 提示正常,0.15~0.29 为边缘状态,0.30~0.43 提示轻度脑损伤,0.44~0.57 提示中度脑损伤,0.58 以上提示重度脑损伤。

(二) Luria-Nebraska 神经心理成套测验

Luria-Nebraska 神经心理成套测验(Luria-Nebraska neuropsychological battery,LNNB)是由 Golden 及其同事根据神经心理学家 Luria 的神经心理测查方法编制而成,通过测查感知、运动技能、言语能力和认知等能力综合反映大脑功能状况,为临床有无脑损伤和损伤的定位提供帮助。此测验有成人版和儿童版,并在中国修订(龚耀先、徐云,1987)。成人版测验有下列 11 个分测验。

1. 运动测验共 51 个项目 包括左右手运动速度、双手运动速度及协调能力、动作的模仿、言语指导下的动作完成、口、舌的简单和复杂动作及临摹画图等功能。测查运动速度、运动控制和运动协调等能力。

2. 节律测验共 11 个项目 包括感知和表达两部分。感知部分要求对难度递增的音调和节律进行辨别判断；表达部分要求模仿音调不同的节律组合和唱歌。测查近似声音、节律和音调的听辨能力。

3. 触觉测验共 11 个项目 要求确定被触点位置、数量、性质(轻、重、尖、钝)和运动方向，对数字、文字及物体的触觉辨认等。测查触觉、肌肉和关节感觉及实体觉。

4. 视觉测验共 14 个项目 要求对实物和图片中清楚、模糊、重叠的物品辨认和命名，判断无数字钟面上的时间，在无数字钟面上标明时间，并在三维空间的木块图案上进行智力性运算及二维空间内图形的旋转配对等，测查视觉辨认、空间定向和空间关系等能力。

5. 感知言语测验 包括对基本音素的辨别，字、词、口语指令的理解，各种语法结构的理解，测查音素辨别和言语理解等能力。

6. 表达性言语测验共 41 个项目 包括读字、词组和句子，物体名称的表达，回答常识性提问，根据图片、故事和话题作自由表达，句子的填充，造句，词序混乱句子的重新排列等。测查发音、语句表述和命名等能力。

7. 书写测验共 12 个项目 要求被试者在口授下写下复杂程度不同的字、词组、短语和句子。测查临摹和口授下写词及短句的能力。

8. 阅读测验有 12 个项目 要求被试者将字分解成笔画或偏旁，并将笔画或偏旁组合成字，朗读笔画、偏旁、字、短语、句子和短文。测查词的分解与组合，诵读字母、词、短句和短文等能力。

9. 算术测验有 22 个项目 要求朗读和书写个位数和多位数，进行简单运算，填充简单代数等式中遗漏的数字和数字符号，完成连续递减运算。测查数字辨认、数字大小比较、计数和计算等能力。

10. 记忆测验共有 13 个项目，要求在有或无干扰情况下的图片记忆、节律记忆、手势记忆和词，图片联想记忆及在同源干扰的无关词、句子记忆。测查短时的言语和非言语记忆，有或无干扰时的记忆能力。

11. 智力测验共 33 个项目 许多项目类似于韦氏成人智力量表的领略力、相似性、算术、词汇、图片排列等分测验中的内容。此外，增加了一些新的项目，如区别物质的不同性质、物体分类、类比和反义词等。测查词汇、理解、概念形成、物体分类和推理等能力。

在上述 11 个分测验基础上，挑选出某些项目组成附加量表，包括：

(1)定性量表，从 11 个分测验中选出鉴别脑损伤与情绪障碍的 34 个项目组合而成，是用以判别有无器质性病变的量表。

(2)定侧量表，包括左半球量表和右半球量表，用以鉴别脑损伤的定侧，由测定左手或右手运动和感觉的 21 个项目组成，它们大都取自运动和触觉量表。

(3)LNNB 的记分方法，各分测验项目记分是根据各项测验操作的正确性、流畅性、时间、速度和质量而定。

各项目用 0、1、2 三级评分，0 分表示正常，1 分表示边缘状态，2 分表示异常。将各量表项目得分累加组成各分测验量表分，得分越高，表明损伤可能越严重。

为了进行各量表间比较,可将量表分进一步转换为 T 分,有利于分测验成绩高低和分测验之间差异的定量比较。还有人对此量表进行了因素分析得到进一步的因子分,利用因子分进行深入分析。除利用 T 分和因子分进行定量比较之外,还可以对受试者在各项目的反应特征、错误特点等进行定性分析。

(三)韦氏成人智力量表

韦氏成人智力量表(Wechsler adult intelligence scale,WAIS)是目前临床上使用最为广泛的量表。龚耀先等对其进行了修订,并建立了城市和农村两种常模。WAIS 由语言量表和操作量表两部分组成,语言量表有 6 个分测验(常识、领悟、相似性、词汇、算术、数字广度),操作量表有 5 个分测验(数字符号、填图、积木图、图片排列和物体拼凑)。

1. 言语量表

(1)知识:要求被试者回答一些知识性问题(包括历史、天文、地理、文学、自然等),如"端午节是哪一天",共 29 道题,每一正确回答记 1 分,最高分为 29 分。主要测验知识的保持和广度。

(2)领悟:要求被试者回答一些有关社会价值观念、社会习俗方面的问题,如"为什么要交税",共有 14 道题,根据回答的概括水平和质量记分,各题记分有 2、1 和 0 分 3 种。最高分为 28 分。测验对社会的适应程度,尤其对伦理道德的判断能力。

(3)算术:使用一些心算题,主要测验心算推理能力和主动注意能力。共有 14 道题,每一正确回答记 1 分。第 11~14 题如在 1~10 秒内算出,且答案正确,可各加 1 分。最高分为 18 分。

(4)相似性:要求被试者说出两样东西间的相似性,如"桌子和椅子"。共有 13 个项目,根据回答的概括水平记分,有 2、1 和 0 分三种,最高分为 26 分。测验抽象和概括能力。

(5)数字广度:要求被试者顺背和倒背数字,均以成功背出的最高位数为记分数,如成功背出 7 位数,记 7 分。顺背最高分为 12 分,倒背最高分为 10 分。主要测验注意力和短时记忆能力。

(6)词汇:要求被试者按主试者所读词在词表上指出相应的词,并解释该词的意义,如"美丽""产品"等,共有 40 个词,按回答质量记 2、1 或 0 分,最高分为 80 分,主要测验语词理解和表达能力。

2. 操作量表

(1)数字符号:要求被试者根据数字填充相应的符号,观察 90 秒内能填多少个符号,每一个正确的填充符号记 1 分,得出测验的粗分,最高分为 90 分。主要测量精细运动速度、视觉 - 运动精细动作的准确性、集中注意、短时记忆等功能。

(2)图画填充:共有 21 张图片,每张图片上所画东西均缺一重要部位,要求被试者找出缺失的是什么。每一正确回答记 1 分。最高分为 21 分。测验视觉辨认、视觉空间理解和视觉记忆能力。

(3)木块图:主要测量视觉空间、视觉分析综合、运动速度、运动协调、非言语概念形成等能力,方法同前。

(4)图片排列:共有 8 套图片,每套由 3~6 张图片组成。以打乱顺序的一套图片呈现给被试者,要求他排列出该套图片的正确顺序,使之能说明一个故事。每套图片在规定的时间内正确完成各记 4 分。从第 6 项起提前完成有奖励分。最高分为 38 分。测量逻辑联想、观察因果关系、社会计划性、思维的灵活性等能力。

(5)图形拼凑:它是由不同复杂程度和难度的4个实物图片的碎块组成。顺序将4个物件图片碎块呈现给被试者,要求组装成完整的实物图片。人形和侧面像要求在120秒内完成,分别得5分和9分。要求在180秒内完成,分别得7分和8分。如提前正确完成可按规定加分。最高分为44分。测验处理局部和整体关系的能力、视觉动作协调能力、知觉组织及辨别能力。

WAIS的记分方法,上述各分测验的分数为粗分,因各个分测验的粗分是不一致的,为了平衡各分测验的结果,应将总粗分通过查表换算成统一的量表分。6个言语量表分之和是言语量表分;5个操作量表分之和是操作量表分,两者加在一起便是全量表分,即总分。根据言语量表分、操作量表分和全量表总分可在等值智商表上查出等值的智商,即言语量智商、操作量智商和总智商。

(四) 韦氏记忆量表

韦氏记忆量表(Wechsler memory scale,WMS)是使用广泛的神经心理测验之一,我国由龚耀先等对WMS进行了修订。量表内容包括:经历、定向、数字顺序关系、视觉再认、图片回忆、视觉再生、联想学习、触觉记忆、理解记忆和背诵数目(顺背、倒背)。

1. 个人的经历和日常的知识　如"你是哪年生的""现在国家的总理是谁"。

2. 定向力　时间和地点的定向能力。如"现在是几月份""这是什么地方"。

3. 数字顺序关系　主要检查注意力,如从1顺数到100,从100倒数到1。

4. 视觉再认　要求从再认图卡中指出已经看过的图形或字。

5. 图片回忆　观看图片90秒,然后看被试者能回忆出多少出来。

6. 视觉再生　看图案后凭记忆默画出来。

7. 联想学习　配对词的学习和记忆。其中包括意义关联强的词对,如婴儿-啼哭,以及无意义关联的词对,如服从-英寸。

8. 触觉记忆　蒙眼触摸木块并把它们放进相应的木槽里,然后再把木块图形和木块的位置画出来。

9. 理解记忆　朗读两段简短故事,要求被试者讲出主要情节。

10. 数字广度顺背和倒背数字　WMS的记分方法,计算各分测验粗分,再转换出量表分,综合上述各个项目的量表分,得出记忆商,它的解释类同WAIS的IQ。

第六节　肝性脑病影像学

磁共振成像(magnetic resonance imaging,MRI)是利用人体内丰富的氢核在强磁场内发生共振所产生的信号经图像重建成像。目前,磁共振成像最常用的原子核是氢原子核,3个主要成像参数是氢质子密度、T_1弛豫时间和T_2弛豫时间。MRI成像技术很多,一般分为常规成像序列的MRI及MR特殊成像技术,主要包括磁共振血管成像(magnetic resonance angiography,MRA)、磁共振波谱成像(magnetic resonance spectroscopy,MRS)、脑功能成像

（functional magnetic resonance imaging，fMRI）、磁化传递成像（magnetization transfer imaging，MTI）、MR 弥散成像及灌注成像（DWI 及 PWI）等。MRS 应用较多的元素为 ^1H 和 ^{31}P，分别称 ^1H-MRS 和 ^{31}P-MRS，其中最常用的是 ^1H-MRS，常简称 MRS。

肝性脑病是以大脑功能紊乱或失调为特征的临床综合征，肉眼解剖水平并未显示大脑结构异常，而功能性 MRI、CT 和正电子发射体层成像等影像技术对大脑组织结构、生理和生化特征能进行快速、非侵入性评估，在肝性脑病诊断和排除脑部疾患方面发挥着重要作用。

一、肝性脑病的 MR 常规成像

急性肝性脑病患者进行 MRI 检查时可以发现脑水肿，这是由于急性高氨血症所致脑缺血缺氧，并伴有轴索的损伤，这与脑炎时炎症浸润或脱髓鞘疾病不同，T_1WI 表现为低信号，T_2WI 表现为高信号。急性肝性脑病还可以观察到弥散性的皮质异常信号，在弥散加权成像（diffusion weighted imaging，DWI）显示为高信号，表明弥散性的神经元损害，皮层层状坏死。这是脑缺血缺氧的结果及氨中毒的效应。关于缺血缺氧的机制，Strause 等认为是暴发性肝衰竭时脑自体调节的紊乱和额叶灌注缺陷是相一致的。急性氨中毒导致严重的氨基酸代谢紊乱及神经递质的增效剂及拮抗剂紊乱。

慢性肝性脑病患者有不同程度的脑萎缩，尤其是在额叶。慢性肝性脑病 T_1WI 像上可以观察到苍白球及黑质的致密带对称性的高信号，T_2WI 像信号正常。尤其见于有帕金森样表现的患者。这种信号改变可以延伸到基底核的其他结构和其他脑区如边缘系统和枕叶白质、中脑红核、腺垂体。相关研究显示这些高信号和肝衰竭的程度有关，和门腔分流侧支的大小有关，和肝性脑病的严重程度没有确切的关系，肝移植后上述改变是可逆的。MRI 的异常信号主要是由于顺磁性物质锰的沉积造成的，这是因为在顺磁性物质（如 Gd-DTPA、锰等）的影响下，T_1 弛豫时间可明显缩短，在 T_1WI 上显示高信号，由于整个大脑 T_2 弛豫时间均较短，因而 T_2 弛豫时间缩短效应并不明显，在 T_2WI 上则显示正常低信号。锰作为神经毒性物质在获得性肝脑变性患者中起重要作用，它与临床上大多数患者表现出的帕金森样症状（锥体外系功能障碍）密切相关，可能与多巴胺源性的神经递质功能障碍有关。肝硬化门腔分流侧支循环的形成及胆汁排泄的障碍都会引起锰在脑内的异常沉积，但锰为何好沉积于基底核尚没有合理的解释。锰的神经毒性机制包括对神经递质摄取的干扰，细胞膜受体表达的改变及多巴胺受体功能的改变。基底核区 T_1 信号强度并不能反映锰的数量，它只是半定量测量锰的异常沉积。因此，锰沉积只有达到一定程度才可能参与 HE 病理起因，而这种程度用 MRI 很难探测。基底核区主要与复杂的运动功能及运动速度的执行有关。黑质致密部主要含多巴胺能神经元，其传出纤维主要投射至新纹状体，影响新纹状体的直接通路和间接通路。由于黑质的损害，多巴胺能效果降低，因此降低了激活直接通路的效果，增加了抑制间接通路的效果，使锥体外系的输出增加，导致对运动丘脑和运动皮质区强烈的抑制，从而出现了运动降低和无运动的强直。因此锰异常沉积主要与帕金森神经功能障碍有关，而与神经精神障碍无直接关系。

肝性脑病在 T_1WI 有相对特异的改变，可见苍白球与部分内囊结构的双侧对称性高信号，高信号的部位包含尾状核、黑质、中脑被盖以及垂体。据报道可以见于 80%~90% 的慢性肝功能不全，脑萎缩，尤其是小脑受累。

　　病例1,男性,52岁,肝硬化失代偿期,慢性加急性肝功能衰竭;图5-1及图5-2分别是轴位、矢状位 T_1WI,显示基底节区高信号,尤其是苍白球,皮层灰白质交界模糊,脑沟、脑池增宽,脑室扩大,呈现脑萎缩表现;图5-3轴位 T_2WI 及图5-4 FLAIR显示弥漫性皮质高信号,枕叶区域相对保留;图5-5多体素MRS显示右侧豆状核区肌醇峰降低,谷氨酰胺/谷氨酸盐峰升高、胆碱峰(choline,Cho)降低(图5-1~图5-5,图5-5见文末彩插)。

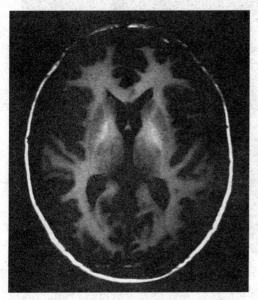

图5-1　轴位 T_1WI,显示双侧基底节区高信号

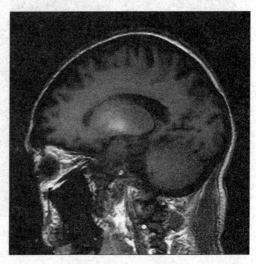

图5-2　矢状位 T_1WI,显示基底节区高信号

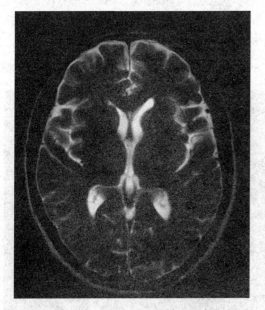

图5-3　轴位 T_2WI,示弥漫性皮质高信号

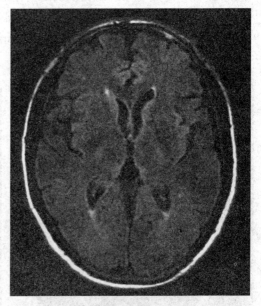

图5-4　FLAIR显示弥漫性皮质高信号,枕叶区域相对保留

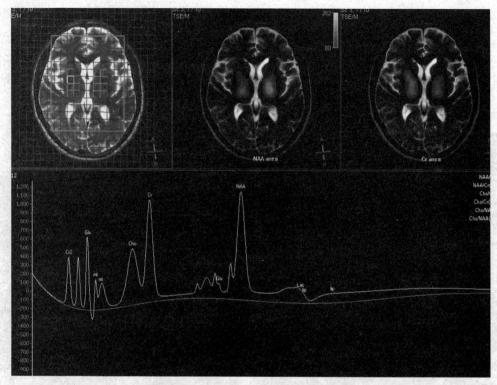

图 5-5 多体素 MRS 显示右侧豆状核区肌醇峰降低,谷氨酰胺 / 谷氨酸盐峰
升高、胆碱峰降低

病例 2,男性,67 岁,肝硬化失代偿期;图 5-6 及图 5-7 分别是轴位、矢状位 T_1WI,显示豆状核区高信号,皮层灰白质交界模糊,脑沟、脑池增宽,脑室扩大,呈现脑萎缩表现;图 5-8 轴位 T_2WI 及图 5-9 FLAIR 显示弥漫性皮质高信号,枕叶区域相对保留(图 5-6~ 图 5-9)。

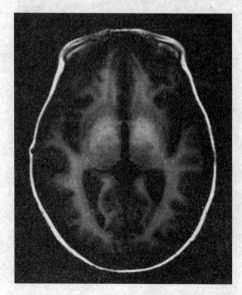

图 5-6 轴位 T_1WI,显示双侧豆状核区高信号

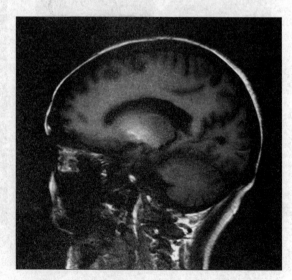

图 5-7 矢状位 T_1WI,显示豆状核区高信号

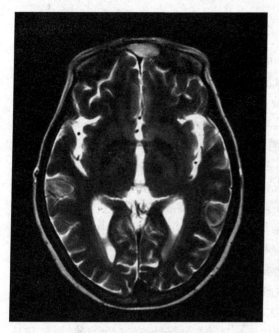
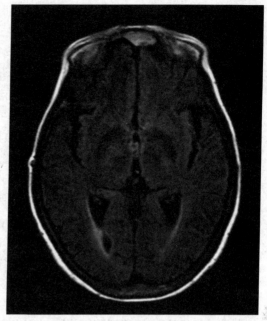

图 5-8　轴位 T_2WI 显示弥漫性皮质高信号,枕叶区域相对保留

图 5-9　轴位 FLAIR,显示弥漫性皮质高信号,枕叶区域相对保留

急性肝性脑病,灰白质分界不清,弥漫性脑水肿,T_2WI 大脑皮层广泛高信号,中央沟周围及枕叶区保留,齿状核及脑室周围白质高信号,FLAIR 沿大脑半球白质(皮质脊髓束内及其周围)高信号,DWI 显示大脑半球白质平均扩散系数增高、各向异性正常。暴发性肝衰竭患者平均扩散系数降低,表现为皮质对称性、弥漫性高信号,表明弥漫性神经元损伤、皮质坏死,这可能是由于脑缺血缺氧及氨中毒所致细胞毒性水肿,T_1WI 增强扫描未见异常强化。

慢性肝性脑病 T_1WI 像上可以观察到苍白球及黑质的致密带对称性的高信号,T_2WI 像信号正常。这种信号改变可以延伸到基底核的其他结构和其他脑区如边缘系统和枕叶白质、中脑红核、腺垂体。相关研究显示这些高信号和肝衰竭的程度有关,和门腔分流侧支的大小有关,和肝性脑病的严重程度没有确切的关系,肝移植后上述改变是可逆的。MRI 的异常信号主要是由于顺磁性物质锰的沉积造成的,T_1 弛豫时间明显缩短,T_1WI 显示高信号;T_2 弛豫时间缩短效应并不明显,T_2WI 显示正常低信号。基底核区 T_1 信号强度并不能反映锰的数量,它只是半定量测量锰的异常沉积。基底核区主要与复杂的运动功能及运动速度的执行有关。黑质致密部主要含多巴胺能神经元,其传出纤维主要投射至新纹状体,影响新纹状体的直接通路和间接通路。由于黑质的损伤,多巴胺能效果降低,进而降低直接通路的激活效果,增加间接通路的抑制效果,使锥体外系的输出增加,导致对运动丘脑和运动皮质区强烈的抑制,从而出现了运动降低和无运动的强直。

二、肝性脑病的磁共振波谱研究

磁共振波谱成像(magnetic resonate spectroscopy,MRS)利用核磁共振现象和化学位移作用对一系列特定原子核及其化合物进行分析。由于化学位移不同,不同化合物可以根据其在 MR 波谱上共振峰的位置不同加以区别。共振峰的面积与共振核的数目成正比,反映化合物的浓度,因此可用来进行定量分析。

^{1}H-MRS 可用来检测脑内许多微量代谢物的变化,测量细胞内糖复合物、氨基酸、胆碱、磷脂、肌酸等的浓度。根据这些代谢物的含量的多少,分析组织代谢的改变。N- 乙酰天门冬氨酸复合物(N-acetylaspartate,NAA)位于波谱 2.0ppm 处,主要位于成熟神经元内,是神经元的内标记物,其含量多少反应神经元的功能状态,NAA 的降低提示神经元功能不良或神经元数量的丢失。胆碱复合物(Cho)波谱位于 3.2ppm 处,包括磷酰胆碱、磷脂酰胆碱和磷酸甘油胆碱,是细胞膜磷脂代谢的成分之一,参与胶质细胞内磷脂的代谢及渗透性的调节,在肝性脑病时胆碱复合物峰可降低,这与脑或肝脏疾病的渗透调节有关,反映脑磷脂代谢出现异常;胆碱复合物的增加反映了细胞膜合成的增加和髓磷脂的破坏。肌酸位于波谱 3.0ppm 和 3.9ppm 处,包括肌酸和磷酸肌酸,参与体内能量代谢,在能量代谢中起作用,肌酸波峰比较稳定,常作为一个比率提供定量信息(内标准)。肌醇位于波谱 3.6ppm 处,与磷酸肌醇的合成有关,主要位于胶质细胞中,因此被认为是胶质细胞的标志,主要为调节渗透压、营养细胞,慢性肝硬化和肝性脑病患者脑组织肌醇降低,反映高血氨引起的星形胶质细胞水肿。谷氨酰胺及谷氨酸复合物位于波谱(2.1~2.4)2ppm 和 3.7ppm 处,参与脑内氨的解毒,是抑制性神经递质 γ- 氨基丁酸的前体,在脑组织缺血缺氧状态和肝性脑病时增高,谷氨酰胺及谷氨酸复合物与神经元 - 星形胶质细胞的循环密切相关。星形胶质细胞从细胞外间隙摄取谷氨酸和氨,通过谷氨酰胺合成酶合成谷氨酰胺。谷氨酰胺从胶质细胞中释放出来,然后被神经末梢摄取,在神经末梢通过谷氨酰胺酶转换成谷氨酸。这种循环可以解除氨的毒性,从细胞外间隙去除谷氨酸,并提供神经递质的前体。谷氨酸是主要的神经递质,谷氨酰胺是谷氨酸的前体,没有激活神经元的作用,在氨代谢中起重要作用。

总之,肝性脑病患者肌醇峰降低,谷氨酰胺 / 谷氨酸盐峰升高,胆碱峰降低。脑组织内谷氨酰胺浓度升高与慢性肝衰竭肝性脑病患者的病情严重程度直接相关。肌醇 / 肌酐和胆碱 / 肌酐比值降低,谷氨酰胺 / 肌酐比值升高,纠正肝功能后,比值恢复正常或者逆转;肌醇 / 肌酐是肝性脑病最敏感标志(80%~85%);可用于乳果糖治疗疗效的评估与检测。

基于体素形态学分析可以定量检测脑组织各组分的密度和体积,从而能够检测出局部脑区的特征和脑组织成分的差异,能早期发现脑萎缩及确定萎缩的部位。肝性脑病脑结构存在广泛对称性的异常。

磁共振灌注成像(PWI)包括动态磁敏感对比增强和动脉自旋标记两种方法。HE 部分研究提示基底核区包括尾状核头、苍白球、壳核、丘脑的脑血流量(cerebral blood flow,CBF)明显增加,平均通过时间(mean transit time,MTT)明显缩短,而脑血容量(cerebral blood volume,CBV)则变化不明显。

静息态功能磁共振成像多简单易行,可重复性高,适合进行肝性脑病研究,目前应用最广泛。Zhang 等、Hsu 等研究发现肝性脑病患者的静息态默认脑网络的损伤,且脑网络异常的程度与肝性脑病严重程度相关;皮质 - 基底节 - 丘脑环路功能连接的损害,且与患者神经认知功能改变有关,提示这一环路的损伤在肝性脑病发生中可能起主要作用。

多模态磁共振成像:不同的功能磁共振方法各有优缺点,结合多种功能磁共振方法,能同时从细微结构、功能及代谢层面对疾病进行研究,为肝性脑病的发病机制提供新的见解,为早期诊断治疗提供新的思路。

三、CT 检查技术

CT 检查对于肝性脑病诊断价值不高。CT 平扫肝性脑病急性期可见严重弥漫性大脑水肿,慢性期显示大脑萎缩,轻度脑水肿。CT 增强受累区域未见明显强化。

四、核医学技术

正电子发射体层成像(positron emission tomography,PET)是经外周静脉注射不同示踪剂后探测体内放射性核素分布,并定量分析人体内生物化学物质代谢情况的成像技术,能从分子水平诊断人体器质性病变及功能性病变。

慢性肝衰竭伴轻度肝性脑病的 $^{13}N-NH_3$PET 显示大脑对氨的代谢率升高,表面通透性产物升高(测量血脑屏障对氨的通透性);从皮层到皮层下区域(包含基底节)脑血流的再分布。

五、鉴别诊断

肝性脑病还需要和脑内累及双侧基底节其他病变进行鉴别:

1. 肝豆状核变性　T_2WI 显示对称性壳核、苍白球、尾状核、丘脑高信号,齿状核、脑桥小脑、皮质脊髓束高信号;T_1WI 呈现低信号,增强扫描无强化。与胆汁淤积相关病变。

2. 高营养支持　双侧苍白球、丘脑下核 T_1WI 呈现高信号,T_2WI、CT 无相应异常。

3. AIDS 患者的微血管病变和脑梗死　结合临床病史。

4. 高血糖所致舞蹈 - 偏侧投掷症　壳核、尾状核或者两者均呈现 T_1WI 高信号,T_2WI 无信号变化,无占位效应。

5. 缺血缺氧性脑病　基底节、旁矢状区皮质最易受累,T_1WI/T_2WI 高信号;亚急性期皮层呈现弥漫性层状高信号,皮质及基底节强化。

6. CO 中毒　苍白球 T_2WI 呈现高信号,CT 呈低密度是较为特异性表现。

六、其他 MR 成像方法

(一) 磁化传递率

磁化传递成像(magnetization transfer imaging,MTI)基本原理是利用物理方法而不是化学方法来增加组织间对比度,使用磁化转移对比(magnetization transfer contrast,MTC)技术通过抑制自由水与结合水的磁化转移信号,抑制正常组织信号,增加正常与病变的对比,敏感检测组织水分含量变化并可通过磁化传递率(magnetization transfer rate,MTR)进行定量分析。肝性脑病时高血氨状态可导致脑内出现轻度水肿,在常规 T_1WI 和 T_2WI 图像上较难发现,而 MTI 能敏感监测组织含水量变化。研究表明 MHE 及临床型肝性脑病患者可观察到枕叶、额叶及放射冠脑白质内 MT 有明显的高信号,其 MTR 值较正常降低 10%,实验研究则证实脑白质髓鞘与轴索的脱失、水肿是 MTR 降低的主要原因。Iwasa 等分别对 37 例肝硬化患者和 37 例健康志愿者做了 MTR 检查,结果显示肝硬化患者的苍白球、丘脑等部位的 MTR 都明显低于正常人。Rovira 等对 24 名肝硬化患者做 ^{1}H-MRS 和 MTR 研究表明患者脑白质 MTR 值降低并与谷氨酸谷氨酰胺复合物升高有相关关系。

(二) MR 脑血流灌注成像

磁共振灌注成像(perfusion weighted magnetic resonance imaging,PWI),可反映组织的微

血管分布及血流灌注情况,现通常使用的是造影剂首过灌注成像,即利用快速磁共振成像技术(EPI序列),当团注造影剂首次通过毛细血管时,大量的顺磁性造影剂Gd-DTPA分子可改变毛细血管内的磁场强度,使毛细血管内外磁敏感性不同,体素内信号的丢失,引起T_2WI信号强度降低。灌注指血流通过毛细血管网将携带的氧及其他营养物质输送给组织实质的一种稳定状态,它代表水和细胞物质的微观的相关运动。灌注影像与微循环有关,即与毛细血管水平的血流有关,因此能够探测到疾病早期潜在的变化。灌注参数包括脑血容量(cerebral blood volume,CBV)、脑血流量(cerebral blood flow,CBF)、平均通过时间(mean transit time,MTT)等。CBV指在一定的时间内通过一定组织的血液的容量。CBF指在单位时间内通过一定组织的血液的数量。MTT等于CBV/CBF(在血-脑脊液屏障完整时)。Jalan等认为肝性脑病是多灶性的皮质功能不良,尤其是扣带回与前额叶一起,灌注明显降低。对MHE部分研究提示基底核区包括尾状核头、苍白球、壳核、丘脑的CBF明显增加,MTT明显缩短,而CBV则变化不明显。

七、小结

常规成像序列MRI检查可发现急性肝性脑病时的脑水肿,表现为无特异性的异常信号。对慢性肝性脑病患者,可发现以额叶为主的脑萎缩(无特异性),于T_1WI上可显示较特异的双侧基底核(主要为苍白球)及黑质的致密带等部位对称性高信号灶,这是肝性脑病时顺磁性金属锰的局部蓄积引起的。此异常高信号与肝性脑病有明确的相关性,并且是可逆的,随着肝功能好转可降低。故MRI可用于检测体内锰水平,并可作为评估肝衰竭的参考指标之一。另外,MTI可发现常规MRI序列难以发现的脑内轻度水肿,有利MHE的诊断。PWI与SPECT或PET相比,具有微创、信噪比高和更高的空间分辨率、无放射性及对微血管更加敏感等优点,但受年龄、受教育时间的影响较大。

肝性脑病^{1}H-MRS的表现为肌-肌醇(mins/Cr)和胆碱复合物(Cho/Cr)峰的下降,谷氨酸谷氨酰胺复合物(Glx/Cr)峰的增加(主要在基底核区)。目前研究证明,^{1}H-MRS较常规T_1WI更好反映临床表现,Glx峰增加能较血氨更好地反映脑损伤的严重程度。MRS是目前我国唯一对人体的组织代谢、生化环境以及化合物进行定量分析的无创性的方法,可检测肝性脑病时脑内代谢异常,对无症状的MHE诊断、肝性脑病的发病机制研究等均具有重大作用。目前肝性脑病的MRI研究中,国内外研究报道中MRS最多,亦可以预见是最有前途的MR成像技术。

尽管基于生化改变的神经影像技术在过去15年获得了巨大进展,在肝性脑病诊断和排除脑部疾患方面发挥着重要作用,但大多数方法均未进行敏感性、特异性和成本耗费研究,高昂费用也限制了其在肝性脑病诊治方面的临床应用。

第七节　与肝性脑病相关肝脏病变影像学检查

肝性脑病是由于严重急性或慢性肝脏疾病所致的肝衰竭,或由各种门体分流手术等引起,超声检查为肝病及门脉血流的重要评价手段。下文重点叙述引起肝性脑病常见肝病的超声表现,包括二维超声检查、彩色超声多普勒、频谱多普勒超声和声学造影检查等。

一、重症肝炎

(一) 病理概要

重症肝炎分为急性、亚急性及慢性重型肝炎 3 种。病理表现主要为肝细胞大量坏死使肝脏萎缩,肝表面皱缩、塌陷,肝内可有粗大结节等。

(二) 超声表现

肝切面形态失常,体积明显缩小,肝表面有粗大的结节状隆起。肝内回声粗而不均匀,可见斑片状、条状回声;慢性重症肝炎可见较多的等回声结节。肝内管道移位、变形。胆囊壁水肿增厚。

(三) CT 及 MRI 表现

急性病毒性肝炎的 CT 及 MRI 表现多样,包括 CT 平扫肝实质密度减低,MRI 平扫 T_2WI 肝实质信号均匀增高;增强扫描肝实质内小斑片状强化及"反转"强化,门静脉周围"晕环征"或"轨道征",胆囊壁增厚水肿,腹腔淋巴结增大,腹腔积液。部分影像表现具有普遍性,部分为特异性表现。CT 及 MRI 平扫异常影像改变的病理机制主要为肝细胞水肿、变性及肝内胆汁淤积,药物性肝损伤亦可出现,主要与脂肪肝进行鉴别。

二、肝硬化

(一) 病理概要

肝硬化是由于肝细胞弥散性变性、坏死、纤维组织增生和肝细胞结节状再生,这 3 种病理改变反复交错进行,使肝小叶结构和血液循环破坏和重建,形成假小叶,导致肝脏变形变硬,形成肝硬化。具体分为门脉性、胆汁性、坏死后性、淤血性、寄生虫性和色素性肝硬化等,其中以门脉性肝硬化最为常见。

肝硬化后期因门静脉血流回流受阻,导致门静脉高压,表现为脾大、腹水、胃肠淤血和侧支循环形成,侧支循环表现主要有食管和胃底静脉曲张、脐周静脉和腹壁静脉曲张、直肠下段周围静脉曲张(痔疮)、门脉系统与腹膜后小静脉交通开放、脾肾静脉开放等。正常肝脏血液供应的 75% 来自门静脉,25% 来自肝动脉。肝硬化时门脉血供受阻,主要由肝动脉代偿,肝动脉粗大并有分支与门脉的小分支吻合,进一步加重了门静脉高压。另外长期门静脉高压,沿门脉周围形成大量代偿的侧支静脉,后者越过门脉血流阻滞部位,与肝内静脉分支沟通,形成门脉海绵样变。

(二) 二维超声表现

1. 肝脏大小和切面形态 肝脏切面形态失常,肝包膜不均匀增厚,肝表面凹凸不平,呈细波浪状(结节大小 3~5mm)、锯齿状(结节大小 5mm~1cm)、波浪状(结节大小 1~2cm)及驼峰状(结节大于 2cm)等,膈下有腹水时更易于观察。肝脏各叶比例失调,门脉性肝硬化首先是肝右叶缩小,早期左叶可代偿性肥大,后期也萎缩,尾叶代偿肥大。坏死后性肝硬化肝各叶大小比例失调。肝缘变钝或不规则。

2. 肝实质 肝内回声弥漫增粗,分布不均匀。肝内出现弥漫分布的数毫米大小的斑点状、条索状、线状的高回声。有时肝内有网状高回声,网格较细,分隔并围绕不规则的肝实质。血吸虫性肝硬化则见较粗大网格。再生结节较大时可观察到近圆形的低回声团,边界清楚。

肝脏透声性差,远端回声降低。

3. 肝内外血管　肝硬化后期,肝内血管粗细不均匀,纹理紊乱。

(1)门静脉:门静脉主干增粗,门静脉分支扭曲、变细、管壁回声增强。门脉左右支粗大,段支以下分支细小、减少。脾静脉和肠系膜上静脉增粗。门静脉血栓表现为门脉内出现片状和团状光团回声,完全或部分填塞管腔。门脉血栓常见于门静脉高压断流术脾切除后,由于脾亢症状解除后血小板破坏减少,呈高凝状态,门静脉血栓易形成。

(2)肝静脉:肝静脉变细或粗细不均匀,走向迂曲、僵硬,末梢支显示减少。

(3)肝动脉:肝硬化门静脉高压时,门静脉血流回流受阻,肝动脉代偿性增粗,内径可达0.4~1.0cm,管壁明亮,有搏动性。肝固有动脉和左右肝动脉较粗大而较易于显示。

4. 门静脉高压

(1)门静脉主干内径增大,脾静脉内径增宽、迂曲,肠系膜上静脉增粗,肝静脉变细。门静脉、脾静脉和肠系膜上静脉内径不随呼吸而发生改变。

(2)脾大。

(3)胃左静脉(冠状静脉)增粗,正常胃左静脉平均内径约 2mm,门静脉高压时其内径 > 0.5cm,走向纡曲。在胃底和食管曲张时,胃底和食管下端附近有时可见纡曲、扩张管状结构。

(4)脐静脉开放,肝圆韧带内出现一管状无回声,自门静脉左支囊部沿肝圆韧带内上行至脐部。

(5)脐周静脉曲张,脐周腹壁内见成丛状、团状的、串珠样的管状结构。

(6)脾门附近和腹膜后侧支循环形成显示为粗细不均的迂曲管状回声,脾门附近侧支向右前上方延伸,止于胃体部。脾静脉 - 左肾静脉交通时于脾门部或肾门部可见迂曲的管状无回声,连接脾静脉与左肾静脉。

(7)门静脉海绵样变,在肝第一门附近出现网状交错的管状或圆形无回声,呈蜂窝状,似"海绵样",可沿门脉左、右支延续至肝内,有的管状结构较粗大,类似正常的门静脉。肝内门静脉可因纤维化闭锁,呈条索状强光带结构。

(8)小网膜增厚,由于小网膜内迂曲扩张的胃左静脉、淋巴管扩张以及小网膜水肿所致。

(9)胆囊壁水肿增厚,呈"双边影",与门静脉高压后胆囊静脉血液回流受阻和血浆白蛋白降低有关。

(10)腹水。

(三) 彩色多普勒与频谱多普勒超声表现

1. 门静脉　肝硬化早期,门脉血流可无明显改变,或血流稍增快。门静脉高压时,门脉血流减慢,血流速度低于正常,血流量可增加。当门静脉高压较严重时,门静脉血流速度极慢或难以检测出血流,或出现离肝血流(血流束呈蓝色),门静脉频谱波动随呼吸的变化消失。门静脉血栓时门脉血流变细、充盈缺损或无血流显示。门静脉系海绵样变时,门静脉外周管状、圆形的无回声内为显示为静脉血流。

2. 肝静脉　肝静脉呈细窄迂曲或宽细不均的蓝色血流或无血流信号显示。频谱多普勒检测,肝静脉血流的三相波消失,呈二相或单相频谱,即呈平坦无波动型,类似门静脉血流频谱,称假性门静脉型。

3. 肝动脉　肝动脉血流色彩明亮而易于显示,肝内可显示肝动脉血流增多。频谱检测,肝动脉血流速度加快。肝内肝动脉 - 门静脉短路显示为肝内局部出现明亮的花色血流,脉冲多普勒检出门静脉内的血流呈现搏动性频谱,甚至出现门静脉逆流现象。脾动脉可增粗,血流速度快而色彩明亮。

4. 门静脉高压侧支循环

(1)脐静脉重新开放,在圆韧带内管状无回声内见持续的离肝血流信号。频谱显示为一持续的、离肝流向的低速静脉型血流频谱。

(2)胃左静脉(胃冠状静脉)扩张,血流流向胃底方向。

(3)胃底-食管静脉曲张,在胃底和食管曲张时在胃底和食管下端附近的管状无回声区内可显示红蓝血流信号,呈静脉型频谱。有时在贲门附近的黏膜面可显示点状血流信号。

(4)脾门部周围血管扩张,由于胃短静脉丛扩张、迂曲,脾、肾静脉间和胃、肾静脉间侧支循环,脾门部出现的蜂窝状或蚯蚓状的无回声区显示深蓝色、暗红色的血流信号,频谱显示为连续的静脉血流频谱,其间因脾动脉也扩张而显示明亮的搏动性动脉血流。脾静脉-左肾静脉交通时,交通支显示流向肾静脉血流。

(5)脐周腹壁静脉扩张,显示为红或蓝色低速静脉型血流,一端与扩张的脐静脉相通至肝内。有的可见动静脉瘘出现花色的高速血流频谱。

(四)声学造影表现

肝硬化时,因门脉血流回流受阻,肝实质造影增强的主要表现为门脉相延迟,门脉相持续时间延长,肝实质增强的强度也较正常弱。但因肝硬化常有动静脉瘘存在,使渡越时间缩短。

肝硬化再生结节的典型造影增强模式为各时相均表现为等回声,即表现为与正常肝实质一致的增强。少数增强不典型的再生结节主要表现为动脉相增强呈低或高回声,门脉相和延迟相则为等回声。

(五)CT及MRI表现

1. 肝脏大小与形态改变 早期可无明确阳性征象。中晚期病变可出现肝叶增大和/或萎缩,多数表现为左叶、尾叶增大而右叶萎缩,肝叶体积比例失调;肝裂及肝门增宽,胆囊可略向外移位;也可表现为全肝萎缩。

2. 肝轮廓改变 再生结节和不规则纤维化,可致肝表面凹凸不平,呈波浪状,失去正常时光滑的边缘曲线。

3. 肝密度及信号改变 不同程度的脂肪变性及纤维化,可呈弥漫性或呈大小不同的局灶性分布的低密度灶;MRI信号特点为 T_1 低 T_2 高信号,增强典型表现为早期低信号,延长扫描为等或高信号。SPIO增强呈楔形高信号,内见代表残留肝实质的低信号。

4. 继发性改变 脾大,脾超过5个肋单位,或脾下缘低于肝下缘,或脾增厚内侧缘超过腹中线;门静脉迂曲、扩张,脾门、食管下段、胃底等静脉血管扭曲可呈团状,侧支循环形成;腹水。

三、原发性肝癌

(一)病理概要

原发性肝癌是原发于肝细胞或肝内胆管上皮细胞发生的恶性肿瘤,分为肝细胞癌、胆管细胞癌、混合性肝癌以及少见类型,其中以肝细胞癌最常见,占76%~91%。肝细胞癌恶性程度高,80%以上伴有肝硬化;胆管细胞癌较少见,女性多发,常伴有广泛的纤维化。混合型肝癌具有肝细胞癌和胆管细胞癌两种成分,很少见。

90% 以上的原发性肝癌为富血管型,且血管形态怪异,走向不规则,多有动静脉瘘。滋养血管主要来自于肝动脉,可有门静脉参与供血。较大病灶可完全由肝动脉供血;小肝癌和早期肝癌也可以门静脉供血为主,也可为肝动脉和门静脉双重供血。也有少数病灶为乏血供类型。

1979 年,我国肝癌病理协作组在 Eggel 等分类基础上,结合我国实际情况和经验,将肝细胞性癌大体形态分为 4 大型和 6 个亚型:

1. 弥漫型　癌结节较小,无包膜与边界,弥漫分布于全肝,多见于重症肝硬化后期。

2. 块状型　癌块直径在 5cm 以上,超过 10cm 者为巨块型,肿块边界清楚或不规则,常有完整或不完整的包膜,可见卫星结节。此型有 3 个亚型:单块状型、融合块状型、多块状型。

3. 结节型　癌结节最大直径不超过 5cm,多具有包膜,边界清楚。此型有 3 个亚型:单结节型、融合结节型、多结节型。

4. 小癌型　单个癌结节最大径不超过 3cm,或多个癌结节不超过 2 个,相邻两个癌结节直径之和在 3cm 以下,患者无临床症状。

(二) 二维超声表现

1. 肝脏形态和大小　由于原发性肝癌常并发有肝硬化,肝表面呈波浪状凹凸不平或不规则状。位置表浅或巨大的癌肿使肝表面隆起,使肝下缘的锐角变钝,相邻的两个肿块隆起则呈"驼峰征"。弥漫型肝癌常使全肝明显肿大。

2. 癌肿的回声特征

(1)部位:癌肿可出现在任一肝叶内,单个或多个,也可为弥漫于全肝的小结节。

(2)形态:可为圆形、椭圆形、分叶状或不规则形,多数呈膨胀性生长而呈结节状,实时立体观察球体感强。

(3)大小:病灶可大小不等。结节型肝癌直径 <5cm,多为单发,也可多发。块状型直径较大,直径超过 10cm 称为巨块型。超声对小于 <1cm 的病灶也可检出,但明确诊断则较困难。

(4)内部回声:可为低回声、等回声、高回声或混合回声。通常病灶直径 <3cm 多为低回声,3cm 左右为等回声或高回声,大于 3cm 则回声不均匀,病灶内可因出现坏死、液化而在中央有不规则无回声。低回声提示肿瘤细胞生长活跃,高回声提示肿瘤细胞有变性、坏死而尚未液化,如有液化区则表现为无回声区。较大的肿瘤中央部位多为高回声(也可有液化),周边则回声较低。肝癌经介入治疗后,如周边尚有小的低回声区,常提示残留有存活的瘤组织,如治疗后新出现周边低回声区则提示有存活的瘤组织生长。

(5)边界:可清晰或不清晰。多数癌结节周围完整或不完整的包膜,使边界清楚可辨。"声晕征"是病灶外周的环形几毫米宽的低至无回声细带,在部分癌肿可见,小肝癌尤其常见。有的肿瘤部分边界不清楚,甚至呈"蟹足样"或毛刺样向外浸润,在较大的肿瘤外周出现小的子结节。

(6)后部与后方回声:小的低回声瘤结节后方回声可轻度增强,大的癌肿后部和后方回声常有衰减。侧声影为肿瘤两侧壁的后方出现的带状声影,为纤维包膜所致。

肝癌根据内部回声和在肝内的分布情况可分为低回声型、等回声型、高回声型、混合回声型和弥漫型 5 种类型:

(1)低回声型:多见于小肝癌。癌肿内部回声低于周围肝组织,分布不均匀,形态呈近圆形,与周围肝组织分界较清晰,边缘较整齐,多数外周有声晕征环绕或可见薄的圆形高回声带。有时可见后方回声轻度增强,边缘侧声影向外散。

(2)等回声型:较少见,多见于小肝癌或单个结节型肝癌。癌肿内回声与周围肝组织相近,边缘常有声晕征或高回声带,易于识别,否则容易漏诊。

(3)高回声型:最为多见,此型癌肿多较大,多见于结节型或块状型肝癌。癌肿回声高于周围肝组织,分布不均匀,呈结节状或分叶状,有的外周可有声晕征或高回声光带。有的中央部回声强而近外周部分回声稍低。有的显示为多个高回声光团相互融合,光团之间有低或稍强回声带间隔,呈"镶嵌型"或"瘤中瘤"。大的癌肿向外周浸润性生长,形成许多小的子灶。

(4)混合型:此型癌肿常较大。可为多个回声高低不一的结节融合而成,或高回声内有形态不规则的单个或多个无回声区。

(5)弥漫型:肝内弥漫分布细小结节,大小为数毫米至数厘米,回声强弱不等,分布杂乱,可呈斑块状,边界不清晰。此型有时难于与结节型肝硬化相鉴别,但有肝脏明显增大且形态失常,肝内管道结构紊乱或显示不清,常有门静脉瘤栓。

3. 癌肿周围组织的继发征象

(1)癌肿周围血管受压:癌肿邻近的压迫肝静脉、门静脉、下腔静脉,使管壁有半弧形压迹、移位或绕行、管腔变窄、甚至闭塞中断,有的表现为抵达瘤灶边缘的小血管管状回声突然中断。

(2)胆管受压:病灶旁的胆管被挤压狭窄或闭塞,而近端胆管(即受压部以上的胆管)扩张,如在肝门部压迫胆管,则使肝内胆管普遍扩张。

(3)肝内韧带或肝包膜受挤压:可使肝内韧带移位变形,肝包膜局部隆起。

(4)肝外邻近的组织脏器受压:膈肌受压局限抬高;下腔静脉和胆囊受压变形移位;右肾受压移位等。

(5)肝内转移:大的主瘤旁见小的结节为卫星灶,也可在较远的肝组织内出现转移灶,可多个,结节较小,呈圆形,可为低回声或中高回声。

(6)静脉内瘤栓:门静脉内癌栓较常见,超声对三级以内的门脉瘤栓检出率较高,可达70%。癌栓常出现于癌肿邻近的门静脉分支内,表现为管腔内为低至中高回声的实质性团块充填,内径明显增宽,管壁不平整,连续性中断或消失。癌栓可沿门静脉管腔延伸至门脉主干及相邻近的分支,也可由于门静脉血液的逆流进入其他肝叶的门静脉支。门脉主干或左右支阻塞时,可在其周围出现呈蜂窝状的管状无回声,即门静脉海绵样变。

肝静脉和下腔静脉内癌栓较门静脉内癌栓少见,常在相邻近的肝静脉发现,多呈低回声,可进入下腔静脉和右心房。

(7)肝外转移征象:最常见的是肝门、上腹部和腹膜后淋巴结转移,表现为圆形或类圆形的低回声结节,可相互融合成团块状。

(三) 彩色多普勒和频谱多普勒超声表现

1. 原发性肝癌外周的滋养血管、内部及边缘血管血流特征　彩色多普勒对原发性肝癌的血流信号检出率达 90% 以上,且绝大多数为动脉血流信号,明显高于肝脏其他良性病变。癌灶内血流呈线条状、分支状、簇状或网篮状,可迂曲或扩张,有时可见呈红蓝两种色彩伴行的动、静脉血流。边缘的肿瘤血管可沿肿瘤外周绕行或呈环状。肝细胞癌外周的滋养血管可表现为从病灶外周的稍粗大的干支血管分出许多细小血管,呈"鸡爪"状分布抵达病灶;或干支血管直接到达病灶,有的可进入病灶并发出分支血管,或在病灶旁绕行。仅少数病灶血流信号不丰富,仅显示为散在的斑点状血流信号。

频谱多普勒显示绝大多数为动脉型血流频谱,有的可见伴行、呈连续的静脉型血流,频谱表现为两者的重叠出现。动脉血流常显示为高速高阻型,阻力指数(RI)和搏动指数(PI)分别大于 0.6 和 0.9,最大血流速 >40cm/s,当最大速度超过 0.6cm/s 时提示动脉静脉瘘的存在。

彩色多普勒能量图显示的血流比彩色多普勒速度图更长、分支更多,血管树相对完整。

2. 门静脉内瘤栓的血流特征

(1)门静脉内有瘤栓时,彩色多普勒超声可显示瘤栓门静脉是否完全阻塞,不完全阻塞时,表现为未阻塞处(位于瘤栓与管壁之间)有细条状血流通过。

(2)有时在瘤栓内可检出动脉型血流信号,或在有瘤栓的门静脉旁见增粗的小动脉分支,有的可分支进入瘤栓内。瘤栓内检测出动脉型血流信号与血栓鉴别的有力证据。

(3)门静脉主干或左右支完全阻塞导致门静脉海绵样变时,其外周蜂窝状的无回声区呈多色血流交错状。

3. 肝动脉与门静脉的血流变化 肝固有动脉和肝左、右动脉的内径明显增粗,因血流速度增快在彩色多普勒超声显示色彩明亮或多色血流,频谱检测也较容易。门静脉内径增宽,血流量增加,而血流速度减慢。

(四) 声学造影表现

肝细胞癌超声造影成像模式绝大多数表现为典型的"快进快出"现象。实时观察,动脉相,病灶首先呈均匀或不均匀增强(液化坏死区不增强),且增强的强度高于周围的肝实质,有的尚可见造影剂微泡由周围的滋养血管流入病灶内并随后增强的过程,此即"快进"现象;门静脉相,病灶周围的肝实质逐渐增强,而病灶的增强却快速消退,肝实质回声强度逐渐高于病灶使之表现为低回声,即"快出"现象;延迟相,病灶因增强消退而回声强度更低,边界清晰可辨。

肝脏声学造影的另一个优点是在延迟相进行全肝扫查时可发现常规超声未能显示的卫星病灶或肝内其他部位的小癌灶,后两者在延迟相也表现为低弱的回声,如实时观察造影全过程则与原发灶表现一致。门静脉内瘤栓也可表现为"快进快出"现象,瘤栓的造影增强表现对于与血栓的鉴别意义较大。

由于早期肝癌和小肝癌可以以门静脉供血为主,也可以是肝动脉和门静脉双重供血,因而表现不典型,在动脉相增强不明显,而在门静脉相显著增强,回声高于周围肝实质,延迟相则快速消退呈弱回声。乏血管型肝癌在注入造影剂后全过程均低于周围肝实质。病灶内坏死液化区较大时,动脉相仅少部分区域(癌细胞存活区域)表现为典型的增强表现。

胆管细胞癌因肿瘤血管不如肝细胞癌丰富,其声学造影可与肝细胞癌有所不同,动脉相时病灶增强较弱或环状增强,门静脉相也表现为快速减退为低回声,但减退速度相对较慢,延迟相表现为低回声。

(五) CT 表现

1. 平扫多呈低密度,约 12% 为高密度,这些密度改变既与肿瘤本身分化和内部结构有关,也与肝脏是否有脂肪变性等背景因素有关。

2. 肿瘤呈单发,多发结节,肿块或呈弥漫病变。

3. 肿块的境界不清楚,有包膜者则境界清楚。

4. 增强扫描早期（动脉期），血供丰富的肝癌表现为高密度，但由于肿瘤内动、静脉分流，血流速度加快，维持时间短，20~30 秒，随之出现短暂的混杂密度或等密度，其后出现为低密度血供不丰富的肝癌，在动态增强扫描早期并不出现高密度；增强肝门静脉期扫描的密度变化较复杂，病灶可出现高密度或等密度，但多数为低密度，这与肝实质和癌肿的血供特点有关。

(六) MRI 表现

1. 肿瘤的脂肪变性　T_1 弛豫时间短，T_1 加权图产生等或高信号，T_2 加权图示不均匀的高信号强度，病灶边缘不清楚，而肝癌伴纤维化者 T_1 弛豫时间长则产生低信号强度。

2. 肿瘤包膜存在　T_1 加权图表现为肿瘤周围呈低信号强度环，T_2 加权图显示包膜不满意。

3. 肿瘤侵犯血管　MRI 优点是不用注射造影剂即可显示门静脉肝静脉分支、血管的受压推移，癌栓时 T_1 加权图为中等信号强度，T_2 加权图呈高信号强度。

4. 子结节在 T_2 加权图为较正常肝实质高的信号强度。

(七) 鉴别诊断及注意事项

大多数原发性肝癌表现出较典型的超声特征，根据其内部回声特征、声晕征、并发肝硬化、周围组织继发征象以及彩色多普勒超声表现可以做出诊断。声学造影有助于对病灶的良恶性进行鉴别。需鉴别的疾病主要有肝血管瘤、肝硬化再生结节、肝脓肿、转移性肝癌、局灶性结节性增生、非均匀性脂肪肝等。

四、布 - 加综合征

(一) 病理概要

布 - 加综合征（Budd-Chiari syndrome）是由于下腔静脉或肝静脉的阻塞使肝静脉流出道受阻所引起的临床症候群。阻塞的原因可为先天性或后天性的，先天性的为下腔静脉内有隔膜或缩窄；后天性的常见原因包括血栓形成、瘤栓、血管外病变（肿瘤、脓肿等）压迫、下腔静脉炎和特发性闭塞等。由于肝脏静脉血液回流障碍，使肝窦淤血、压力升高，肝细胞变性、坏死，纤维结缔组织增生，晚期导致肝硬化、门静脉高压。肝静脉压力升高可产生肝静脉之间或肝静脉与门静脉侧支循环。

(二) 二维超声表现

1. 肝脏肿大，右叶和尾叶明显肿大。

2. 下腔静脉梗阻多位于横膈附近，梗阻远端的下腔静脉及肝静脉扩张，管壁随呼吸和心动周期的搏动减弱或消失。膜型阻塞在下腔静脉内可见薄膜状强回声，膜中央有小孔，管壁可增厚、回声增强，管腔变窄；血栓、瘤栓等阻塞时，下腔静脉内可见实性团块；外压性阻塞管壁内凸，管腔变窄或闭塞，管腔外有团块回声；下腔静脉炎性狭窄时管壁增厚、毛糙，管腔狭窄，重者管腔闭塞。

3. 肝静脉阻塞可为一支或多支同时阻塞，内径明显增宽，走向迂曲，与邻近未阻塞的肝静脉或门静脉交通。肝静脉有病变时管腔近端狭窄、变细或闭塞，管腔内有隔膜或实质性团块，也可为受肝内占位病变压迫所致。

4. 门静脉高压时可见门静脉增粗、脾大、腹水、侧支循环开放等。

(三) 频谱多普勒和彩色多普勒表现

下腔静脉阻塞时，完全阻塞则管腔内无血流显示；如为狭窄则在狭窄处血流变细，显示为高速、连续性湍流,而肝静脉血流速度缓慢或反向,波形较平直无三相波型。

肝静脉阻塞时,完全性梗阻管腔内无血流显示,远端可呈反向血流,血流通过交通支流向邻近未阻塞的肝静脉或门静脉。肝尾叶的肝小静脉或有右后下肝静脉支扩张并直接汇入下腔静脉。

门脉血流速度减慢,门静脉高压时门静脉扩张、侧支循环开放。

肿瘤栓子引起阻塞在癌栓内可见彩色血流,频谱为动脉型。

(四) 声学造影表现

下腔静脉完全阻塞时,造影剂出现在下腔静脉阻塞处后停止,或进入肝静脉内,而右心房内无造影剂出现。不全阻塞时,造影剂在狭窄以下缓慢流动,狭窄处呈喷射状加速。

(五) CT 表现

在布-加综合征急性期,CT 平扫可见肝脏呈弥漫性低密度肿大且伴有大量腹水。CT 扫描的特异性表现是下腔静脉肝后段及主肝静脉内出现高度衰退的充盈缺损(60~70Hu)。

增强扫描对布-加综合征的诊断具有重要意义。注射造影剂后 30 秒,可见肝门附近出现斑点状增强(中心性斑点区),肝脏周围区域增强不明显,并且出现门静脉广泛显影,提示门静脉血液呈离肝血流。注射造影剂后 60 秒,肝内出现低密度带状影绕以边缘增强,或称之为肝静脉和下腔静脉充盈缺损,此种征象高度提示管腔内血栓形成,边缘增强是由于血管壁滋养血管显影所致。

(六) MRI 表现

布-加综合征时,MRI 可显示肝实质的低强度信号,提示肝淤血,组织内自由水增加,MRI 可清晰显示肝静脉和下腔静脉的开放状态,甚至可将血管内的新鲜血栓与机化血栓或瘤栓区分开来;MRI 还可显示肝内侧支循环呈现的蛛网样变化,同时对肝外侧支循环亦可显示,因此可将 MRI 作为布-加综合征的非创伤性检查方法之一。

五、肝内门体分流术

经颈静脉肝内门体分流术(transjugular intrahepatic portosystemic shunt,TIPS)是在肝实质内于门静脉与肝静脉之间放置一支架,形成人工通道,从而降低门静脉压力。主要用于治疗食管静脉曲张破裂出血。

(一) TIPS 术前超声检查

1. 肝静脉和门静脉系统超声检查　二维超声和多普勒超声可检测肝静脉和门静脉各干支的管腔内径、血流速度和血流方向等指标,观察血管有无变异、受压、狭窄及是否有血栓、瘤栓等血管病变存在。

2. 肝脏病变的超声检查　检查肝脏有无肝硬化及程度、肝脏肿瘤等病变。

3. 其他超声测量　脾脏大小、估计腹水量等指标,也为术后判断疗效提供了依据。

(二) TIPS 术中超声检查

术中超声可弥补 X 线的不足,与 X 线双重引导下行 TIPS 术,可提高穿刺和置管的准确性和安全性,减少并发症。TIPS 术中,超声可清晰地显示肝静脉、下腔静脉与门静脉的位置关系,显示肝静脉主干近心端距下腔静脉 1~2cm 处与门脉主干分支的交叉点或左右门脉分支近端之间的肝内最近距离,选择肝静脉与门静脉穿刺点的位置、穿刺方向和角度,指导进针深度;穿刺成功后,可观察导管气囊扩张穿刺通道的全过程,观察安装的金属支撑架两端的位置,观察安装支架后其内血流通畅情况,这些是 X 线无法显示的。

(三) TIPS 术后超声检查

超声可对 TIPS 术的疗效作综合评价。一般术后 24 小时即可超声复查,以后作定期(一般间隔 3 个月)随访观察。

1. 门脉系统血流观察　门脉主干和脾静脉血流速度较术前显著增快,术后门脉主干平均血流速度为 30~70cm/s。增粗的门静脉管径变细,食管胃底静脉曲张减轻或消失。脾脏缩小,腹水明显减少或消失。

2. 观察支架的形态结构和血流通畅度　二维灰阶图像可显示支架呈管状强回声,管壁毛糙,管腔两端连接肝静脉与门静脉。彩色多普勒显示支架内为五彩镶嵌的高速湍流,由门静脉流向肝静脉。频谱显示为单向层流或湍流频谱,峰值血流速度达 60~200cm/s。门静脉左右支的血流呈离肝性流向。

3. TIPS 术后并发症

(1)支架狭窄与闭塞:支架狭窄与闭塞是最主要并发症。急性狭窄与闭塞发生在 3 周内,多为支架放置位置不当,支架未支撑整个通道,肝组织回缩所致;慢性狭窄与闭塞发生在 3 周后,主要为支架内假性内膜过度增生所致。有意义的分流道狭窄是指狭窄 ≥ 50%,或分流道两侧的门体压力梯度超过 15mmHg。彩色多普勒超声检测简便、无创伤性,对分流道狭窄或阻塞的诊断具有较高的准确性、特异性和预测性,是 TIPS 术后随访的首选方法。

彩色多普勒超声检查,当分流道闭塞时,分流道内无彩色血流显示,频谱多普勒检查无血流信号;当分流道狭窄时,分流道管径小于术后的 50%,分流道内血流呈细小的血流束,血流速度降低,分流道中部内的峰值血流速度低于 60~80cm/s,或分流道内的平均血流速度低于基础值的 30%。肝内门静脉分支内血流流向由离肝变为朝肝,门静脉血流绕过支撑架开口进入远方的门静脉;门静脉主干再度增粗,血流速度减慢,低于 30~40cm/s,或回落到术前水平;缩小的脾脏再次增大;腹水量增加以及再次出现食管 - 胃底静脉破裂出血等。

(2)动静脉瘘及假性动脉瘤:为手术创伤所致。二维灰阶图像见肝实质内出现小的无回声区,彩色多普勒超声显示无回声区内为五彩镶嵌的血流,频谱显示为低阻力的动脉血流。

(四) TIPS 术应用超声检查的意义

1. 术前超声可显示肝内血管解剖位置关系,了解门静脉和肝静脉血流状态等,确定手术适应证。

2. 术中超声可用于选择合适的肝静脉与门静脉之间的分流部位,指导进针方向和深度,减少并发症;缩短操作时间,减少肝脏内穿刺次数而减轻对肝脏的损伤;缩短医生和患者

3. 对放射线的暴露时间,减少 X 线用造影剂用量,减轻其对患者肝肾的负担。

4. TIPS 术后超声检查可准确诊断分流道的狭窄与闭塞等并发症。

(五) CT 在 TIPS 的应用

CT 增强扫描可清晰显示动脉期、静脉期、延迟期时肝动脉、门静脉和肝静脉血管的解剖层次。门静脉属支、侧支循环显影情况可显示 TIPS 术前、术后肝血流灌注情况的差异,间接反映出 TIPS 应用于门静脉高压的疗效。门静脉高压患者肝动脉血流量代偿性增多,因此 TIPS 术中或术后需观察肝动脉,保护肝动脉不受损伤对术后预防肝性脑病和维系肝功能至关重要。支架狭窄是影响门静脉高压患者远期生存率的重要因素。观察支架狭窄程度可对

TIPS预后进行评估,若CT下支架内血栓形成,结合临床表现,可作为行TIPS复查的有力指征。

双源CT扫描可用于TIPS术前评估门静脉与肝静脉的位置关系,制订穿刺路径和角度,提高穿刺成功率,减少并发症发生;用于术后随访,发现分流道狭窄时可尽快行分流道再通和新分流道支架的置入,若出现严重的肝性脑病可尽快行分流道限流,有效提高支架通畅率,降低死亡率。

六、肝移植

肝移植是各种肝脏疾病晚期的替代治疗方法,主要用于肝硬化、原发性肝癌、先天性肝代谢缺陷病的治疗。肝移植的具体术式主要有经典的原位肝移植、背驮式肝移植、减体积肝移植、劈裂式肝移植和活体供肝肝移植5种。

(一) 肝移植术前超声检查

1. 了解血管的通畅性主要观察门静脉、下腔静脉、肝动脉的通畅情况。

2. 了解血管结构的变异或代偿性改变,观察肝动脉有无变异;门体侧支循环代偿情况;有无门静脉细小或缺如等变异;门静脉海绵样变等。

3. 了解肝脏原发性疾病,如为原发性肝癌则应了解肿瘤对肝脏及周围组织器官的影响,有无瘤栓等;肝硬化的分期及门静脉高压情况,门静脉有无血栓等。

4. 其他评估腹水量,脾脏大小,有无肝门部和腹膜后淋巴结肿大等。

(二) 肝移植术前 CT 检查

可用于评估供体肝实质病变:观察指标为大泡性脂肪变性(Mas),指肝细胞被一个大的脂滴占据,细胞核被推挤到细胞周边。重度(Mas>60%)是活体肝移植的绝对禁忌证;中度(Mas30%~60%)用于肝移植是不合适的;轻度(Mas<30%)被认为是相对安全的。

而 CT 检查可通过肝密度指数(LAI,为肝平均密度减去脾平均密度)来评估 Mas,准确度达 90%。当 LAI<-10Hu 时,病理上 Mas>30%;-10~5Hu 时,Mas 为 6%~30%;LAI>5Hu,Mas 为 0~5%。

(三) 肝移植术后超声检查

1. 正常移植肝术后移植肝常轻度肿大,回声稍增粗,分布均匀。依不同的术式肝血管有不同的表现。胆管可轻度扩张。肝动脉血流形态正常,阻力较正常稍降低,呈中高阻力。门脉血流速度较正常快,逐渐降至正常肝静脉频谱可呈多相或较平直。

2. 肝动脉血栓形成(hepatic arterial thrombosis,HAT)是肝移植术后最严重的并发症之一,总发生率为 6%~9%,成人发生率为 3%~5%,儿童发生率为 9%~15%,病死率高达50%~58%。

彩色多普勒超声是早期诊断的重要方法,主要表现为:①肝动脉血流信号消失,检测肝门区和肝内左右支,如均未检测到动脉血流频谱则支持 HAT;②有侧支代偿时,肝内动脉可检测到血流,但 RI 降低(RI<0.5),收缩期血流加速时间(SAT)延长(SAT>0.08s),频谱幅度(SPV)下降,收缩期延迟,肝门部可见侧支循环等;③其他继发性改变,如肝实质梗死、肝内胆汁瘤或脓肿等。

3. 肝动脉狭窄 见于吻合口处,狭窄处为高速血流,其远端为湍流,肝内动脉 RI<0.5 和SAT>0.08s。

4. 门静脉血栓(portal vein thrombosis,PVT)及门静脉狭窄 新鲜血栓常难以显示,彩色多普勒检查可见门静脉内彩色血流带变窄甚至消失。慢性 PVT 可并发门静脉海绵样变性。

门静脉狭窄时管径变窄(<4mm),彩色多普勒检查显示狭窄处血流速度明显增快,狭窄后方为双向湍流。

5. 其他血管并发症还有下腔静脉吻合口狭窄和血栓形成、假性动脉瘤、肝动脉 - 门静脉瘘、动脉 - 胆管瘘等,彩色多普勒超声均有重要诊断价值。

6. 急性排斥反应 超声检查缺乏特异性,主要有门静脉周围出现环状水肿表现,肝静脉血流频谱呈较平直的单向波形等。

7. 积液与感染肝移植术后肝内可出现积液并可并发感染,肝内感染可有脓肿表现。

(四) 肝移植术后 CT 及 MRI 检查

1. 肝移植术后正常表现 熟悉肝移植术后正常影像学表现对诊断并发症是必要的。移植肝周或叶间裂少量积液、胸腔积液是移植术后常见表现,这些液体通常在数周内吸收。门静脉周围异常影像考虑与淋巴水肿有关,是由于正常淋巴引流受阻,与急性排斥反应无关。肝移植术后早期肝门部门静脉狭窄,是由于水肿引起的。轻度门静脉吻合口狭窄,是由于供体门静脉管径小于受体门静脉,亦为肝移植术后常见表现。

2. 血管并发症

(1)肝动脉狭窄:Nghiem 报道肝动脉狭窄在肝移植受体中发生率为 11%,且多数发生在手术吻合部位。肝动脉狭窄病例在 MIP、VR、SSD 上均清晰显示,并与 DSA 检查结果一致。MIP 可以清晰显示肝动脉腔内及分支情况,VR 及 SSD 可以清晰显示解剖空间关系,但其阈值设定会影响图像观察。

(2)肝动脉闭塞:肝移植常见的并发症,成人发生率为 2%~8%。CTA 可显示肝动脉中断,可见丰富的侧支血管,CT 平扫示肝实质内多发囊性低密度影像,增强扫描呈环形强化,为胆管缺血坏死表现。

(3)下腔静脉狭窄:罕见,发生率低于 3%,往往由于技术问题或液体积聚压迫所致,CTA 可评价下腔静脉狭窄。

3. 胆管并发症

(1)胆管狭窄:大多数胆管狭窄发生在吻合口部位,是由于瘢痕形成导致收缩和狭窄。MRCP 无创性检查手段适于肝移植术后拔出"T"管后行胆管检查。

(2)胆瘘:胆瘘常是肝移植术后发生的严重并发症,吻合口部位胆瘘常见,MRCP 可清晰显示胆瘘部位。

4. 肝实质并发症 当移植的肝动脉供血不足可引起肝梗死或胆管坏死,胆管坏死可以导致胆汁瘤或脓肿。肝梗死 CT 平扫常表现为肝脏周边楔形低密度影,增强扫描无强化。

第八节 影像学的进步

近年来神经影像学研究发展迅速,特别是功能磁共振成像和分子影像学(以核医学为代表)的发展在肝性脑病的病理生理机制,例如锰中毒、低级别水肿、神经炎症等学说研究中做出了重要贡献;此外,其在 HE 发生预测、早期诊断及疗效随访等方面也显示出很大的应用潜力。本文就近年来肝性脑病神经影像学(主要是磁共振成像和核医学)研究及进展作一综述。

一、MRI

(一)常规/结构 MR 成像

肝性脑病在常规 MRI 上有相对特异的改变,即在 T_1WI 上可见苍白球与部分内囊结构的双侧对称性高信号,T_1WI 上还可显示高信号的部位有尾状核、黑质、中脑被盖以及垂体;T_2WI 上额叶及顶叶可出现局灶性及广泛层状高信号。急性及暴发性肝衰竭可表现为额叶、顶叶萎缩以及尾状核的 T_2WI 高信号。此外,还可见颅内压升高的表现,如弥漫性脑回肿胀、伴基底节、丘脑及邻近白质 T_2WI 高信号及脑室受压变形,T_2 FLAIR 图像上可见脑白质病变,尤其是皮质脊髓束内及其周围的高信号。Liu 等通过 T_2^*WI 发现 MHE 患者双侧壳核相位值降低,通过多重回归分析发现壳核及右侧额叶白质与认知评估有关。

基于体素形态学分析是一种以体素为单位的形态测量方法,可以定量检测脑组织各组分的密度和体积,从而检测出局部脑区的特征和脑组织成分的差异,能早期发现脑萎缩及确定萎缩的部位。Zhang 等研究发现肝硬化的患者脑结构存在广泛对称性的异常,并且肝性脑病患者异常的范围更广,并进一步发现丘脑体积增加与肝性脑病进程没有相关性,肝衰竭和门体分流手术对患者的脑结构有影响。Iwasa 等也发现与正常受试者相比,肝硬化患者小脑、枕叶的灰质体积减少,扣带回、顶叶、颞叶、枕叶等区域的脑白质体积减低,并且与血氨浓度及神经心理测试有显著相关性。Montoliu 等发现 MHE 患者颞叶上回、楔前叶皮层局部变薄,距状沟的皮层厚度与血氨浓度有关,通过回归分析发现正常对照组与非 MHE 及 MHE 患者的皮层厚度和临界闪烁频率均不同。

(二)功能磁共振成像磁共振波谱成像

是一种无创性研究活体器官组织代谢、生化改变及化合物定量分析的方法。其中 ^{1}H-MRS 主要用来探测脑内代谢物质的变化。肝硬化、MHE 及肝性脑病患者脑部典型 MRS 表现为 Glx/Cr 升高,Cho/Cr 及 mIns/Cr 降低。最近的研究报道显示,大鼠急性和慢性肝衰竭模型得出不同原因的 HE 谷氨酰胺均有升高,慢性肝病大鼠模型比急性肝衰竭模型的谷氨酰胺增加的区域更明显。Bajaj 等发现血清非对称性二甲基精氨酸(一种一氧化氮合成酶抑制剂)水平认知及 MRS 异常改变有明显的相关性,其推测非对称性二甲基精氨酸可能与肝性脑病的发生有关。

扩散加权成像及扩散张量成像可提供脑内水分子的运动信息,并能区别细胞内或细胞外水肿。急性肝性脑病在扩散加权成像上表现为皮质对称性、弥漫性高信号,表观扩散系数降低,表明弥漫性神经元损伤、皮质坏死,这可能是由于脑缺血缺氧及氨中毒所致。Lodi 等研究发现肝硬化患者的表观扩散系数值比正常人升高。平均扩散率和各向异性指数是扩散张量成像最常用的两个指标。平均扩散率指的是体素内各方向扩散幅度的平均值,代表了某一体素内水分子扩散的大小和程度。各向异性指数指水分子各向异性成分占整个扩散张量的比例,反映脑白质细微结构的完整性。有学者利用扩散张量成像研究发现 MHE 患者的平均扩散率明显高于正常受试者,且平均扩散率值的增加与肝性脑病分级呈正相关。

磁共振灌注加权成像包括动态磁敏感对比增强(dynamic susceptibility contrast,DSC)和动脉自旋标记(arterial spin labeling,ASL)两种方法。DSC-MR 灌注成像需要使用钆造影剂或放射性示踪剂来获得 CBF 值的 ASL 被用于肝性脑病的研究中。Zheng 等通过 ASL 发现肝硬化患者脑处于高灌注状态,基底节区的 CBF 可作为鉴别 MHE 和单纯肝硬化的生物影像指标,可作为诊断 MHE 的工具之一。Zheng 等通过 ASL 研究发现 TIPS 术后大部分皮层区域 CBF 增加,而全脑 CBF 降低可能预示 TIPS 术后肝性脑病的发生;通过短期和长期的随访发现肝硬化患者 TIPS 术后全脑 CBF 不同阶段的波动,提示 TIPS 不但影响肝硬化患者短期也影响其长期的 CBF 改变。

血氧水平依赖功能磁共振成像是利用内源性血红蛋白作为造影剂,通过血氧饱和度的变化实现成像,反映了血流、血容量和血红蛋白氧合作用三者之间的相互作用关系。脑功能活动区的脱氧血红蛋白含量低于非活动区,脱氧血红蛋白作为顺磁性物质缩短 T_2 的作用亦减小,因此在 T_2WI/T_2^*WI 上脑功能活动区的信号强度高于非活动区,具有较高的空间、时间分辨力及较好的可重复性,已成为神经影像学领域发展最迅速的新技术之一,也是近年来肝性脑病磁共振成像研究应用最多的方法之一,研究设计主要采用任务态和静息态两种方法。

任务态功能磁共振成像即在特定的实验任务条件下对大脑的活动进行分析,反映了与任务相关的局部脑神经细胞活动。Liao 等采用功能磁共振联合 n-back 记忆负载测验研究发现 MHE 患者双侧前额叶、辅助运动区和双侧顶叶等激活降低,推测这些脑区的损伤与肝硬化患者的空间工作记忆障碍有关。McPhail 等采用视觉运动任务实验法发现经药物治疗 4 周后的 MHE 患者视觉皮层有更多的激活。基于任务态的功能磁共振可用于研究肝硬化患者相应认知功能障碍的脑区异常,但对症状较重的肝性脑病患者不适用,个体水平差异大,推广应用受到限制。

静息态功能磁共振成像不受任务设计的限制,简单易行,可重复性高,适合进行肝性脑病研究,目前应用最广泛。已有低频振荡幅度(amplitude of low frequence fluctuation, ALFF)、局域一致性分析(regional homogeneity, ReHo)、功能连接、独立成分分析(independent component analysis, ICA)、Granger 因果分析(Granger causality analysis, GCA)等多种数据处理方法用于肝性脑病的研究。Zhang 等利用独立成分分析方法发现肝性脑病患者默认网络内的右侧中额叶和左侧后扣带回的功能连接显著减低,提示肝性脑病患者的静息态默认脑网络的损伤。Hsu 等利用小世界拓扑属性的研究发现肝性脑病患者脑网络小世界属性异常,其结果提示肝性脑病患者的脑功能网络结构发生异常,且脑网络异常的程度与肝性脑病严重程度相关。Zhang 等利用全脑功能连接研究显示 MHE 患者存在皮质 - 基底节 - 丘脑环路功能连接的损害,且与患者神经认知功能改变有关,提示这一环路的损害在肝性脑病发生中可能起主要作用。

多模态磁共振成像:不同的功能磁共振方法各有优缺点,结合多种功能磁共振方法,能同时从细微结构、功能及代谢层面对疾病进行研究,为肝性脑病的发病机制提供新的见解,为早期诊断治疗提供新的思路。Qi 等采用功能连接结合扩散张量成像研究发现 MHE 患者默认网络的结构和功能连接均存在异常,且在某些结构无异常的脑区也发现功能连接的异常,提示功能成像对检测肝性脑病早期改变更敏感。Chen 联合基于体素的形态学分析和扩散张量成像研究乙型肝炎相关肝硬化患者,发现广泛的脑白质异常,认为这可能是神经认知损伤的机制之一。Qi 等通过联合基于体素的形态学分析和扩散张量成像研究 MHE 患者脑灰质与白质的异常,发现其存在脑皮层萎缩和脑白质低级别水肿。

二、核医学技术

单光子发射计算机断层成像(single photon emission computed tomography, SPECT)通

过探测接收并记录人体内靶器官或组织的放射性示踪物发射的 γ 射线,通过图像重建,以影像的方式显示出来,在提供解剖学结构的同时提供脏器的血流、功能、代谢情况等,在肝性脑病的应用主要反映在 CBF 改变,主要显像剂为 ^{99m}Tc-ECD。Sunil 等研究发现酒精性肝硬化 MHE 患者较正常人右侧前额叶、前扣带回 CBF 明显减低,右侧颞中回和海马 CBF 明显增高。

正电子发射体层成像(positron emission tomography,PET)是经外周静脉注射不同示踪剂后探测体内放射性核素分布,并定量分析人体内生物化学物质代谢情况的成像技术,能从分子水平诊断人体器质性病变及功能性病变,临床上常用的放射性核素有 ^{15}O、^{13}N、^{18}F、^{11}C;在肝性脑病的临床研究及应用中,主要有 ^{15}O-H$_2$O 评价脑组织血流灌注、^{13}N-氨检测脑内氨的代谢、^{18}F-FDG 反映脑内葡萄糖代谢情况及研究外周苯二氮䓬受体表达情况。

^{15}O-H$_2$O 可测量脑组织血流灌注改变,肝性脑病患者存在异常的脑血流灌注模式,急性肝性脑病 CBF 增加,慢性肝性脑病时 CBF 普遍降低;与氨代谢的区域性差别一致,肝性脑病患者的脑血流灌注也具有明显的区域性分布。Icersenl 等利用 ^{15}O-H$_2$O 测定肝硬化伴肝性脑病患者和健康对照组的脑 O$_2$ 代谢率和 CBF,发现肝硬化伴肝性脑病患者脑 O$_2$ 代谢率、CBF 降低与动脉血氨浓度升高呈负相关,且这些脑内物质的异常代谢与 HE 患者出现的神经精神异常密切相关,肝移植后这些代谢异常及认知功能损害均有所改善。肝性脑病患者脑内氨代谢增强已得到公认,而对于血脑屏障对氨的通透性是否增加尚无定论。Keiding 等应用 ^{13}N-氨实时动态监测肝硬化伴急性肝性脑病患者、肝硬化无肝性脑病患者及健康对照者的脑组织氨动力学,发现急性肝性脑病患者的血脑屏障对氨的通透性并未增加,脑内氨的增加主要由血氨增加导致。氨的代谢吸收与血氨浓度呈线性相关,当脑内血氨聚积,^{13}N-氨通过血脑屏障时,渗透性体表面积产物也随之升高,两者共同通过血脑屏障进入脑组织;最新研究发现肝性脑病与脑血氧代谢及 CBF 下降有关,而与氨的摄取无关。利用 ^{18}F-FDG PET 可反映脑内葡萄糖的代谢情况,Senzolo 等利用 ^{18}F-FDG 及神经心理测试对肝硬化患者及健康对照者进行长期跟踪研究,发现接受肝移植 1 年后的患者各大脑皮层葡萄糖代谢明显增加,神经心理测试结果也显示其认知功能明显改善,仅 20% 患者在额叶任务中残留轻微障碍;10 年后仍存活者认知功能却未见进一步改善。外周苯二氮䓬受体是一类结构和生理功能独特的受体,广泛分布于外周组织的线粒体外膜,其主要功能是合成类固醇。肝性脑病患者由于神经炎性反应活化小胶质细胞,使外周苯二氮䓬受体大量表达,进而使神经类固醇的合成增加,神经类固醇通过调节 γ 氨基丁酸受体发挥作用。^{11}C-PK 11195 是目前较为成熟的外周苯二氮䓬受体 PET 显像剂,Cagnin 等应用此显像剂在 MHE 患者中发现双侧苍白球、右侧壳核、右侧背外侧前额叶示踪剂摄取增高,表明胶质细胞的改变导致了外周苯二氮䓬受体表达增加,这可能是肝性脑病脑功能损害的原因。

三、小结和展望

总之,神经影像技术在阐述肝性脑病的病理生理机制方面具有重要价值,利用多模态功能影像技术,从微细结构、功能甚至分子水平全面揭示肝性脑病的病理生理机制;此外,寻找敏感、特异的影像学生物学标记用于肝性脑病的早期诊断、早期治疗及随访疗效观察是今后研究的重点方向之一。

(于 涛 任延德 原 皓 王成健)

第六章　肝性脑病的治疗

第一节　肝性脑病治疗原则

治疗原则包括:寻找和去除诱因,适当营养支持,维持水电解质平衡,减少肠道有害物质生成和吸收,促进有毒物质代谢和清除。根据患者发病诱因、临床类型和疾病严重程度,采取个体化治疗方案。

第二节　及早识别并纠正或去除诱因

许多因素可促发或加剧肝性脑病,多见于慢性肝病患者。

1. 预防并及时治疗上消化道出血　预防门静脉高压合并上消化道出血最根本的办法是降低门静脉高压或治疗食管胃底静脉曲张,一旦出现上消化道出血应及时给予止血并及时清除胃肠道积血。

2. 预防和控制各种感染　如肠道感染、原发性细菌性腹膜炎、坠积性肺炎、褥疮感染及败血症等,常是肝性脑病的重要诱因,应及时合理地给予抗感染治疗。

3. 预防便秘。

4. 预防和纠正电解质及酸碱平衡紊乱如低钾血症、碱中毒等。

5. 预防低血糖。

6. 慎用镇静、安眠、麻醉药,禁用含硫、含氨药物。

7. 严禁大量放腹水,减少手术创伤、大量排钾利尿及尿毒症等,去除医源性因素。

8. 避免高蛋白饮食。

第三节　重症监护治疗

肝性脑病为严重肝病的严重并发症,患者常常伴有肝、肾和脑功能不全等,属于临床的急危重症。因此,对处于肝硬化失代偿期或肝衰竭患者应加强临床病情观察,必要时可行生命体征监测、实验室检查等。一旦发生肝性脑病则应加强等级护理,并实施相应的监护措施。

一、监测时间与项目

1. 生命体征　包括血压、呼吸、脉搏等指标以及精神状态和扑翼样震颤等肝性脑病体征,肝硬化患者入院后进行常规观察,至少每日 1 次。对出现肝性脑病者应增加观察次数,并注意患者神志、言语、表情、行为、瞳孔和扑翼样震颤等肝性脑病体征的观察。

2. 血生化指标　对肝硬化(失代偿期)或肝衰竭的患者,应密切注意血生化指标的监测,如肝功能、血清电解质等,每周至少 1 次。若已出现肝性脑病者应立即予以检测,并在以后的时间里增加检测频次,以指导临床治疗。

3. 血常规及凝血酶原时间　对肝硬化失代偿期或肝衰竭的患者,尤其是怀疑并发或发生继发感染者,应注意血常规等指标的监测,并每周至少 1 次。若已出现肝性脑病者应立即予以检测,并在以后的时间里增加检测频次。

4. 血氨　对肝硬化(失代偿期)或肝衰竭的患者,应注意定期监测,对门脉分流术的患者及反复发作肝性脑病的患者,应不定期监测。

5. 腹部 B 超或 CT 等检查　主要观察肝脏病变程度,对病情许可者应注意定期检查,而对有腹水患者可予监测腹水的消长。

6. EEG　典型的 EEG 改变为节律变慢,昏迷时出现两侧对称的高波幅 δ 波。EEG 改变不仅对脑病有诊断价值,并且对预后判断有一定的意义。可在临床怀疑有肝性脑病时进行检测。

7. 影像学检查　发生肝性脑病时,患者头颅 CT 检查示脑皮质萎缩和脑水肿,这些改变与肝功能损害程度及智力测验异常显著相关,但症状进展中大脑萎缩的作用还不清楚。SPECT 显示区域性的脑血流异常,即额颞部及基底核区的局部血流量较正常者有所下降,降低水平与认知障碍程度相关。肝性脑病是肝病患者大脑功能失常表现,并无一般解剖水平的、确定的结构异常。目前采用的影像学技术主要是排除其他病变,而不是得出一个阳性诊断。

8. 其他　对早期或 MHE 患者可行数字连接试验及脑干听觉诱发电位等的检查。

二、肝性脑病的 ICU 治疗

1. 水的摄入　以满足生理需要为度,成人每日一般不宜超过 2 000ml 或前 24 小时的尿量加 500~1 000ml 为宜,并按需要行适当调整。对急性起病的肝性脑病患者,由于常伴有脑水肿,水分摄入应予适当限制。

2. 能量供给　以糖类为主,并保持糖类和蛋白质的比例均衡(一般为 5∶1)。昏迷期主要通过高渗葡萄糖液静脉滴注、复合支链氨基酸制剂、新鲜血浆等支持能量的供给。若患者伴有血糖升高,则可在每 4~6g 葡萄糖中加入 1U 普通胰岛素进行静脉滴注,待病情有所改善即当患者清醒后,可适当增加蛋白质的摄入,但仍须注意观察患者神志的变化,特别是注意有无神经症状的再次出现;也要避免因输入过多、过快糖液而造成低血钾、脑水肿及肺水肿等。

3. 维持电解质平衡　特别注意防治低血钾、低血钠、低钙血症及低镁血症等。对处于昏迷状态的患者因不能进食,同时常伴有使用利尿剂,故常会导致电解质的紊乱,尤易发生低钾血症,因此对这类患者,应注意适当给予补钾,并注意血清电解质的监控。稀释性低钠血症也是这类患者较为常见的一种现象,它可能是终末期的一种表现,提示钠泵功能衰竭,治疗上应限制水量为主,酌情适当补充钠液,可给予静脉滴注 28.75% 谷氨酸钠(含钠 34mmol/20ml)、3% 氯化钠注射液等,亦可给予渗透性利尿剂如 20% 甘露醇,以达到排水多于排钠。

4. 维持酸碱平衡　肝性脑病患者极易出现酸碱失衡,因此在治疗过程中应注意:①低钾、低氯血症时多伴有碱中毒,除可补充氯化钾液外,还可补充氯化钙液,每日 3~4g。还可每日 25% 精氨酸 40~80ml 加入葡萄糖溶液中静脉滴注。输注较大剂量维生素 C 亦有一定的预防或治疗碱中毒作用。②保持呼吸道通畅,吸氧,防治低氧血症和高碳酸血症。

5. 输血或血浆　急性肝性脑病患者病情变化较快,宜给予有力的全身支持治疗,其中以输新鲜血或血浆最为重要,一般每日输入 100~200ml。新鲜血或血浆可提供凝血酶原、凝血因子Ⅴ、凝血因子Ⅶ、凝血因子Ⅸ、凝血因子Ⅹ等,另外还可补充患者血清调整素的不足,有助于防治出血及感染等。对慢性肝性脑病患者,其肝功能相对稳定,可酌情输注新鲜血、血浆或白蛋白,但并非绝对必要。

6. 加强基础治疗　提高抵抗力,免疫调控基础治疗包括护理与生命体征的监护,氧气的供给及能量的补充。

这类患者机体抵抗力较差,必要时可给予胸腺素 α1,以调节免疫,减少细胞因子及炎症介质的有害作用;亦有学者认为胸腺素可使抑制性 T 细胞功能得到部分恢复,对暴发性肝衰竭引起的肝性脑病有一定的疗效。

目前对皮质激素的使用尚未获一致意见。一般认为对慢性肝炎肝硬化等导致的慢性肝性脑病,其使用利少弊多,无推荐价值。对于暴发性肝衰竭所引起的肝性脑病,有学者认为在多核白细胞、单核细胞和淋巴细胞表面含有糖皮质激素受体,应用激素与之结合,可抑制细胞免疫功能,减少炎症,保护肝细胞,因此在暴发性肝衰竭患者在其肝性脑病的早期,给予中、小剂量的皮质激素短程治疗可有一定的疗效。但近年来鉴于对皮质激素引起的电解质紊乱、出血及其他严重并发症,特别是继发严重的细菌或真菌感染等,故多主张不用或慎重使用。

第四节　营　养　支　持

由于蛋白摄入过多可能诱发肝性脑病,故传统观点认为,肝性脑病患者应限制蛋白摄入量。近年来研究认为,约 75% 的肝性脑病患者存在中重度营养不良,其蛋白需求较健康人更多。营养不良和肌肉萎缩是肝性脑病的易感因素,过长时间限制蛋白摄入会导致营养不良,不利于预后。有证据显示,肝性脑病患者可耐受正常蛋白饮食并从中获益。因而予患者合理的营养支持,是治疗肝性脑病的重要组成部分。需要注意的是,显性肝性脑病患者早期仍需适当限制蛋白摄入。

过去指南推荐肝性脑病患者能量和蛋白摄入量因病情严重程度不同而不同。但 2011 年 ISHEN 共识和 2014 年美国肝病研究学会(American Association for the Study of Liver Diseases,AASLD 和欧洲肝脏研究学会(European Association for the Study of the Liver, EASL)指南均推荐肝硬化患者每日能量摄入为 35~40kcal/kg(1cal=4.186J),每日蛋白质摄入量为 1.2~1.5g/kg,以便维持氮平衡。肝硬化患者鼓励少食多餐,避免日间 3~6 小时不进食,并建议吃夜宵,夜宵中应至少含有 50g 碳水化合物。吃夜宵可增加合成代谢,提高健康相关生活质量,但其长期益处仍需进一步评估。患者对不同来源蛋白质耐受性不同,氮源的摄入需考虑蛋白质的种类。植物蛋白含较多膳食纤维,有利于肠道微生态平衡、能降低肠道内 pH 值、促进粪便中氨排出,且富含鸟氨酸和精氨酸,促进尿素循环代谢氨。故目前多推荐摄入植物蛋白。

体内微量元素异常对肝硬化患者也存在不利影响。锌是氨基甲酰转移酶和谷氨酰胺合成酶的组成部分,这两种酶均参与体内氨代谢,故锌缺乏不利于血氨代谢。口服补锌可降低血氨水平,减轻肝性脑病程度,改善其健康相关生活质量。

第五节 药 物 治 疗

(一) 非吸收性双糖

乳果糖和拉克替醇均为非吸收性双糖。乳果糖是目前预防和治疗肝性脑病最主要的药物之一。自 1996 年初次报道可用于治疗肝性脑病以来,已有近五十年的历史。乳果糖可酸化肠道;抑制产氨细菌生长、增加细菌对氨的利用,减少肠道内氨的产生和吸收;促进肠内容物排泄,利于氨和其他含氮物质排出。乳果糖是美国食品和药品管理局(Food and Drug Administration,FDA)批准用于治疗肝性脑病的一线药物,并被推荐作为治疗肝性脑病新药随机对照试验的标准对照药物。其常用剂量为每次口服 15~30ml,2~3 次 /d,以每天产生 2~3 次 pH<6 的软便为宜。在实际使用中较少检测粪便 pH 值,一般维持每日 2~3 次软便即可。无法口服时,可保留灌肠给药。乳果糖不良反应少,也可用于糖尿病或乳糖不耐受的患者,但肠梗阻时禁用。

拉克替醇对肝性脑病的疗效与乳果糖相当,其优点是甜度较低。推荐使用初始剂量为 0.6g/kg,分 3 次于就餐时服用,可根据大便情况调整用量,以每日 2 次软便为宜。但使用初期易出现胃肠胀气、痉挛等不良反应。

(二) 利福昔明

肠道微生物在肝性脑病发病中扮演重要角色,口服抗菌药物可抑制肠道产氨细菌,有助于改善肝性脑病症状。以往使用新霉素、甲硝唑等较多,但不良作用和长期风险限制其应用。利福昔明是利福霉素的衍生物,在肠道几乎不吸收,可以强效、广谱地抑制肠道内微生物的生长。迄今为止已有多项研究比较了利福昔明与乳果糖、其他抗菌药物或安慰剂预防和治疗肝性脑病的疗效,结果表明利福昔明具有相当或更好的效果。对显性肝性脑病患者,联合应用利福昔明和乳果糖可获得较单用乳果糖更大的益处。此外,利福昔明用于治疗轻微型肝性脑病也有良好的效果。多项临床试验表明利福昔明可提高轻微型肝性脑病患者意识功能、模拟驾驶的能力和健康相关生活质量。

作为一种口服经肠道吸收很少的抗菌药物,利福昔明安全性较高,无严重不良反应,长期服用也不影响肠道正常菌群,不诱导肠道耐药菌产生。但有个案报道,利福昔明可导致中性粒细胞减少、中毒性表皮坏死松解症,停药以及对症治疗后可完全恢复。若长期服用利福昔明仍需警惕不良反应的发生。目前国外各项研究中利福昔明治疗肝性脑病的剂量和疗程不尽相同,我国使用利福昔明较少,经验相对欠缺。2013 年中国肝性脑病诊治共识意见推荐剂量为 400mg,每 8 小时口服一次。

(三) 肠道微生态制剂

主要包括益生元、益生菌和合生元,可调节肠道菌群。近年来肠道微生态制剂治疗肝硬化和肝性脑病的作用日益受到重视。有多项随机对照试验表明,益生菌能有效预防肝硬化患者发生肝性脑病,但也有研究认为该类药物并无明显作用,其预防和治疗肝性脑病的作用尚存争议。

(四) 支链氨基酸

包括缬氨酸、亮氨酸和异亮氨酸,均为人体必需氨基酸,在骨骼肌中代谢。肝硬化患者血浆支链氨基酸(branched chain amino acid,BCAA)浓度降低,而芳香族氨基酸升高,这种氨基酸失衡可能在肝性脑病发病中起一定作用。Les 等认为饮食供应 BCAA 并不能减少肝性脑病的复发,但可改善轻微型肝性脑病症状和患者营养状况。有研究显示,口服 BCAA 可改善肝性脑病患者症状,但并不提高生存率。因而指南推荐口服 BCAA 作为对传统治疗反应欠佳患者的替代或补充治疗。

有研究认为静脉使用 BCAA 可纠正氨基酸代谢失衡,竞争性抑制芳香族氨基酸进入大脑,减少假性神经递质生成,有助于改善肝性脑病。但总体而言,这些研究质量较差,其价值有待于进一步证实。目前临床静用氨基酸种类繁多。17 氨基酸、18 氨基酸等均为营养氨基酸,主要用于手术、创伤等所致氨基酸缺乏和低蛋白血症等。以 BCAA 为主的复方氨基酸注射液包括 3 氨基酸(亮氨酸、异亮氨酸、缬氨酸)、6 氨基酸(3 种 BCAA、精氨酸、门冬氨酸和谷氨酸)、15 氨基酸等。由于 3 氨基酸和 6 氨基酸主要成分是 BCAA,缺乏人体代谢所需的其他氨基酸,临床上多用于肝性脑病发作患者,不宜作为肝病患者营养氨基酸。15 氨基酸除用于肝性脑病治疗,也可用于肝硬化、亚急性及慢性重症肝炎等肝功能不全患者,改善营养状况。

(五) 其他药物

门冬氨酸鸟氨酸(ornithine aspartate,OA)可增加氨基甲酰磷酸合成酶和鸟氨酸氨基甲酰转移酶的活性,促进尿素循环降低血氨。该药物既可口服也可经静脉使用。有研究认为,与安慰剂组相比,静脉用 OA 对显性和隐匿性肝性脑病均有明显疗效。TIPS 术后使用 OA 注射液可有效降低静脉血氨,改善患者神经精神症状。口服 OA 则无明显疗效。2014 年 AASLD 和 EASL 指南推荐 OA 注射液作为对传统疗法反应不佳的患者的替代或补充治疗。

谷氨酸盐可降低血氨,但不能透过血脑屏障,对脑内氨增多并无明显效果,且使用过多可导致碱中毒,增加肝性脑病风险,目前不推荐使用。精氨酸参与尿素循环,并可促进尿素合成降低血氨。精氨酸盐呈酸性,可酸化血液、减少氨对中枢的毒性作用,主要用于伴有代谢性碱中毒的肝性脑病患者。

在乳果糖出现之前,泻剂曾被用于治疗肝性脑病,聚乙二醇(polyethylene glycol,PEG)3350- 电解质溶液是常用的一种泻剂。有研究比较乳果糖与 PEG 治疗明显性肝性脑病的疗效,结果发现,PEG 治疗者症状改善更快,住院时间更短,疗效可能优于乳果糖。苯丁酸甘油(glycerol phenylbutyrate,GPB)是一种可用于治疗尿素循环异常等疾病的新药,可促进含氮废物排出,从而降低血氨,预防肝性脑病发生,且不良反应少。乙酰 -L- 肉碱(acetyl-L-carnitine,ALC)具有保护神经作用,并能增加线粒体代谢,降低血氨。有研究显示,口服ALC 可改善显性肝性脑病患者精神和身体的疲乏状态,并使患者运动能力增加,提高其生活质量。但这些药物预防和治疗肝性脑病的价值仍需更多证据支持。

第六节　人工肝支持治疗

肝脏是人体的重要器官之一,具有解毒、生物合成和生物转化等多种功能。由于多种原因所致肝衰竭必然导致机体的代谢紊乱和毒性物质的大量堆积,两者又进一步影响肝细胞功能,形成肝衰竭的恶性循环。人工肝顾名思义为具有正常肝脏功能的人工器官装置,是一种代替肝脏功能的治疗手段。除肝细胞移植外,人工肝与多数人工器官不同,是在体外采用某种具有解毒、代谢等作用的装置来代偿肝脏功能,对肝衰竭患者只能起辅助支持治疗作用,故多称为人工肝支持系统(artificial liver support system,ALSS)。人工肝研究的出发点主要基于肝衰竭必然造成严重的代谢紊乱及毒性物质积聚,并反过来又影响肝细胞再生,形成恶性循环,利用人工肝有望代偿肝脏的解毒与生物合成两大功能。人工肝支持系统分为非生物型及生物型。广义上讲,生物型人工肝应包括体外肝细胞培养支持系统、肝细胞移植及肝移植,狭义生物型人工肝指体外肝细胞支持系统。

一、人工肝研究发展史简介

在过去四十多年的发展过程中,先后出现了多种人工肝方法,大致可分为以下两大类。一类为早期人工肝支持系统,该系统大多以解毒为主,部分兼有补充生物活性物质的作用。早期人工肝可进一步分为非生物型(Ⅰ型)和中间型(Ⅱ型)人工肝支持系统。此类人工肝中应用于临床治疗肝衰竭者主要包括:血液透析、血液透析滤过、血液/血浆灌流(活性炭灌注)、血浆置换、交换输血及整体洗涤等多种形式的人工肝支持系统。实践证明,这些早期肝支持系统常可使肝衰竭患者的肝性脑病症状暂时好转,但存活率无显著改变。另一类为生物型人工肝支持系统,是一种新型的人工肝支持系统,出现于 20 世纪 80 年代后期,由生物成分和合成材料组成,包括生物型人工肝支持系统和混合生物型人工肝支持系统,分别属Ⅲ、Ⅳ型人工肝。生物型人工肝是将同种或异种供体的全肝、肝组织片、肝细胞悬液、培养肝细胞、肝细胞微粒及特定的肝细胞酶等与生物合成材料相结合组装成某种形式的人工肝装置,在此基础上与早期人工肝联合应用则为混合生物型人工肝支持系统(表6-1)。

尽管近年来各种人工肝系统均得到较大发展,但只有以培养肝细胞为材料的新型生物型人工肝的出现日臻成熟,人工肝支持系统才终于有望成为肝衰竭理想的辅助支持治疗手段,为患者等待肝移植或通过肝再生而自然恢复争取时间、创造条件,因而成为肝衰竭治疗研究的热点。

表6-1　人工肝支持系统的分型

分型	主要技术	功能
Ⅰ型(非生物型)	血液透析/滤过,血液/血浆置换	以解毒功能为主
Ⅱ型(中间型)	血浆交换、交换输血	去除毒性物质,补充生物活性物质
Ⅲ型(生物型)	交叉血液循环、肝灌流、体外生物反应	具有肝特异性解毒、生物合成装置、体内植入肝细胞及转化能力
Ⅳ型	Ⅲ型与Ⅰ、Ⅱ型混合组成	兼有Ⅰ、Ⅱ型功能

二、人工肝分类及主要特点

人工肝根据其组成及性质主要分为非生物型、生物型及混合型生物型人工肝。非生物型人工肝是指以机械被动去毒为主的人工肝支持技术,大多是血液净化方法在肝衰竭治疗中的应用,包括血浆置换、血液灌流、血液滤过、血液透析及血浆胆红素吸附等。生物型人工肝是将肝细胞培养技术与血液净化技术相结合的产物,其基本原理是将体外培养增殖的肝细胞置于特殊的生物反应器内,利用体外循环装置将肝衰竭患者血液或血浆引入生物反应器,通过反应器内的半透膜与肝细胞进行物质交换和生物作用,同时利用肝细胞分泌内源性活性物质及转化外源性毒素而发挥作用。混合型生物型人工肝是将生物型人工肝与非生物型人工肝联合使用,集非生物型人工肝的解毒和生物型人工肝的合成、代谢及转化等作用于一体,代表了人工肝今后的主流发展方向。

(一)非生物型人工肝

经过近半个世纪的研究,非生物型人工肝有了极大发展,在清除毒素方面各有特点。血浆置换除了解毒功能外,还能补充白蛋白、凝血因子以及其他生物活性物质。目前非生物型人工肝已在临床上广为开展,常用的方法包括血浆置换、血浆吸附、血液透析、血液滤过及白蛋白透析等。国内已有大量单位采用非生物型人工肝技术,治疗肝衰竭患者万人次以上,发表文献数百篇,结果显示根据病情将以上方法进行不同组合,可减少患者循环血中的胆红素、内毒素,调整血氨基酸比例,降低血病毒含量,维持电解质平衡,暂时替代肝脏部分的解毒、合成蛋白及代谢功能。在肝衰竭的早、中期进行治疗,能明显提高治愈好转率,挽救患者的生命;晚期进行治疗,虽症状能暂时得以改善,但治愈好转率较低,若能与肝移植结合能提高存活率。

1. 传统血液透析技术　《人工肝支持系统治疗的操作指南》指出,伴有肝性脑病时,选用血浆置换加血液灌流;伴有肾衰竭时,选用血浆置换加血液滤过;伴有高胆红素血症时,选用血浆胆红素吸附;伴有水电解质紊乱时,选用血浆置换加血液滤过或血液透析。血浆置换(plasma exchange,PE)是目前国内应用最广泛的非生物型人工肝疗法,具有简单、有效、价格较低廉等特点。其采用聚乙烯膜制成中空纤维透析装置,分离出患者血浆的同时输入等量新鲜冰冻血浆,能够清除体内的毒性物质,补充患者体内缺乏的白蛋白、调理素、凝血因子等,替代了肝脏的部分功能,为肝细胞再生创造一个较好的内环境。临床上,能够显著降低肝衰竭患者的病死率。传统的血浆分离器孔径为 0.2~0.6μm,基本所有的血浆物质都能透过,因此在清除毒物的同时丢弃了大量对人体有益的活性物质,如补体,纤维蛋白原,免疫球蛋白等。PE 补充的大部分是冰冻血浆,为抗凝加入了枸橼酸进行稀释,冰冻血浆和正常人血浆相比其白蛋白及球蛋白的浓度都较低,因此普通血浆置换后患者白蛋白等浓度显著降低,对病情恢复不利。为此,国内有研究应用小孔径血浆置换器 EC-4A 治疗肝衰竭患者,与传统的血浆分离器 PS-06 比较,其孔径小($0.03μm<0.2μm$),能保留一部分大分子物质,治疗后 EC-4A 组 IgG、IgA、IgM、C3 及 C4 浓度都高于 PS-06 组的浓度,减少了血浆用量(2 500ml<3 000ml),EC-4A 组的存活率优于 PS-06 组[11/19(57.9%)<13/30(43.3%)]。因此,小孔径血浆分离器比传统的血浆分离器更适合应用于血浆置换,维持血流动力稳定,提高疗效。

PE 的不良反应包括穿刺部位出血、感染、低血压、血液成分(如血小板)丢失、血浆、药物及管路溶出物质相关性超敏反应及血制品潜在的感染等,位居前列的不良反应主要源于对血浆的过敏以及体外循环带来的血流动力学的改变。这些结果提示,单纯 PE 对高胆红素血症和凝血功能低下的患者非常适宜,但对肾功能不全、肝性脑病等无明显疗效。

持续性血液滤过是近几年发展起来的血液净化方法,可以同时清除小分子和中分子物质等,溶质清除的范围更广泛,能力更强大。此外,由于其对细胞因子的清除作用,有助于调节细胞因子网络的失衡,对控制感染和炎症的病理过程有一定帮助。因此,血浆置换联合持续性血液滤过不但能弥补 PE 不能调节水电解质平衡的缺点,而且可以减轻肝脏的损伤。

2. 肝透析　最初也称为 BioLogic-DT,由美国某公司研制,在 1997 年得到了 FDA 批准,用于治疗因慢性肝病或急性肝衰竭引起的肝性脑病。肝透析一般疗程为 3~4 日,每日 6 小时。在进行肝透析治疗时,加入的肝素量取决于患者的国际标准化比值(INR),INR ≥ 2.35 时不需另外注射肝素。早期的非随机临床试验表明肝透析技术对一些患者有一定疗效,随后的对照试验证明其疗效不尽一致。一项包含 56 名患者的重要的临床随机对照试验表明,肝透析组相较于对照组而言:①能改善患者血压和精神状态;②肝性脑病Ⅲ期和Ⅳ期的慢加急性肝衰竭患者能够有较好的治疗效果,其中多数伴有肝肾或肝肺综合征;③肝功能改善,住院时间缩短,且生理状态更适合肝移植手术(对照组却没有患者状态改善能达到肝移植要求);④对于患有 1 型肝肾综合征的患者,肝透析有更好的疗效,且能够达到提高血压的作用(普通透析则不具备此功能)。

3. 分子吸附再循环系统　分子吸附再循环系统(molecular adsorption recycling system,MARS)由德国罗斯托克大学研发,其原理是将患者血液中非水溶性蛋白结合毒素(如胆红素、胆酸等)及水溶性毒素(肌酐、尿素、血氨等)通过模拟肝细胞膜的 MARS 膜,弥散和渗透到膜外的白蛋白液中。MARS 包括血液循环、白蛋白再生循环和透析循环 3 个循环。小分子水溶性毒素如血氨、肌酐、尿素等经透析循环被清除,蛋白结合毒素通过活性炭吸附和阴离子树脂吸附被清除,白蛋白重新循环,持续发挥解毒功能。研究表明 MARS 能够清除血清胆红素及调节电解质,对降低血清肌酐水平及改善肝性脑病也有显著效果。临床上,MARS 在急性肝衰竭的治疗中得到了广泛的应用,特别是对改善肝性脑病症状有显著的疗效(表 6-2)。

表 6-2　肝衰竭 MARS 治疗标准

开始标准

血清总胆红素（TBil）>300μmol/L 及以下情况之一
(1) 2 级或 2 级以上肝性脑病
(2) 肝肾综合征

标准 MARS 治疗方案

6~8 小时间歇性血液透析
血流动力学稳定及无脑水肿时使用
柠檬酸盐抗凝（如果有柠檬酸盐代谢障碍，可换用肝素）
循环血流量为 250ml/min
循环白蛋白流量为 250ml/min

继续 MARS 治疗方案

24 小时持续性静脉血液过滤
血流动力学不稳定及有脑水肿迹象时使用
柠檬酸盐抗凝（或肝素）
血流量为 180ml/min
白蛋白流量为 180ml/min

终止标准

按计划 3 日完成以上 MARS 治疗
以下情况停止
(1) TBil<200μmol/L
(2) 肝性脑病缓解

4. 普罗米修斯人工肝支持系统　是在费森尤斯 4008H 血液透析机的基础上增加一个模块，从而改进为部分血浆分离及吸附（fractionated plasma separation and adsorption，FPSA）系统。FPSA 不仅能有效通过直接吸附作用清除白蛋白结合物毒素，同时在单独高通量血液透析阶段，能高效率清除水溶性毒素。其最大优势在于整个治疗期不需要外源性的白蛋白作预冲洗及灌注，还可以作为血透机进行传统的血液透析。在 FPSA 两个单独治疗步骤中，分别清除白蛋白结合毒素及水溶性毒素。首先，患者自身血液通过白蛋白滤器，从血液中分离出白蛋白，截留血液中分子量较大的物质和细胞。滤过的白蛋白灌注至吸附器中，通过与高亲和力的吸附材料直接接触将结合毒素清除，然后将恢复原本特性的白蛋白重新回输到患者血液中。因此，在整个治疗过程中，无须补充外源性白蛋白。其后，通过直接透析患者血液而将水溶性毒素有效的清除。Senturk 等通过包含 27 例患者的临床试验证实，使用 FPSA 共计 85 次（平均 6h/ 次）治疗急性肝衰竭患者，治疗前后患者各项生化指标对比，其有效性及安全性都较高，也未发生血液系统并发症，4 名患者等到了肝移植，9 名患者不需要进行肝移植病情已好转。

（二）生物型人工肝

生物型人工肝涵盖了一切用整肝、部分肝、肝细胞等治疗肝衰竭的方法，是以培养肝细胞为生物材料的体外人工肝支持系统。它主要由生物成分、生物反应器及体外循环装置 3 部分组成。主要原理是利用培养的生物活性成分（肝细胞）置于体外生物反应器中，患者血液或血浆流过生物反应器,通过半透膜或直接与培养肝细胞进行物质交换,为肝衰竭患者提供肝脏支持功能,使肝衰竭患者度过至肝移植或肝功能恢复从而避免肝移植。生物型人工肝是与正常肝脏最为接近的人工肝支持系统,可全面替代肝脏解毒、生物合成及分泌代谢等功能。

1. 来源于人的生物型人工肝 使用人肝细胞的生物型人工肝支持系统,其主要障碍还是人肝细胞的永生培养问题。原代肝细胞来源有限,而生物工程学的发展为提供稳定的肝细胞株建立了良好的基础,包括使用冷藏保存的人肝细胞(多来自丢弃的肝脏)、胎儿肝细胞及干细胞等。出于医学伦理学上的限制,上述技术的临床应用较为有限,也缺少更多的研究数据。目前,来自于 HepG2 肝细胞瘤的永生 C3A 人类肝细胞株被用在体外肝细胞支持设备(extracorporeal liver assist device,ELAD)中。在一项包含 25 名急性肝衰竭患者的临床随机对照试验中,ELAD 治疗组与对照组相比,可显著降低患者总胆红素及血氨水平,改善肝性脑病程度。2006 年,ELAD 在北京进行了Ⅲ期临床试验。2007 年 4 月第三届全国重型肝病及人工肝血液净化学术年会上,关于组合型 ELAD 生物型人工肝治疗肝功能不全及肝衰竭患者的多中心、随机、对照、开放的研究报道,治疗组 33 例,对照组 15 例,对照组采用血浆置换及血液滤过治疗,治疗组加用 ELAD 生物型人工肝治疗,治疗时间 48~72 小时。治疗组治愈好转 23 例(69.7%),肝移植 1 例,死亡 9 例;对照组治愈好转 7 例(46.7%),肝移植 4 例,死亡 4 例。Gish 等在沪港肝病年会报告了近年采用 ELAD 及 C3A 细胞株的Ⅲ期临床试验结果,该研究由我国解放军总医院第五医学中心及首都医科大学附属北京佑安医院共同完成,在重度黄疸的慢性肝炎病例中发现,治疗组 30 日存活率达 86%,而对照组仅 47%,具有显著统计学差异。在已证实具有统计学显著疗效的国际生物型人工肝临床试验中,以上为仅有的 2 组研究(另一项为 Demitroil 等以原代猪肝细胞构成的 HepatAssist 系统)。虽然这些相关研究一定程度上证实了这种技术的有效性及安全性,但是目前仍然存在对 C3A 肝细胞株潜在的致恶性肿瘤危险的担心。

2. 来源于非人类肝细胞的生物型人工肝 由于猪的肝细胞与人相似,而且来源更加方便和充足,因此一直作为生物型人工肝中细胞的重要来源用于临床研究和治疗。其治疗的基本原理与使用 C3A 肝细胞的 ELAD 系统基本相同,而且细胞来源更为稳定和充足,大大降低了相关费用。目前已有多个使用猪肝细胞的生物型人工肝系统在临床对照试验中进行了评价,其中 HepatAssist 系统已进行了Ⅱ/Ⅲ期临床试验。HepatAssist 生物型人工肝系统是目前为止唯一完成Ⅱ/Ⅲ期前瞻性、多中心、随机、对照临床试验的生物型人工肝系统。其生物反应器内含 5×10^9~7×10^9 个冻存猪肝细胞,细胞附着于微载体后培养于中空纤维管外管腔。国内生物型人工肝的临床研究从 20 世纪 90 年代末开始,主要为应用中空纤维型生物反应器及原代猪肝细胞治疗肝衰竭患者。猪肝细胞虽然来源稳定充足,但并非没有危险性,治疗中细胞与血浆的接触会导致组织的不相容,短时间内(≤ 7 日)重复治疗会导致猪肝细胞产生异常蛋白,而一些动物疫源性传播疾病危险性仍然存在,如猪的反转录病毒虽然未被证实会传染人,但并不能排除此种危险性。

其他相同的支持系统还包括体外模块化肝支持系统(modular extracorporeal liver system,MELS)、荷兰阿姆斯特丹大学医学中心的 AMC-BAL 生物型人工肝系统、美国 Excorp 医药公司研制的生物肝支持系统、意大利研究的辐射状流动生物反应器及生物替代肝支持系统、我国中国人民解放军总医院研制的混合氯化四乙胺的人工肝支持系统、南京大学研制的混合生物型人工肝及混合生物型人工肝支持系统。在上述系统中,我们的 RG2-2000 型混合生物型人工肝支持仪获得了国家新产品证书。其中最有名的还是将单向白蛋白过滤与静脉血液透析联合的 MELS,以及将患者血浆与猪肝细胞直接接触作用的 AMC-BAL 系统。这两个功能相近的系统,可作为患者等待肝移植期间的缓解治疗,大大延长患者等待肝移植的时间,而且已进行了临床 I 期试验。而 AMC-BAL 还有其独到之处,即是让患者血浆与猪肝细胞直接接触,这也是其他生物型人工肝所不具有的特点,但目前也存在着对这种治疗模式的安全性的忧虑。虽然最初设计是使用猪的肝细胞,但是也有研究者尝试使用来源于人的肝细胞来进行治疗。Poyck 等将猪肝细胞、发育成熟的人肝细胞及胎肝细胞分别用于 AMC-BAL 来治疗患者,发现 3 种细胞在白蛋白生成上并无显著差异,但在氨的生成、利多卡因消除、糖酵解方面,成熟人的肝细胞功能明显优于其他两类细胞。

3. 混合型生物人工肝 当前临床上主要运用的是非生物及生物型人工肝,而其各自的优缺点是互补的。因此,学者更倾向于研究将偏重于解毒作用的非生物型人工肝与生物型人工肝相结合的混合型人工肝。混合型人工肝发展迅速,其核心仍然是肝细胞及生物反应器,国内外研究者围绕这两个方面进行了大量的工作,取得了一定的进展。普遍认为,生物型人工肝至少需要 150~400g 的肝组织量,相当于 10^{10} 肝细胞才能有效替代衰竭的肝功能。国内建成了首株具有与原代培养肝细胞类似形态学特征及生物学功能的人源性永生化肝细胞系,创建了应用胶原酶灌流分离猪、人肝细胞的新方法,获得了高质量的肝细胞。而且还建立了稳定、可靠的猪急性肝衰竭模型,创建了一种基于无纺布生物反应器、原代猪肝细胞的新型全血灌流式生物型人工肝系统,并已证实其治疗猪实验性急性肝衰竭的疗效。

随着生物医学材料、肝细胞培养等技术的发展,生物型人工肝/混合型人工肝逐渐成为人工肝研究的热点。国际上已经有数个生物型人工肝系统完成了 I 期临床试验,其中两个系统已初步完成Ⅲ期临床试验。国内生物型及混合型人工肝的临床研究从 20 世纪 90 年代末开始,研究结果表明,混合型人工肝在替代肝脏合成及生物转化功能方面较非生物型人工肝有明显优势,同时在解毒功能上能形成协同作用,使患者肝功能在治疗后更为稳定,缓解了非生物型人工肝治疗后明显反跳的现象,对患者内环境的稳定及肝功能恢复有较好作用。美国 HepatAssist 2000 型混合系统的 I 期临床研究结果显示,I 组等待紧急肝移植的暴发性肝衰竭患者 18 例,其中 16 例经支持治疗者神经系统症状均好转,中心静脉压降低、脑灌注压增高、血氨下降、肝移植成功,另有 1 例自然恢复;Ⅱ组等待再次肝移植的暴发性肝衰竭患者 3 例取得类似的成功;Ⅲ组 10 例慢性肝衰竭者经支持治疗症状改善,但 8 例因并发多器官衰竭和败血症死亡,另 2 例恢复并择期实施了肝移植。在前不久完成的多中心随机临床研究中,该混合系统治疗 85 例肝衰竭患者的 30 天生存率为 71%(对照组 62%),其中对乙酰氨基酚中毒性肝衰竭患者的生存率为 70%,对照组仅 37%。该系统虽还未被美国食品和药品管理局批准,但其对肝衰竭的治疗作用效果是显而易见的。

三、存在问题与展望

(一)医学伦理和法规制度问题

世界卫生组织(World Health Organization,WHO)近来决定,需要对将组织工程学转化到临床应用与市场化方面做出相应的规定并制订统一的标准。在美国,生物型人工肝被认为属于医学组织工程学产品(tissue engineering medical products,TEMP),一般由 FDA 下属的复合产品部门或罕用产品开发办公室管理,公共卫生部门却需要关于这种产品用于市场前安全、纯度及效能的相关证据,因此,在投入市场前需要 3 期研究:1 期系关于可行性的研究;2 期为关于安全性和效能的研究;3 期也是最重要的严格的临床对照试验。在欧洲,生物型人工肝被当做高级医学治疗产品(advanced therapy medicinal products,ATMP),2008 年欧盟对 ATMP 的市场准入和管理进行了相应立法,成立了专门的监督管理机构——欧洲医学会下属的专门委员会,作为在科学上规范类似生物型人工肝的 ATMP 核心机构。我国对生物型人工肝等高级医学治疗技术的立法及管理相对滞后,虽然中华医学会在 2012 年的《肝衰竭诊疗指南》中对人工肝的相关临床应用等进行规范,但仅作为临床指南应用,缺少相应针对此类先进生物治疗技术的具体法律法规和政府评审机构。这也是下一步需要更关注的重要方面,政策法规应该更加完善和便于实施,对市场准入和临床应用也应基于医学伦理的考虑严加管理和监督。

(二) 人工肝的支持技术研究

1. 肝细胞源　无论是基于伦理学考虑还是对目前主要细胞来源安全性的担忧,肝细胞来源一直是制约生物型人工肝发展的重要障碍。现有的人源性或动物源性肝细胞有诸多局限,如非同源组织的免疫排斥、突变细胞的潜在致肿瘤性及潜在动物疫源传染病等。近年来,干细胞的研究也许为人工肝细胞来源指出了一个重要方向。肝干细胞来源广泛,研究表明不论何种来源的肝干细胞作为肝脏疾病治疗,都是良好的细胞源,其强大的增殖、双重或多向分化的能力、低免疫源性的特点,必将为解决临床移植供体缺乏提供重要的途径。美国科学家在 *Science* 发表的一篇科学报道,在实验室中能够人工合成人体活细胞,由于肝细胞通常需要与底质附着才能发挥功能,混悬的肝细胞功能不够理想,所以对肝细胞人工细胞膜包埋和肝基质的研究是生物型人工肝细胞源发展的一个方向。

2. 生物反应器　生物反应器是生物型人工肝的核心装置。当前,全球生物反应器的研究发展迟缓,现有的装置在材料、结构设计及效果等方面均远未达到理想程度,如反应器材料的生物相容性、培养肝细胞的密度及规模、血浆与肝细胞间的物质交换效率等均需较大程度的改进。如何使生物反应器最大限度地模仿正常肝脏的组织结构,为培养肝细胞提供类似于体内的生存及代谢环境是今后研究的又一难点所在。这也是涉及多个交叉学科的问题,需要材料学、物理学、化学、工程学及医学等发展与融合才能取得更大的进展。

3. 仿生肝脏微环境　从组织工程学角度,在肝移植供肝缺乏的情况下,如何在体外生物支架上培养出组织肝块或体外培养类似肝脏样结构,最终在体外培养出肝脏将是生物型人工肝领域的革命性突破。最近有学者进行了肝脏去细胞化支架的开拓性研究,其主要优点是最大限度模拟了肝脏的微组织结构,为肝脏各类细胞提供最接近自然状态的生长环境,是今后研究的方向和难点。

4. 非生物型人工肝的改进　由于非生物型人工肝使用容易,费用较低,可在临床上长期大量使用。然而由于缺少生物型人工肝中肝细胞的重要作用,其功能明显受限,临床使用范围和治疗效果都有局限。当前,临床应用的系统主要有 MARS、SPAD、Promethus 等系统。此治疗方法主要替代肝脏的解毒功能,但缺乏补充蛋白质、凝血因子等肝脏合成功能的替代。由于对非生物型人工肝疗效的临床研究多侧重于支持效果(生化指标及临床症状的改善)而并非患者存活率,对于是否达到临床治疗预期还存在争议。因此,对非生物型人工肝的改进可能应更多的关注如何更好提高患者存活率及与生物型人工肝的交互融合功能互补。

(三) 临床应用循证医学证据

虽然非生物型人工肝在临床上得到了广泛的应用,而且生物型人工肝的疗效在多项临床试验中也得到了验证,但目前对这项技术的疗效及安全性缺乏循证医学证明,绝大多数发表的临床试验也是属于证据等级较低的样本量较小的非随机对照试验。这也大大降低了人工肝技术的临床应用价值。2003 年,*JAMA* 上发表了关于非生物及生物型人工肝治疗的12 个随机试验(483 名患者)的系统评价,结论是使用人工肝支持系统相较于内科综合治疗可显著降低慢加急性肝衰竭患者的病死率,但对急性肝衰竭患者则无显著影响。Liu 等在Cochrane 图书馆发表了关于人工肝治疗肝衰竭的系统评价,纳入了到 2009 年为止的相关临床研究资料,也表明相较于临床标准治疗,人工肝支持治疗对于慢加急性肝衰竭效果更为显著,而对于急性肝衰竭患者疗效不确定。考虑到证据的局限性,在临床上仍不推荐将人工肝作为肝衰竭患者的常规治疗。上述重要的一线资料存在的主要问题是:

1. 尚需更多大样本多中心研究来证明外部可靠性。

2. 未对导致肝衰竭的病因进行明确。

3. 缺少对患者随机分组及临床结局的盲法判定。

4. 作为对照的标准内科治疗措施各不相同。

5. 未采用临床协作网络的推荐。人工肝以后的临床应用研究也应该集中在这几方面,需要更多证据等级高的随机对照试验来验证,也对科研经费的投入提出了更高的要求。

人工肝在对肝衰竭的治疗中有着十分重要的作用。多种非生物型人工肝被证明在改善早期肝衰竭患者生化指标和临床症状方面有十分显著的效果,但是对患者远期生存率的影响还缺乏相应的证明。除了一些使用血浆置换的非生物型人工肝,其对绝大多数患者的解毒作用并不明显。而在试验中有着强大解毒和肝脏替代作用的生物型人工肝设备还处于严格而复杂的临床试验程序中,并未投入市场使用。尽管多项临床试验证明生物型人工肝对患者的显著疗效,但是其使用仍然存在争议和问题,包括安全细胞来源的不足、法律及监管的滞后、成本及使用费用的高昂等,都制约了这项技术的大范围应用。虽然面对着许多困难,但是人工肝技术的研究仍会不断进步,相关基础支持学科的研究进展会为解决上述问题提供更多的选择,混合型人工肝作为将来人工肝发展的主要趋势,将为拯救临床上的危重患者找到更安全有效的全新治疗模式。

第七节 肝 移 植

一、肝移植发展简史

用手术方法植入一个有活力的健康肝脏,以获取良好的肝功能,称为肝移植。肝移植的实验研究,始于 20 世纪 50 年代中期,有两种术式几乎同时开始。1955 年 Welch 首次试行狗的异位肝移植实验,原肝不动,将另一只狗的肝植入腹腔另一部位;1959 年 Moore 首次应用另一术式,将狗的原肝切除,在解剖原位植入另一只狗的肝,是为原位肝移植。两种术式都是同种移植,其目的都是摸索一套可供临床应用的手术技术。同种肝移植于20世纪60年代初进入临床,1963年3月1日美国Starzl首先为一位先天性胆道闭锁患儿施行原位肝移植,手术成功,虽患儿很快因大出血死亡,但毕竟揭开了人类同种肝移植的序幕。1964年Absolon在临床上首先应用异位肝移植。但在随后的约四年时间中,两种术式均未获得长期存活,原位肝移植12例中最多存活23天,异位肝移植6例存活则为34天。到1967年情况突然好转,7月23日Starzl为一肝癌患儿施行原位肝移植,患儿存活400天,终于获得1年以上的长期存活。从1963年起,移植术后使用硫唑嘌呤、泼尼松联合治疗,1966年后再加抗淋巴细胞球蛋白三联免疫抑制治疗,肝移植成功病例日益增多。虽然Fortner于1969年也获得异位肝移植后8个月的长期存活,但原位肝移植的成就远远超过了它,而成为全球通用的术式。1978年新一代免疫抑制剂环孢素的临床应用,使原位肝移植进入了一个新的发展高峰期。到1983年,国外共已施行肝移植超过800例,而美国匹兹堡Starzl组每年肝移植超过100例,成为全球最大的肝移植中心,其术后一年存活率从以前的20%上升到50%左右,最长健康存活者已达14年,有30余例已过5年,长期存活者能胜任工作、社交和适量运动,妇女能妊娠和生育。由于这些进展,1983年6月美国国立卫生研究院评议开发会议正式发布文告,认为肝移植是终末期肝脏疾病的一个治疗方法,值得广泛应用,从而使肝移植脱离了"临床试用"阶段而进入实际应用发展时期。在临床脏器移植中,肝移植的应用例数仅次于肾移植,和心脏移植并驾齐驱,成为现代医学领域中高尖技术疗法之一。

我国肝移植实验也始于20世纪50年代。1958年华中科技大学同济医学院附属同济医院进行了国内首次狗异位肝移植的尝试,但术后狗未能苏醒。而为临床探索术式的有计划的系列狗原位肝移植实验研究始于华中科技大学同济医学院附属同济医院,1973年起,共实施手术约130次。

1977年上海交通大学医学院附属瑞金医院和华中科技大学同济医学院附属同济医院开始各为1例肝癌患者施行原位肝移植,1979年两院共享卫生部甲等科技成果奖。到1983年,全国有18个单位共施行肝移植57例,亦以原位术式为主,异位肝移植仅占2例。我国肝移植成绩在当时与先进国家相比有较大差距,在20世纪80年代有一段停滞时期。自20世纪90年代开始,受到国际影响和青年医师的推动,我国肝移植年度例数逐年增加,1991年施行2例,……1997年27例,1999年猛增至118例,2000年已达224例。至2000年,我国已有3个单位超过50例次,天津市第一中心医院、华中科技大学同济医学院附属同济医院和中山大学附属第一医院,加上我国的香港玛丽医院、台湾长庚纪念医院已形成5大中心。自2000年起,我国肝移植才开始步入实际应用发展期。

二、适应证、手术时机与禁忌证

(一)适应证与手术时机

原则上,一切肝脏疾病用目前所有疗法不能治愈而预计在短期内无法避免死亡者,都宜施行肝移植。肝移植主要的适应证见表6-3,大致可以分为两类:终末期良性肝病和肝恶性肿瘤,前者以各种类型的肝硬化为主。概括来说,在儿童主要是先天性胆道闭锁和一批先天性肝代谢缺陷病,实际上都可划入肝硬化范围;在成人主要是肝炎后肝硬化、原发性肝细胞癌、暴发性肝功能衰竭、酒精性肝硬化等。

表 6-3　肝移植主要的适应证

适应证	分类
慢性肝病引起的肝硬化	乙型肝炎
	丙型肝炎
	酒精性肝炎
	自身免疫性肝炎
胆汁淤积性肝病	原发性胆汁性肝硬化
	原发性硬化性胆管炎
	先天性胆道闭锁
	Alagille 综合征
	非综合型肝内胆管缺失症
	囊性纤维化
	进行性家族性肝内胆汁淤积症
导致肝硬化的代谢性疾病	α1 抗胰蛋白酶缺陷症
	肝豆状核变性（Wilson 病）
	非酒精性脂肪性肝炎和隐源性肝硬化
	遗传性血色素沉着病
	酪氨酸血症
	糖原贮积症Ⅳ型
导致肝外病变的肝源性代谢性疾病	淀粉样变形病
	高草酸盐尿症
	尿素循环障碍
	支链氨基酸代谢障碍
原发性肝脏恶性肿瘤	肝细胞癌
	肝母细胞瘤
	纤维板层型肝癌
	血管内皮瘤
急性肝功能衰竭	
再次肝移植	
其他	Budd-Chiari 综合征
	转移性神经内分泌肿瘤
	多囊性疾病

　　以往国际上多数中心采用 Child-Pugh 评分来判断肝移植的手术时机。Child-Pugh 评分是评估慢性肝病患者预后的简单方法,Child-Pugh 评分 C 级的患者,1 年死亡率超过 33%,B 级和 A 级患者 5 年死亡率分别为 20% 和 10%。1997 年美国器官分享联合网络（United Network for Organ Sharing）将等待肝移植患者的病情危险程度分成 1、2A、2B 和 3 级,2、3 级是以 Child-Pugh 评分为基础的。病情 1 级包括暴发性肝功能衰竭、首次移植肝 1 周内无功能或血管血栓形成、儿童患者持续在 ICU 监护,此级患者最优先获得肝脏供体;病情 2A 级指慢性肝病患者的 Child-Pugh 评分 ≥ 10 分和需 ICU 监护,以上患者被列为肝移植的首选

对象;病情 2B 级指慢性肝病患者 Child-Pugh 分值≥ 10 分,或≥ 7 分同时存在难治性的门静脉高压并发症(腹水、肝性脑病等),或符合 Milan 标准的原发性肝癌(单发肿瘤 <5cm,或≤ 3 个肿瘤并且直径均 <3cm;无转移);病情 3 级指 Child-Pugh 分值≥ 7 分,为行肝移植的最低标准。这种分级方法使用时存在许多缺陷,如每级中存在许多分值相同的患者,则等待时间的长短成为决定肝移植的关键因素,另外该分级方法包括主观指标肝性脑病和腹水,具有较大的随意性,不符合公平、公正、透明的移植原则。

目前国际上公认的判断肝移植手术时机和决定移植先后顺序的标准为终末期肝病模型(model for end-stage liver disease,MELD)评分标准。MELD 评分应用于多种病因导致的终末期肝病患者,有客观、准确的预后能力。Kamath 和 Wiesner 等对住院的失代偿性肝硬化患者进行研究,MELD 评分≤ 9 分者 3 个月病死率为 4%,10~19 分者为 27%,20~29 分者为 76%,30~39 分者为 83%,≥ 40 分者为 100%。Wiesner 等还采用前瞻性方法研究等待肝移植的前述 2A 和 2B 级患者。他们通过此组患者 MELD 评分预计的 3 个月生存率得出:实际的 3 个月生存率为,MELD 评分 <9 分的患者为 98.1%,10~19 分者为 94%,20~29 分者为 80.4%,30~39 分者为 47.4%,≥ 40 分者为 28.7%。可见 MELD 评分预测患者 3 个月生存率比较准确。儿童终末期肝病模型(pediatric end-stage liver disease,PELD)是一种类似方法。PELD 评分越高,未行移植患儿的 3 个月生存率越低。

美国肝病研究学会认为手术时机为普通支持治疗下 1 年生存期 <90%,即不做肝移植的生存期低于大多数移植中心的肝移植生存期。所以建议下列患者应开始等待肝移植:①肝硬化患者出现肝功能失代偿(即 Child-Pugh ≥ 7 和 MELD ≥ 10)或第一次出现主要并发症(即腹水、静脉曲张破裂出血或肝性脑病);②慢性肝病儿童的发育偏离正常生长曲线,或出现门静脉高压。由于每例患者的全面评估可能花费数周或数月,且等待供肝的时间不确定,所以不要等到患者病情严重时才联系或转院至肝脏移植中心。

1. 慢性乙型病毒性肝炎 目前,乙型肝炎相关性终末期肝病(如肝硬化、肝癌和急性肝功能衰竭)是亚洲国家肝移植(尤其是我国)第一位的适应证,在美国只占到肝移植的 5%~10%,而在我国占到肝移植的 80%。20 世纪 80 年代及 90 年代初,多数移植中心曾将其列为肝移植的相对禁忌证,主要是因为肝移植术后无有效的预防乙肝复发或感染的措施,乙肝复发率高达 80%,并且复发后生存率明显下降,3 年生存率仅为 44%。到 20 世纪 90 年代中期以后,随着抗病毒新药如拉米夫定(lamivudine,LAM)等的开发应用和不断改善的预防、治疗策略,乙肝相关疾病行肝移植治疗的效果已达到甚至优于非乙肝肝移植的良好效果,肝移植术后乙肝复发率可控制在 10% 以内。研究发现,乙肝复发与肝移植术前的乙型肝炎病毒(hepatitis B virus,HBV)高复制状态以及术后的抗病毒治疗方案有密切关系。目前观点认为,预防肝移植术后乙肝复发应采取术前、术中及术后综合防治策略。移植术前的抗病毒治疗主要采用核苷类药物,LAM 是治疗 HBV 感染的一线用药。有 HBV 复制的患者一旦决定实施肝移植治疗,就应立即给予 LAM 治疗。如果术前出现 LAM 耐药现象,应加用阿德福韦或恩替卡韦联合治疗。移植术中无肝期静滴大剂量的乙型肝炎免疫球蛋白(hepatitis B immunoglobulin,HBIG)来预防乙肝复发已成为共识。不同国家推荐的剂量有所差别,欧洲国家为 10 000U;我国多为 2 000U。HBIG 和 LAM 联合用药是目前肝移植术后预防 HBV 再感染的最佳方案。澳大利亚的肝移植机构对 147 名移植患者采用了低剂量肌内注射 HBIG 联合 LAM 的治疗方案,其 1 年乙肝复发率为 1%、5 年为 4%。其他类似的预防方案也显示了很低的乙肝复发率。阿德福韦、恩替卡韦、替诺福韦等是目前抗 HBV 的新药,可以治疗 LAM 耐药的患者,也可作为一线药物预防肝移植术后 HBV 再感染。对肝移植术后患者接种 HBV 疫苗,诱导产生乙肝表面抗体(hepatitis B surface antibody,HBsAb)是一个很好的设想。但是,在肝移植术后免疫抑制状态下,往往很难诱导出 HBsAb。随着 HBV 疫苗技术的发展,这也是肝移植术后预防 HBV 再感染的研究方向。

2. 慢性丙型病毒性肝炎　丙型肝炎相关终末期肝病是欧美国家肝移植第一位的病因。我国一般人群丙型肝炎病毒(hepatitis C virus,HCV)阳性率为 3.2%,按我国总人口计算,HCV 感染的绝对人数已超过 4 000 万,因此我国丙型肝炎发病情况严重性不容低估。肝移植术后,绝大部分丙型肝炎患者会出现丙肝复发,至少 10% 的患者由于丙肝复发导致移植肝功能衰竭而需再次行肝移植。在影响肝移植术后丙肝复发及肝炎严重程度的因素中,免疫抑制剂是最重要的因素。综合各研究报道,目前对于丙型肝炎患者肝移植比较优化的免疫抑制方案是开始应用他克莫司(FK506)减少排斥反应的发生率,而一旦考虑有丙肝复发则需将 FK506 改为环孢素治疗。由于缺乏特异性症状及体征,且所有症状与移植物排斥反应相似,肝移植后丙肝复发诊断比较困难。临床上多在有丙肝复发的组织学证据或血中检测到 HCV RNA 时进行抗病毒治疗。干扰素(interferon,IFN)是目前治疗 HCV 感染唯一有效的药物,IFN 联合利巴韦林是目前治疗的最佳选择。IFN 联合利巴韦林治疗可获得 20%~35% 的持续病毒学应答,而聚乙二醇化 IFN 联合利巴韦林治疗可获得 17%~45% 的持续病毒学应答。术前 HCV RNA 滴度高、肝功能尚未失代偿的患者可考虑术前和术后早期进行抗病毒治疗,而术后丙肝复发者应早期行抗病毒治疗。

3. 急性肝功能衰竭　目前国际上普遍接受的急性肝功能衰竭定义为:无肝硬化基础的患者,出现迅速的肝功能恶化,在发病 26 周内出现凝血功能异常(INR ≥ 1.5)和不同程度的神志障碍(肝性脑病)。既往肝功能正常的肝豆状核变性(Wilson 病)、乙型肝炎或自身免疫性肝炎等患者,可能存在肝硬化基础,如本次起病发展迅速,亦包括在急性肝功能衰竭的概念内。急性肝功能衰竭共有的病理基础是由于肝细胞大量坏死而出现的肝功能严重受损。以往根据发病时间将其分为超急性(<7 天)、急性(7~21 天)和亚急性(>21 天),也常被称为暴发性肝功能衰竭、急性重型肝炎等。因为发病时间难以像原发病因那样能够预测疾病的严重程度和预后,现已统一称为急性肝功能衰竭。世界范围内急性肝功能衰竭最主要的病因为肝炎病毒感染(包括 HAV、HBV 和 HEV),但在欧美国家,其主要原因是对乙酰氨基酚中毒。急性肝功能衰竭在欧美国家是少见病,美国患者数每年约 2 000 例,仅占全部疾病死亡率的 0.1%,占成人肝移植的 7%。而在我国则很常见,常见病因是乙型肝炎。我国目前尚无确切发病率的统计资料,据报道,我国大约 1/10 的人口为 HBsAg 阳性。我国急性肝功能衰竭 80% 以上为慢性肝病(尤其是乙型肝炎)基础上发生急性肝功能衰竭,故经内科治疗后缓解或自发性缓解的可能性很低,肝移植通常是其最后也是最有效的治疗。而美国以药物中毒为主的急性肝功能衰竭,经内科综合治疗后生存率近年可达 15%~40%。除了前述的 MELD 评分标准,针对急性肝功能衰竭是否需行肝移植治疗,目前国际上有两个应用广泛的需行肝移植的标准(表 6-4)。

表 6-4 急性肝功能衰竭需行肝移植治疗的标准

英国 Kings College 标准		Clichy 标准	
病因	对乙酰氨基酚引起	非对乙酰氨基酚引起	不分病因
具体内容	动脉血气分析 pH<7.30；或满足以下所有条件：① PT>100 秒（INR>6.5）；② 血肌酐 >300μmol/L；③肝性脑病Ⅲ或Ⅳ期	PT>100 秒（INR>6.5）或满足以下任何 3 个条件：①年龄 <10 岁或 >40 岁；②病因，非 A 非 B 型肝炎，氟烷或药物诱导的肝衰；③黄疸到发生肝性脑病的时间 >7 天；④PT>50 秒；⑤血清总胆红素 >300μmol/L	肝性脑病Ⅲ或Ⅳ期同时要满足以下 2 个条件之一：①在成人，伴有Ⅴ因子水平低于正常值 20%（30 岁以下）或 30%（30 岁以上）；②在儿童，肝性脑病合并Ⅴ因子水平低于 25%

4. 先天性胆道闭锁 为不明原因的破坏性炎症导致肝外胆管的纤维化和闭塞消失，并不同程度的累及肝内胆管，易引起胆汁性肝硬化。是国际上儿童肝移植最常见的适应证，约占儿童肝移植的 50%。未经治疗的患儿通常在 12~24 个月死亡。治疗上可先行肝门空肠吻合术（Kasai 术）。如果出生后 2 个月内接受 Kasai 术，可延长 70% 患儿的生存期。但术后复发性胆管炎导致的肝硬化和门静脉高压影响了其远期疗效，还有部分患儿即使建立有效的胆汁引流，亦不能阻止肝内纤维化进程，其 5 年内死亡率为 90%。此类患儿应在 2~5 岁进行肝移植，否则全身情况差影响肝移植疗效。若 Kasai 术失败，应尽早行肝移植；一般年龄小于 1 周岁、体重在 10kg 以上进行手术比较理想。也有部分患儿超过 3 个月才明确诊断，此时已发生肝硬化不适合行 Kasai 手术，需行肝移植术。总的来说，国际上胆道闭锁患儿行肝移植后有着非常高的术后生存率，1 年和 5 年生存率分别可达到 93% 和 85%。

5. 先天性肝代谢障碍 这是一组少见的肝脏疾病，包括 Wilson 病、α1- 抗胰蛋白酶缺陷症、酪氨酸血症、糖原储积病Ⅳ型、新生儿先天性非溶血性黄疸（Crigler-Najjar 综合征）等。这一组先天性疾病最终导致肝硬化肝功能不全，威胁生命，而肝移植能彻底纠正其缺陷，是唯一的治疗方法，疗效亦佳，如 Crigler-Najjar 综合征自 1952 年起已报告百例，仅 3 例生存至 10 岁，而肝移植能带来治愈的希望，但这类疾病也须掌握治疗时机；如 Wilson 病，要在发生神经损害以前施行。如已有严重语言障碍、吞咽困难，则移植后易发生误吸而致肺部并发症。

6. 肝脏恶性肿瘤 肝移植是治疗各种终末期肝病的最后措施，因此早期肝移植阶段，很多中心把无法手术切除的肝脏恶性肿瘤作为肝移植的主要适应证。但是事实告诉我们，因所选病例多数为进展期肝癌，一半以上的患者在移植后半年至一年左右复发，其 1 年生存率通常低于 50%。随后人们对肝移植治疗肝癌的热情有所下降，这也是导致我国肝移植 20 世纪 80 年代及 90 年代初基本处于停顿状态的主要原因之一。直到 1996 年，根据影像学检查，意大利 Mazzaferro 等首先提出小肝癌肝移植标准，即 Milan 标准：单发肿瘤直径≤ 5cm，或多发肿瘤不超过 3 个且最大直径≤ 3cm，不伴有血管及淋巴结的侵犯。作者同时也指出这是针对不可切除并且伴有肝硬化的小肝癌患者。按照 Milan 标准进行肝移植者可取得类似良性终末期肝病的疗效，故其逐渐在国际上得到推广。1998 年美国器官分配网开始采用 Milan 标准加终末期肝病模型作为筛选肝癌肝移植受体的主要依据。目前，Milan 标准已成为世界上应用最广泛的肝癌肝移植筛选标准。但是，严格的 Milan 标准将很多有可能通过肝移植而得到良好治疗效果的肝癌患者拒之门外，并且这一标准很难适用于亲属定向捐肝给患者的活体肝移植。为了让更多肝癌患者获得治疗机会又最小程度地影响肝癌肝移植的治疗效果,有学者研究后相继提出改良 TNM 标准、UCSF 标准、Up to seven 标准等。

(二) 禁忌证

肝移植的绝对禁忌证包括不能控制的颅内高压、循环呼吸衰竭、重度感染和精神疾病(包括酒精和药物成瘾)。肾衰竭和血糖控制不佳的糖尿病患者可考虑行多器官移植。肝癌肝移植公认的禁忌证是大血管侵犯(包括门静脉主干及大分支、肝静脉、下腔静脉)、淋巴结转移或肝外转移;另外,超过前述各个肝癌肝移植标准的情况,不同的移植中心视其为禁忌证。与手术相关的禁忌证主要是受体门静脉系统血栓形成或海绵样变,主干的病变可以通过人造血管搭桥解决,但是对于包括属支在内的整个门静脉系统的病变则视为禁忌证。

三、肝移植手术

(一) 供受者选配

肝移植前需作免疫学配型:人类 ABO 血型抗原不仅存在于红细胞表面,也存在于移植肝脏的胆管上皮、血管内皮和肝窦内皮细胞表面,所以肝移植的供/受者血型应相同或相合(O → A、B、AB;A、B、O → AB)。若供/受者血型不合,则肝移植术后受者易发生抗体介导的免疫反应,攻击上述靶细胞引起胆道、血管和肝叶坏死等并发症,导致移植物存活率明显降低。国际上有报道,经过积极的围手术期处理(血浆置换、脾切除、加强免疫抑制剂使用等),血型不合肝移植可取得类似血型符合肝移植的效果,但是选择血型不合肝移植需谨慎,主要用于不能获得合适供体的紧急肝移植。在临床上实施肝移植时,不需要像肾移植那样进行供/受者 HLA 配型。

非免疫学的一般情况要求:供者年轻,不超过 50 岁,肝脏健康,乙型抗原阴性,无结核,无感染病灶,非恶性肿瘤者(颅内肿瘤除外),最好是脑死亡者,其指标是:

1. 神志不清,但有心跳。

2. 自主呼吸停止。

3. 一切反射完全消失。

4. 两侧瞳孔完全散大。

5. 脑电图持续平波,最后须经与移植单位无关的两位内科或神经科医师确诊后予以宣布。

(二) 原位肝移植

分 2 组进行:供肝切取与受者手术组,包括病肝全切除与供肝植入两步。

1. 供肝切取与低温保存 移植的肝必须是活的,但常温下肝缺血超过 20 分钟即丧失活性,实际上肝的热缺血不宜超过 5 分钟。要延长缺血肝保持活力时间,必须降温,变热缺血为冷缺血。低温下(5~10℃)如用细胞内液型液(传统 Collins 液或改良的 Collins 液)灌洗可保持肝活力 8~10 小时;如用 Belzer 新创制的 UW 液灌洗可保持肝活力长达 24~30 小时,甚至更长。鉴于供体来源稀少,目前均作腹部多脏器切取。腹部大十字切口,自腹主动脉插管灌入 1~4℃的 UW 液。另外加行从肠系膜上静脉插管进入门静脉,做肝的直接降温灌洗,然后切取全肝。将切取的全肝装入无菌塑料袋中,周围敷以冰屑,置入轻便保温匣内,快速直送受者手术室中。

2. 患者全肝切除与供肝植入 双肋弓下切口进腹。病肝顺次作胆总管、门静脉、肝动脉以及肝上和肝下的下腔静脉充分游离,钳夹切断,取出全肝。然后将供肝移入原位,依次作肝上下腔静脉、门静脉、肝下下腔静脉、肝动脉 4 个血管吻合和胆管重建。后者多采用胆总管端端吻合,不放置 T 管引流。如患者胆总管有病变,则可作供肝胆总管与患者空肠作吻合,亦可恢复胆道重建,手术结束时,即可见清亮黄色胆汁流出,表明植入肝功能良好。

(三) 其他肝移植术式

新术式的创制主要着眼于充分利用现有供肝或开拓供肝渠道。

1. 减体积肝移植 成人尸体全肝移植给儿童,体积过大,因此,只能移植部分供肝,以肝段为单位进行移植,在实践上常用的是带血管蒂的左外叶(Ⅱ、Ⅲ段)或左半肝(Ⅱ~Ⅳ段)。

2. 劈离式肝移植 将一个尸肝,劈割成两半,同时分别给两个不同的受者,简称"一肝二受"。通常将尸肝分割成右半肝和左外叶,也可以分为左半肝和右半肝。

3. 活体部分肝移植 实际上是来自活体的劈离式肝移植。常见的有以下类型:单肝段(Ⅲ段)、左外叶(Ⅱ、Ⅲ段)、扩大左外叶(Ⅱ、Ⅲ+部分Ⅳ段)、左半肝(Ⅱ~Ⅳ段)、右半肝(Ⅴ~Ⅷ段)和带肝中静脉的右半肝。

4. 背驮式原位肝移植 即受者全肝切除术时保留其下腔静脉,则可以在无肝期中,使下肢静脉血流仍可回流至心脏。此种术式时供肝的肝下下腔静脉远端自行缝闭,只用肝上下腔静脉袖片与受者肝上下腔静脉作吻合,看起来受者肝背驮着一个新肝,故取该名。其他血管和胆道重建都和传统的原位肝移植相同。因此切除患者肝区不彻底,此术式不适宜于不能根治的肝癌,多在良性终末期疾病患者施行。

四、肝移植的内科问题

(一) 肝移植术中的内科问题

1. 血管阻断引起的血流动力学改变 在切除患者病肝前,必须阻断门静脉和下腔静脉,因此肠道、肾脏和双下肢血液滞留,功能受损。因回心血量突然减少约 50%,全身循环血量锐减,由此导致剧烈的血流动力学波动,如心率增快、全身血管阻力增加、血压下降等,甚至出现低血容量性休克。为了术中更好地维持患者循环稳定,静脉-静脉体外转流(将门静脉和股静脉血通过转流泵输入腋静脉)曾一度成为肝移植术中常规应用的方法。实际应用中发现,转流技术的应用,可引起多种并发症(如局部淋巴肿、血栓形成、凝血与栓塞等,甚至导致死亡),并未降低总体死亡率;随着手术技术的不断完善和成熟,血管阻断时间已愈来愈短,故许多单位现已放弃转流。当然,非转流血管阻断期间受体容易出现低血压,此时需通过加大补液量及应用血管收缩药物加以改善,但特别要注意的是此时不应过多地输入液体,以防开放后肺水肿的发生。一般而言,人能忍受门静脉和下腔静脉同时阻断约 2 小时,所以,只要手术者能做到血管阻断不超过 1 小时,在此期间维持血压在 80/50mmHg 以上,并不增加肾脏功能损害,是可以安全度过的。目前普遍认为,不采用静脉-静脉转流技术在大多数成人肝移植是安全可行的;对于心肺功能差和并发肾脏疾病的患者,静脉转流技术的采用有利于维持接近正常的生理状态,使得这类肝移植患者的手术更安全。

2. 凝血机制紊乱 在目前已确定的 15 个凝血因子中,除组织因子和由内皮细胞合成的 vW 因子之外,其他的凝血因子几乎都在肝脏中合成。同时,肝脏参与合成生理性纤溶抑制物,如 2-抗纤溶酶和纤溶酶原激活物的抑制物(plasminogen activator inhibitor,PAI)等,并具有清除组织型纤溶酶原激活物(tissue-type plasminogen activator,tPA)的作用。所以终末期肝病患者多伴有程度不等的凝血功能障碍,肝移植术中凝血功能障碍将会达到顶峰。肝移植手术分为无肝前期（即原肝期）、无肝期和新肝期。无肝前期凝血功能异常机制主要是原发病和手术出血造成的凝血因子和血小板的减少。无肝期完全缺乏肝脏的功能，因此凝血因子减少迅速，血小板下降，导致了明显的低凝状态；tPA 水平增高（缺乏肝清除作用）和纤溶抑制物水平下降（肝合成减少）导致纤溶亢进。另外无肝期内毒素增加可导致血管内凝血，进一步消耗凝血因子。这些综合因素导致了此期的易出血性。新肝期时，新肝合成凝血因子能力低，并且突出表现为纤溶亢进。主要是供肝因冷缺血及缺血再灌注损伤释放出高水平的 tPA，并且肝清除 tPA 能力低，同时肝脏合成 PAI 减少，使血液中 PAI 水平很低；新肝不能及时有效地清除器官保存液中的肝素，急性应激反应产生的内源性肝素和类肝素等物质，均导致纤溶亢进，是新肝期异常出血的主要原因。总的来说，肝移植术中凝血 / 纤溶功能变化规律是：凝血系统的功能逐渐降低，在无肝期后期及再灌注初期达到最低，而纤溶系统的功能与之相反，逐渐增高，新肝期达到最高。所以肝移植术中不同时期需根据检测结果调整输入新鲜冰冻血浆、血小板、凝血酶原复合物、冷沉淀、纤维蛋白原、氨甲环酸（纠正纤溶亢进）及鱼精蛋白（对抗肝素）以改善凝血功能。另外，要注意的是，术中低钙血症、酸中毒和低体温均可加重出血。近年来随着肝移植技术和术中管理的进步，术中用血量已由原来的几千毫升明显减少至几百毫升。值得指出的是，术后全身凝血功能逐渐恢复，并且吻合口局部存在高凝的危险因素，所以术后不使用止血药物并尽早启动抗凝治疗是预防术后肝动脉血栓形成的关键。

3. 酸中毒　肝移植中产生酸中毒原因有：

(1)在门静脉和下腔静脉阻断期间腹腔内脏和下半身血流停滞，导致缺氧代谢，产生了大量酸性代谢物。但随着新肝血运恢复，大量酸性产物涌入全身血流。

(2)供肝在保存期间经受了缺血损伤，产生大量酸性代谢产物。

(3)大量输入含枸橼酸盐的血液。手术中要做动态血气分析，酸中毒需及时输入 5% 碳酸氢钠予以纠正。

4. 血钾变化　供肝缺血损伤时有钾逸出。应避免高钾突然涌入心脏，引起心搏骤停。必须在新肝门静脉血流恢复后，开放肝上下腔静脉钳夹前，先开放肝下下腔静脉的钳夹，放走高钾血 100~200ml，以策安全。植入肝功能恢复良好，将钾重新吸入细胞内，则需注意低血钾的发生，如移植后血钾持续高值，则提示供肝损伤严重。

此外，无肝期需注意血糖下降和体温下降。但输入葡萄糖又因无肝而不能转化为糖原，因此要动态监测血糖值，调节葡萄糖输入量，考虑是否加用胰岛素。无肝期间还需注意患者体温（可下降 2~3℃），手术室室温宜维持于 18~20℃，手术台上置加温设备，如肝活力良好，预计血流恢复后 1~2 小时，体温即可恢复。还需注意大量输血引起的低血钙。

(二)肝移植术后与内科有关问题

1. 排斥反应与免疫抑制治疗　急性排斥反应常见于移植术后 3 个月内，其中术后 6~14 天是其高发时段，约占到急性排斥反应的 50%。近二十年来，由于强效免疫抑制剂的应用，如环孢素和 FK506 等，急性排斥反应发生率逐渐下降，其临床症状和体征变得不典型，患者可有发热、乏力、嗜睡、肝区胀痛、转氨酶升高、胆红素升高、白细胞升高等，目前肝穿刺活组织检查仍视为诊断急性排斥反应的"金标准"。急性排斥反应的典型组织学表现为三联征：

(1)混合炎性细胞浸润汇管区，包括淋巴细胞、单核细胞和嗜酸性粒细胞。

(2)小胆管上皮细胞炎症和损伤，表现为胞质空泡样变和嗜伊红染色、核固缩甚至坏死和消失。

（3）血管内皮炎，主要累及终末肝静脉和小叶间静脉，淋巴细胞附着于内皮表面或内皮下，有时也累及肝动脉及其分支。病理诊断急性排斥反应需要符合以上三项中的两项。

虽然肝脏是"免疫特惠器官"，同其他器官移植相比，肝移植的排斥反应发生率较低且严重程度不大，但是免疫抑制方案仍是影响肝移植效果的最重要因素。钙调磷酸酶免疫抑制药（环孢素和FK506）的问世是器官移植发展史上的里程碑。如今，以FK506为主，组合吗替麦考酚酯（骁悉，MMF）及逐步减量的激素，是肝移植使用最广泛的免疫抑制方案。FK506一般术后48小时内开始给药，起始剂量为0.05~0.1mg/（kg·d），分2次给药，调整血药浓度稳定在5~12μg/L。MMP移植术后24小时内给予首剂，起始剂量为20mg/（kg·d），根据移植物功能情况调整MMF剂量，最大剂量不超过4g/d。FK506的主要不良反应是肾毒性和神经毒性，而MMF主要是消化道反应和骨髓抑制，所以两者的剂量可以互补调整。激素大多应用3个月撤离方案，即移植肝恢复血流前30分钟给予甲泼尼龙（methylprednisolone，MP）50~100mg（1mg/kg），至术后第8天时转为口服甲泼尼龙48mg，每3天递减8mg，口服4mg维持至术后3个月时停用。

近年来两剂法IL-2单克隆抗体作免疫抑制诱导治疗已取得好的成效，可预防急性排斥反应的发生，减少免疫抑制药物使用的剂量甚至种类（尤其是激素和钙调磷酸酶免疫抑制药）。首剂于移植物血流恢复后6小时内给予，第2剂于术后第4天给予。IL-2受体抗体有巴利昔单抗和抗Tac单抗注射液。

由于激素的毒副作用大，并可导致儿童发育障碍，免疫抑制方案中激素减量（如3个月撤离方案）甚至停用已成为器官移植临床医师的共识。

发生急性排斥反应时，如为轻度仅需增加免疫抑制药物的用量；如为中度以上则需用MP进行冲击治疗（1 000mg静脉滴注，连续3~5天）。如为耐激素难治性排斥反应时，通常以抗淋巴细胞抗体治疗。如最常用的鼠抗人CD3单克隆抗体（莫罗单抗CD3，OKT3）（5~10mg/d，连续7~14天），短时间内可消除循环中的CD3$^+$T淋巴细胞。

2. 感染　肝移植术后感染根据其发生时间分为早期感染（移植术后第1个月）、中期感染（第2~6个月）和晚期感染（6个月之后），不同阶段的感染谱和感染特点不同，可根据不同时间制订不同的移植术后感染预防方案。移植术后1个月内受体的感染与接受重症监护的其他术后患者类似，95%是细菌和真菌源性，患者可表现为胆源性脓毒血症、肺炎、泌尿性感染和切口感染。此时期尽管免疫系统被严重抑制，但机会性感染并不多见。中期感染主要是机会性感染，多由巨细胞病毒和卡氏肺囊虫引起。晚期感染的类型主要取决于移植物的功能和免疫抑制方案。80%以上的移植患者拥有功能良好的移植物且免疫抑制剂维持在较低水平，他们的感染并发症少，若有则主要是肺部感染。约10%的移植患者患慢性病毒感染，此类感染危害大，会带来移植物功能的丧失，如EB病毒甚至可引起致命的移植后淋巴增生紊乱。尚有另外10%的患者由于急慢性排斥反应而强化免疫抑制，则更面临可危及生命的机会性感染。

3. 肺部并发症　终末期肝病患者许多重要脏器已受损，而肝移植手术本身创伤大、失血多、组织缺血再灌注损伤严重，造成明显的全身炎症反应综合征。肝移植术后早期以肺部并发症最常见，其中急性肺损伤发生率可达30%~50%。炎症反应是急性肺损伤的主要机制，急性肺损伤若进一步发展则为急性呼吸窘迫综合征。急性肺损伤的促进因素主要是体内水分过多(术前肾功能不全,术中血流动力学波动大而过多输液、大量输血,术后免疫抑制剂毒性导致肾衰竭等)。在经验丰富的肝移植中心,急性肺损伤通过正确和积极的以利尿为主的处理,通常可以得到治愈。但是,急性肺损伤若同时合并肺部感染或脓毒症,则常会诱发急性呼吸窘迫综合征,危及生命。

4. 其他

(1)高血糖症:多与大量激素有关,环孢素和 FK506 也有促进作用。在逐步减少激素用量和适当控制饮食可望治愈。少数严重者需用降糖药和胰岛素治疗。

(2)高脂血症:和大剂量激素、西罗莫司以及多次应用利尿剂有关,可减少激素,控制饮食,增加运动,必要时服用降血脂药,如他汀类、贝特类。

(3)Cushing 综合征、幻觉、精神恍惚、癫痫发作、胃肠道出血都和过量或长期应用激素和其他免疫抑制剂有关,停药或减少剂量后,上述症状可消失或减轻。

五、肝移植现状与展望

目前,肝移植已进入成熟应用期并持续改进发展,在许多国家已成为常规手术。到 2010 年,全球肝移植病例数已超过 200 000 例,并以每年超过 13 000 例的速度递增。根据美国移植受者科学注册网和欧洲肝移植注册系统的统计数据,目前美国每年行肝移植约 6 000 例,欧洲每年约 5 000 例。肝移植在欧美已成为治疗终末期肝病的常规手术,围手术期死亡率已降至 5% 以下,受体的术后 1 年、5 年、10 年生存率已分别达到 90%、80% 和 70%(符合 Milan 标准的肝脏恶性肿瘤行肝移植的效果与肝脏良性疾病相似),最长成活已超过 30 年。在全球超过 13 000 例活体肝移植中,70% 分布在日本、韩国以及我国香港和台湾等地区,活体肝移植的效果优于常规肝移植。

目前全球肝移植表现出如下特点:

1. 肝移植已成为常规手术　最常见的肝移植过程是,肝脏取自脑死亡供体(欧美等)或活体供体(亚洲等),保存于 UW 液,通过原位肝移植或背驮式肝移植技术移植给受者,受者术后免疫抑制方案为 FK506、吗替麦考酚酯(骁悉)、有或无激素,若有激素则于 3 个月内撤除。

2. 多种渠道拓展供肝来源　边缘性供肝如脂肪肝、高龄供肝(大于 60 岁)、缺血保存时间超过 14 小时的肝脏、用于 HBV(+)患者的 HBcAb(+)肝脏等的选用;心脏死亡器官捐献供体的使用逐年上升,近年来基本稳定在肝移植受者的 5% 左右;劈离式肝移植将一个供肝分为左外叶和右三叶提供给儿童和成人两个受体,现已发展为将一个供肝分为左半肝和右半肝提供给两个成人;活体肝移植中右后叶、肝段、双供肝等肝移植技术的开展。

3. 适应证的变迁　良性终末期肝硬化以及急性肝功能衰竭上升为主要适应证,恶性肿瘤地位明显下降,多数中心选择符合 Milan 标准的肝脏恶性肿瘤进行肝移植,如美国 2009 年因恶性肿瘤行肝移植的患者数量占全部肝移植的 18.7%,欧洲则只占到约 10%;不明原因的终末期肝病患者行肝移植的比例逐年上升,在美国 2009 年占到 23.6%,可能反映了美国非酒精性脂肪肝的上升趋势,在欧洲不明原因的肝硬化患者数量占所有肝硬化行肝移植患者的 8%;成人肝移植受者年龄逐年上升,如美国 2009 年 50~64 岁受者占到成人肝移植的 62.8%,65 岁以上受者占到 12.1%。

4. 新型免疫抑制剂的开发应用　随着人们对移植免疫应答认识的深入,新型免疫抑制剂开发并投入临床使用,如抗体制剂(抗胸腺细胞免疫球蛋白、抗淋巴细胞免疫球蛋白、抗CD3 单克隆抗体、IL-2 受体抗体等)、选择性共刺激信号阻断剂贝拉西普、西罗莫司衍生物依维莫司等。

5. 长期存活者大批出现,儿童发育智力良好,正常上学,妇女能妊娠生育,存活 1 年以上成人恢复原来工作可达 80%,有的还能从事远游、滑雪、球艺等活动。

肝移植在我国也已成为常规手术,近 6 年来每年实施肝移植术 2 000~3 000 例,目前总数累计已超过 21 000 例。根据中国肝移植注册网 2011 年发布的 2009 年中国肝移植年度科学报告,至 2009 年 12 月 31 日注册了 16 190 例肝移植,其中尸体肝移植占 91.58%,活体肝移植占 8.42%;其中成人肝移植占 97.49%,儿童肝移植占 2.51%。从肝移植受体病因来看,乙型肝炎(包括同时合并肝脏肿瘤、肝功能衰竭等)占 77.27%,其次为丙型肝炎,占 6.80%。成人肝移植术前诊断以肝脏恶性肿瘤最常见,占 47.97%,其中超出 Milan 标准约有一半;其次为慢性肝病、肝硬化,占 39.65%;再次为急性肝功能衰竭病例,占 4.43%。总结我国肝移植最突出的特点为:约 50% 肝移植受体病因为肝脏恶性肿瘤,其中约 50% 的肝脏恶性肿瘤超过了 Milan 标准(即中晚期肝癌);因中晚期肝癌的不良影响,肝恶性肿瘤肝移植 5 年生存率约 50%,明显低于执行 Milan 标准的国际水平;慢性肝病、肝硬化的 5 年生存率为 72.28%,接近国际水平。

展望未来,从全球总体来看,肝移植在移植例数、手术成功率、长期存活率以及长期存活者的身心健康、工作恢复能力、家庭和社会活动都持续的提高,主要要解决的具体问题有扩大供肝渠道,发展实用移植免疫学,进一步提高肝脏移植物的长期存活率,在日新月异的众多免疫抑制中,及时完善有关预防和逆转排斥反应的方案。从根本上来说,要持续进一步发展肝移植有两点,一是解决供肝来源,二是消灭排斥反应。解决供肝来源,有一种意见是应用动物肝和转基因生物工程,但此种研究成功率甚小,尚可带人异种感染,加上动物肝与人肝的生理上的差别,对其前途意见不一,但耗资巨大的实验研究正在继续中;另一种意见是干细胞工程,有大量的问题需要解决。至于彻底消灭各种排斥反应,则期望于免疫耐受的创制。这些都是极为艰辛的研究工作,但可以使肝移植进入更高的科技境界,为人类带来更大的健康和幸福。目前,以上研究虽离临床应用尚远,但每年都有新的进展,这就是希望之所在。

第八节　肝性脑病的中西医结合治疗

肝性脑病在中医学中虽无病名记载,但根据其发病特点,当属中医学的"昏迷""神昏""昏蒙""昏聩""昏狂""谵妄"等范畴。有关昏迷的记载,最早在《黄帝内经》中已论及"暴不知人""谵妄狂越";成无己(金)《伤寒明理论》提出"神昏"一证;阎孝忠(宋)《阎氏小儿方论》记载至宝丹,并使用"昏迷"一词;秦景明(明)《症因脉治》"热极生痰,上薰心肺,神识昏迷";叶天士《外感温热篇》"湿热熏蒸,将成浊痰蒙蔽心包",认为痰热邪浊蒙蔽心窍为昏迷的病机所在。在治疗方面,更有丰富记载,如张浩《仁术便览》述及用祛痰开窍的通关散、稀涎散治"昏迷不省";至清代,由于温病学的发展,对昏迷证治殊多发挥,并创制出安宫牛黄丸、神犀丹等有效方药,至今仍为临床应用。

在传统的辨证论治治疗肝性脑病基础上,近年来随着中药针剂、灌肠给药途径、针灸等治疗手段的广泛应用,肝性脑病的中西医结合治疗取得一定疗效及宝贵经验。本章就肝性脑病的辨证论治、多途径治疗、常用药物、经验选择等内容进行论述。

一、肝性脑病的辨证论治

(一) 病因病机

肝性脑病是以患者精神、神志改变为主要临床表现的病症,属中医的神昏、厥证、昏聩、暴不知人等疾病范畴。与古代文献中急黄、鼓胀等引起的神志异常较为相似。中医辨证主要定位以心、脑受累为主,其病关系于肝肾。心藏神,主神明;脑为元神之府,为清窍,故心、脑受邪,则神明不用,神志不清。而中医理论将脑的功能归之于心,由心引发昏迷。病机多为肝肾衰竭,痰塞血瘀,清阳不升,浊阴不降,肝风内动,上蒙心窍。其病因病机总的概括为实证,轻则为湿热郁结,重则为湿热酿痰,蒙蔽心包;虚证则为气血阴阳衰败,神明不用。

实证,初期为湿热郁结,气机不畅,心神失养而有神志改变;进而发展为湿热酿痰蒙蔽心包,出现神志昏蒙,时有谵语;重则邪毒深陷,内闭心包,则神昏谵语或昏聩不语,并因热极生风而手足抽搐。湿热化毒熏灼肺胃,则有腥臭。

虚证,为大量呕血、便血、或臌胀、峻下太过,致气血阴阳衰败,精神竭绝,心神失守,神明不用,出现汗出肢冷,面色苍白,昏迷不醒,并因阴血亏虚,筋脉失养而出现手足抽搐。

在上述传统肝性脑病病因和病机认识的基础上,结合现代医学研究成果,有学者提出了新的肝性脑病病因病机学说。钱普明提出以毒辨治,认为肝性脑病患者大多毒、湿、热、火、痰、瘀、虚错综交杂,互为因果。其中毒始终是致病的主导因素,湿是毒演变的条件,热是毒湿演变的产物,火是热毒壅盛的征象,风是毒热演变的表现,瘀是毒演变的病理结果,虚是毒的致伤后果。邹良材认为肝性脑病分虚实两类。实证系邪毒攻心,属风、火、痰内闭,神明无主。虚证系正虚邪陷所致,此因阴阳气血衰败,精神竭绝而神明不用。但肝性脑病患者病情变化迅速,虚实夹杂,病发可以邪实为主,但正气常已受戕;久病虽易正虚,但痰浊常留恋难解。

(二) 辨证要点

1. 四诊要点

(1) 望诊:或精神呆滞,意识蒙眬;或循衣摸床,躁动不安;或神昏嗜睡,昏迷不醒,伴两手颤动或抽搐。

(2) 闻诊:或言语错乱,神昏谵语;或声高息促,喉间痰鸣;或呼吸微弱,伴有腥臭。

(3) 问诊:脘腹胀满,呕恶纳呆。

(4) 切诊:肌肤壮热或四肢厥冷,胁下可触及痞块,舌红苔厚,脉象洪大或舌红绛无苔,脉细微欲绝。

2. 辨病程特点　突发表情淡漠、少言寡语或烦躁狂乱等,常为昏迷之先兆。神志恍惚,表情呆滞,嗜睡,呼之能醒者,多为昏迷早期。神昏谵语、狂躁不宁者,病情尚轻;神呆昏睡,呼之不应者,病情较重。

3. 辨虚实闭脱　神昏伴身热面赤、两手握固、喉中痰鸣、躁扰谵语者,为实证、闭证。神昏伴面白唇暗、肢冷汗出，气息低微者，为虚证、脱证。

(三) 分型论治

肝性脑病为严重肝病的并发症，病情凶险，预后多差。辨证论治，多用清热化痰，开窍醒神，以治痰热蒙蔽证；用镇肝息风，豁痰开窍以治肝风内动证；用化浊开窍，以治浊阴内闭证；用益气回阳，救阴固脱，以治阴阳俱脱证。

1. 治疗要点

(1) 分清虚实，辨明轻重：中医认为本病病机为热、火、痰、浊蒙闭清窍或气血阴阳衰竭，神无所依。究其病性不外虚实两端，临床必须明辨。

1) 实证系风、火、痰、浊内闭，神明无主。临床表现为神志不清、躁动谵语，肢体抽搐，气促，便结尿赤，舌质红，苔黄厚糙或焦黑，脉弦大而数。

2) 虚证系气血耗散，阴阳衰竭致神明失守所致。病初可见精神疲惫，少气懒言，或午后潮热，消瘦颧红；继则神志恍惚，语无伦次；进而昏迷不醒，二便失禁。

治疗上，实证应以平肝息风，清心开窍为法。虚证则急当益气养阴，回阳固脱。两者病机不同，治疗各异，故临床上应首先分清虚实，辨明轻重，才可避免虚虚实实之弊。

(2) 化浊通腑：本病早期多为湿阻热遏，腑气不通，日久浊毒内生，上扰神明。邓以森对此提出举陷泄浊法、通腑解毒法、渗利水毒法、开窍醒神法等。陈沛坚将痰浊分为痰火内盛、上蒙清窍型及湿浊蒙蔽、清窍不利两型，前者治以清热化痰，开闭通窍；后者治以化湿泄浊，芳香开窍。

(3) 清热解毒：本病主要病理因素为热毒，故清热解毒为基本大法。孟宪益将热毒分为湿热疫毒、瘀血热毒及胃肠热毒三型分别论治。钱普明指出在辨证用药的同时，应重用紫草、茜草、蒲公英、大黄等清热泄毒之品。关幼波认为痰热蕴毒，毒火攻心为肝性脑病的主要病机，应治以清热解毒，开窍醒神。

(4) 回阳救阴：钱普明认为热毒痰浊胶结不解，日久损阳伤阴，致阴阳两虚，正气外脱，应治以益气回阴，泄毒开窍。程谦山认为肝性脑病患者，素体肝胃郁热，而又嗜酒，一旦发病，势如燎原，伤阴耗气，病势危重，易致内闭外脱；主张治以益气养阴佐以解毒开窍。

(5) 中西结合，多法并用：肝性脑病是肝病的严重并发症，病死率高，目前对此尚无特效方法。西医治疗以清肠护肝、保持水电解质平衡，提高机体免疫功能，纠正氨基酸比例失调等综合治疗措施。近年来，在中医辨证施治和单验方基础上，结合现代药理研究而选方用药，治疗本病取得较好疗效。中药治疗途径方面，除传统上以安宫牛黄丸、紫雪丹及汤药鼻饲外，可选用中成药针剂如茵栀黄注射液、醒脑静、清开灵、生脉注射液等以静脉输液，同时配合针灸、灌肠等法。现代研究证明，大黄保留灌肠能促使肠道积滞排出，减少氨的吸收，降低血氨，预防和纠正肝性脑病。所以中西结合，多法并用，是降低本病死亡率和提高临床疗效的关键。

2. 辨证分型

(1) 痰热蒙蔽证

1) 临床表现：身热烦躁，喉中痰鸣，妄乱错语，进而神昏，腹大坚满，大便秘结。舌红，苔黄厚腻，脉滑数。

2) 辨证分析：湿热内盛，或夏感邪热，致湿热郁蒸，酿成痰浊，蒙蔽心包；或积聚风痰，闭塞心窍。痰热壅盛，故身热痰鸣。痰热扰乱神明，蒙蔽心窍，故烦躁、妄乱错语，甚则神昏；痰热互结，浊水停聚，故腹大坚满，热结肠胃，腑气不通，故大便秘结；舌红，苔黄厚腻，脉滑数为痰热壅盛之象。

3)治法:清热化痰,开窍醒神。

4)方药:涤痰汤加减。半夏9g,胆星9g,竹茹9g,黄连9g,栀子9g,石菖蒲12g,枳实9g,茯苓15g。

5)加减:若昏迷重者,加安宫牛黄丸或至宝丹;若出现抽搐震颤者,加地龙9g,全虫9g;大便秘结者,加生大黄9g,芒硝9g(冲)。

6)分析:方中半夏、胆星、竹茹清热涤痰;黄连、栀子清热泻火;枳实行气消痰,使痰随气下,茯苓健脾渗湿,使湿去痰消;石菖蒲化浊开窍醒神。

(2)肝风内动证

1)临床表现:神昏抽搐,烦躁不宁,腹大坚满,青筋暴露,或鼻衄、齿衄。舌红绛少津,脉弦细数。

2)辨证分析:久病肝肾阴竭,肝阳暴张,肝风内动,或夹痰浊,上扰心神。肝肾阴亏,虚风内动,上扰心神,故发神昏抽搐;肝肾亏乏,津液不能输布,水液停聚中焦,血瘀不行,故腹大坚满,青筋暴露;阴虚内热,热伤血络,故衄血;舌红绛少津,脉弦细数为肝肾阴血亏乏之象。

3)治法:镇肝息风,豁痰开窍。

4)方药:羚羊角汤加减,灌服至宝丹。羚羊角1g(冲),龟板9g,生地黄15g,牡丹皮9g,白芍15g,菊花15g,夏枯草15g,石决明24g,川牛膝15g,石菖蒲9g和竹茹9g。

5)加减:衄血者加犀角1g(冲,或水牛角10g代),侧柏叶9g,抽搐明显者,加地龙9g,全虫9g。

6)分析:方中羚羊角入肝经,凉肝息风;菊花、夏枯草、石决明平肝息风;龟板、生地黄、白芍育阴潜阳;牡丹皮、牛膝凉血、引血下行;石菖蒲、竹茹清热化痰,芳香开窍。

(3)浊阴上逆证

1)临床表现:嗜睡昏迷,面色苍黄或㿠白,腹大胀满,肢冷或下肢浮肿,小便短少。舌质胖淡紫,脉沉弦无力。

2)辨证分析:臌胀晚期,肝肾衰竭,脾肾阳虚,清阳不升,浊阴上逆,蒙蔽心窍,故嗜睡神昏;脾肾阳虚,水寒之气上行,故腹大胀满;阳虚不能外达,故面色苍黄或㿠白肢冷;肾阳不足,膀胱气化不利,故小便短少,水湿下注则下肢浮肿;舌质胖淡紫,脉沉弦无力为脾肾阳虚,兼有淤血之象。

3)治法:化浊开窍。

4)方药:菖蒲郁金汤加减,送服苏合香丸。石菖蒲9g,郁金9g,半夏9g,茯苓15g,党参12g,干姜6g和熟附片6g。

5)加减:双下肢浮肿者,加泽泻9g,猪苓15g,车前子30g(包煎)。

6)分析:石菖蒲、郁金芳香化浊开窍;半夏燥湿化痰;茯苓、党参健脾化湿,干姜、熟附片,湿补脾肾,化湿利水。

(4)阴阳俱脱证

1)临床表现:神昏不醒,面白唇紫,汗出肢冷,气息低微,舌痿,脉细弱或脉微欲绝。

2)辨证分析:久病元气耗竭,心神耗散;阴精枯竭,神无所倚;心神散脱而昏迷。阴阳俱脱,心神耗散,故神昏不醒,面白唇紫,汗出肢冷,气息低微,舌痿、脉细弱或微等均为阴精欲绝,阳气暴脱之征。

3)治法:益气回阳,救阴固脱。

4)方药:参附汤合生脉散。人参 15g,麦冬 24g,五味子 9g,制附片 12g。

5)加减:若汗多不止者,加黄芪 30g,龙骨 30g,牡蛎 30g。

6)分析:方中人参、麦冬、五味子大补气阳;附子回阳救逆。全方救阴固脱,功专力宏。

二、肝性脑病的中医多途径疗法

肝性脑病是严重肝病所引起,病情凶险,预后多差,单纯一种治疗难以取得疗效,临床必须采取综合治疗,目前常用的中医疗法如下。

(一)针剂

1. 醒脑静注射液

(1)成分:由安宫牛黄丸改制,含牛黄、黄连、黄芩、山栀、冰片、麝香、郁金、雄黄。

(2)用法:醒脑静 10ml 加 10% 葡萄糖溶液 500ml,静脉滴注,每日 2 次。抢救急性、恶急性重症肝炎所致肝性脑病。

(3)适应证:适用于肝性脑病症见躁动不安、神志昏迷、脉数有力、苔薄质红患者。

(4)经验推介:水新华等以醒脑静注射液为主治疗一例急性重型乙型肝炎,肝性脑病Ⅲ期患者。刘某,男,27 岁,农民,尿黄,发热 10 日,加重伴呕吐、嗜睡 2 日,于 2003 年 3 月 15 日入院。发病后曾在当地乡医院按黄疸型肝炎给予静脉滴注茵栀黄、能量合剂等治疗,病情无缓解,并渐见乏力、纳差、呕吐等症,于 3 月 13 日晨起家人发现其嗜睡,当地医生加滴胞磷胆碱治疗后症状不减,遂来诊治。入院见嗜睡状,能应答,有时不切题,体温 38.3℃,身目俱黄,腹胀满,查体欠合作,腱反射亢进,肌张力增高,巴氏征(+),舌质红绛,苔黄少津,脉弦数。家人诉近两日饮食极少,时有呕吐,急查肝功:ALT 220U/L,AST 326U/L,TBil 381.5μmol/L,DBil 212.3μmol/L,凝血酶原活动度 <40,乙肝 5 项示 HBsAg(+),HBeAg(+),抗 HBc(+)。B 超提示肝体积缩小,EEG 可见 δ 波,节律变慢,4~5 次 /s。患者发病前短期内有多次过量饮酒史,传染病史不详。诊断为急性重型乙型肝炎,肝性脑病Ⅲ期。

中医辨证为热毒瘀结,闭塞清窍。遂予静脉滴注支链氨基酸、精氨酸、促肝细胞生长素、人血清蛋白,使用抗生素预防感染,输液维持水电解质平衡等综合疗法。中药予醒脑静脉注射液静脉滴注,生大黄水煎灌肠。汤剂予清热解毒开窍、凉血活血,经中西医结合救治 3 日,患者神志转清,发热渐降,呕吐止,腹胀亦减,能进少许流质,又以中西两法随证综合调治 4 周而出院,出院时查肝功正常;B 超提示肝实质弥散性损伤。2004 年 4 月份患者复查肝功能正常,乙肝 5 项无变化,能从事一般体力劳动。

2. 清开灵注射液

(1)成分:由牛黄、水牛角、黄芩、金银花、栀子等组成。

(2)用法:每次 2~4ml 肌内注射,每日 2 次;或 40~100ml 加入 5%~10% 葡萄糖 500ml 静脉滴注,每日 1 次,3~5 日为 1 个疗程。

(3)适应证:肝性脑病见热邪内陷,热入心包,发热神昏等症。

(4)经验推介:季建军等在西医常规治疗基础上加用清开灵注射液治疗肝性脑病,临床取得了满意疗效。将 58 例患者的临床资料进行总结,并与单纯西药治疗的 42 例患者作对照,结果显示治疗组总有效率 81.3%,对照组总有效率 71.4%,治疗组优于对照组($p<0.05$)。临床辨证分为痰热、湿浊两型。其中以痰热型最为多见。清开灵注射液由牛黄、水牛角、黄

芩、金银花、山栀等药组成,具有清热解毒、化痰通络、醒神开窍功效,故用于治疗肝性脑病切合病机,尤其是痰热型者,更为适宜。季氏认为运用清开灵注射液中西医结合治疗肝性脑病,具有较好疗效,优于单纯西药组,值得临床推广应用。

齐治家等研究证明清开灵注射液可使肝损伤大鼠的血氨水平下降,使肝脏功能得以恢复,从而减轻肝性脑病。朱氏等通过观察清开灵注射液对大鼠脑内蓝斑乙酰胆碱酶的影响,证明清开灵明显上调蓝斑乙酰胆碱酶,说明蓝斑内神经元乙酰胆碱酶的合成及输送活动加强,提示乙酰胆碱活性可能激发了蓝斑神经元,调节了儿茶酚胺的活性,恢复了脑干网状结构上行激动功能,从而达到复苏作用。

3. 参附注射液

(1)用法:每次 40~60ml,加入 5% 或 10% 葡萄糖注射液 500ml,静脉滴注,每日 1 次。

(2)适应证:肝性脑病阳气欲脱者。

4. 附子注射液

(1)用法:每次 2ml,肌内注射,每日 3~4 次。

(2)适应证:肝性脑病阳气欲脱者。

5. 参麦注射液

(1)组成:人参麦冬。

(2)用法:20ml 加入 5%~10% 葡萄糖液 500ml,静脉滴注。

(3)适应证:适用于肝性脑病症,见气阴双竭患者。

(二) 成药及单验方

1. 成药

(1)安宫牛黄丸

1)组成:由牛黄、郁金、犀角、黄连、黄芩、山栀、朱砂、雄黄、梅片、麝香、珍珠组成。

2)功效:清热开窍,豁痰解毒。

3)用法:每次 1 丸,每日 1~2 次,口服或鼻饲。

4)经验推介:出自《温病条辨》,是清代著名温病学家吴鞠通所创,治疗温病热毒攻心,神志昏迷的特效药,功效清热解毒、豁痰开窍。现在常用于配合抢救乙脑、重症肝炎之昏迷患者。

湖南中医药大学第一附属医院及湖北省中医院报道,以安宫牛黄丸及中西医结合治疗肝性脑病获得良效。熊某,女,14 岁,诉恶呕,身、目、尿黄 1 周,伴头昏乏力,舌质红,苔白腻,脉细,肝触及,质软有压痛。入院当天嗜睡、神志恍惚、断而哭闹、烦躁不安,继而呼之不应、尿失禁,诊断为急性重型肝炎(乙型)并肝性脑病。用凉血开窍、清热利湿活血法,鼻饲安宫牛黄丸(以温开水化),每次 1 粒,每日 1 次;方用茵陈 30g(后下),炒栀子 10g,大黄 10g,板蓝根 15 立,姜竹茹 15g,云苓 15g,泽兰 15g,郁金 10g,丹参 15g,藿香 10g,佩兰 10g,石菖蒲 10g,远志 10g。配合乙酰谷氨酰胺加高渗葡萄糖静脉滴注,至 8 月 18 日神志转清,但神疲乏力,腹水征阳性,用利尿及支持疗法,腹水消,食纳增,肝功恢复正常,住院 43 日治愈出院,随访 2.5 年,肝功能正常,能照常工作。

钟建平认为应用安宫牛黄丸若得当,则能起到桴鼓之效,但应用时应注意:

1)用药时间宜早,应在昏迷前期精神神经症状较轻或轻度肝性脑病时应用,若属热深毒重之肝炎,即使无精神神经症状亦应予以应用。

2)用药剂量宜大,一般每日早晚各 1 粒,热毒深重者可每日 3 粒,否则难以阻止病情之恶化。

3)用药途径视病情而定,神清者口服,昏迷者鼻饲或保留灌肠。钟氏应用安宫牛黄丸治疗 73 例重症肝炎并发 HE 者,其中急性者 12 例,亚急性者 43 例,慢性者 18 例。47 例在出现 Ⅱ 度肝性脑病后应用,采用鼻饲或灌肠,每日 1 粒者 28 例,死亡 25 例,占 90%;每日 2 粒者 19 例,死亡 9 例,占 47.3%。26 例在昏迷早期应用,口服 1 粒者 19 例,每日 2 粒者 7 例,均取得预期的疗效,总死亡率为 46.6%。

(2)紫雪丹

1)组成:由石膏、寒冰石、滑石、磁石、犀牛角、羚羊角屑、青木香、沉香、玄参、升麻、甘草、丁香、朴硝、麝香、朱砂组成。

2)功效:清热开窍,镇痉安神。

3)用法:每次 1.5~3g,每日 2 次,口服。

4)经验推介:哈尔滨医科大学附属第二医院内科教研组分析对照 178 例肝性脑病中死亡与苏醒病例,认为采用中西医结合治疗,除用谷氨酸钠、补钾、激素、抗生素、脱水剂、吸氧、鼻饲足量葡萄糖、控制输液量外,如在昏迷前期口服安宫牛黄丸或至宝丹 2~3 次,能减轻躁动,不致进入昏迷期;在苏醒后如有抽搐、眩晕等肝风内动证,应予平肝潜阳法(用天麻、钩藤、石决明、桑寄生、茯神);如有脉微欲竭的气衰阳竭证,则用益气助阳法(用黄芪、干姜、附子、石菖蒲、远志、苍术)。服中药后常迅速好转,收到扶正祛邪,防止复发的效果。

(3)神犀丹

1)组成:由犀牛角、石菖蒲、黄芩、怀生地黄、金银花、连翘、板蓝根、香豉、元参、花粉、紫草组成。

2)功效:清热开窍,凉血解毒。

3)用法:每次 3g,每日 2 次,口服。适用于肝性脑病证见热深毒重、耗伤阴液者。

(4)苏合香丸

1)组成:由白术、青木香、乌犀屑、香附子、朱砂、诃黎勒、白檀香、安息香、沉香、麝香、丁香、龙脑、苏合香、乳香组成。

2)功效:芳香开窍,行气止痛。

3)用法:每次 1 丸,每日 1~2 次,口服。适用于肝性脑病浊阴上逆证。

2. 单验方

(1)生大黄:临床多采用生大黄 19g,水煎口服或鼻饲,每日 2~3 次。适用于肝性脑病的治疗及预防。现代研究表明,大黄有抗病毒、抗肝损伤和利胆作用,同时有较强的抗菌作用,可抑制肠道细菌,以减少蛋白分解,控制并发感染,通过其泻下作用,清除肠道内容物,控制肠道内氨的来源,减少含氨物质吸收,并能清除肠道中的内毒素,因此对治疗和预防肝性脑病有积极的意义。

(2)羚羊角粉:临床常用羚羊角粉 15g,冲服或鼻饲,每日 1~2 次。适用于肝性脑病实证的治疗。

(3)祝氏自制牛麝散:含人工牛黄 3 份,麝香 1 份,羚羊角 10 份,石菖蒲 3 份,丁香 3 份,藏红花 7 份。共研细末,分装小瓶,每瓶 1.7g,密封备用。具有清热解毒,豁痰通络,醒脑开窍作用。昏迷者鼻饲每次半瓶,每日 2 次,少数患者每 3 小时半瓶,连续给药。治疗 13 例肝性脑病,清醒 6 例,由深昏迷转为浅昏迷 5 例,无效 2 例。

(三) 灌肠

1. 大黄灌肠液

(1)组成:大黄 20~30g,食醋 100ml。保留灌肠,促使排便,减少毒素的吸收。

(2)用法:每日 1 剂,将大黄加水适量,煎取药液 200ml,兑入食醋后按常规操作保留灌肠 30 分钟以上。每日 1 次,7 次为 1 个疗程。

(3)主治:各型肝性脑病。

2. 大黄牡蛎灌肠液

(1)组成:由大黄 30g,牡蛎 30g,蒲公英 30g 组成。

(2)用法:每日 1 剂,加水适量,煎成药液 300ml,按常规操作保留灌肠 30 分钟以上。每日 1 次,7 次为 1 个疗程。

(3)主治:各型肝性脑病。

3. 大黄丹参灌肠液

(1)组成:由大黄 30g,丹参 60g,败酱草 60g,食醋 100ml 组成。

(2)用法:每日 1 剂,将前 3 味药加水适量,煎成药液 200ml,兑入食醋后按常规操作保留灌肠 30 分钟以上。每日 1 次,7 次为 1 个疗程。

(3)主治:各型肝性脑病。

4. 大黄丹参灌肠液

(1)组成:由大黄 30g,茵陈 60g,牡蛎 30g,食醋 100ml 组成。

(2)用法:每日 1 剂,将前 3 味药加水适量,煎成药液 200ml,兑入食醋后按常规操作保留灌肠 30 分钟以上。每日 1 次,7 次为 1 个疗程。

(3)主治:各型肝性脑病。

5. 大黄乌梅合剂

(1)组成:大黄 30g,乌梅 30g,食醋 100ml 组成。

(2)用法:每日 1 剂,将前 2 味药加水适量,煎成药液 200ml,兑入食醋后按常规操作保留灌肠 30 分钟以上。每日 1 次,7 次为 1 个疗程。

(3)主治:瘀毒互结型肝性脑病。

6. 解毒灌肠方

(1)组成:大黄 30g,赤芍 30g,金银花 15g,虎杖 15g,食醋 100ml 组成。

(2)用法:每日 1 剂,将前 4 味药加水适量,煎成药液 200ml,兑入食醋后按常规操作保留灌肠 30 分钟以上。每日 1 次,7 次为 1 个疗程。

(3)主治:热毒炽盛型肝性脑病。

7. 施维群治疗肝性脑病的灌肠经验方

(1)组成:由生大黄 20g(后下),蚤休 15g,青黛 15g,枳实 12g 组成。

(2)用法:煎煮后取汁 80ml,加入诸葛行军散 1 支,米醋 30ml 混合后使用,连用 5~7 日,待催醒后再予中草药煎剂口服。

(3)经验推介:杭州市肿瘤医院施维群报道,采用中西医结合救治重型肝炎肝性脑病 13 例,并与 25 例肝性脑病行西医疗法者进行回顾性对照,疗效较为显著。治疗组 13 例先予支持疗法,输液以维持水电解质平衡;输新鲜血浆或人血清蛋白;静脉滴注青霉素或头孢类或甲硝唑等抗生素;支链氨基酸 250ml,每日 2 次;乙酰谷氨酰胺 80mg,每日 1 次;喂饲西洋参三七口服液 3g,每日 1~2 次;中药煎剂保留灌肠,每日 1~2 次。对照组用支持疗法及抗生素等以外,用 L- 多巴及新霉素等保留灌肠,同时灌服清热解毒中药。经过临床治疗,治疗组催醒有效率为 69.23%,存活率为 53.85%,而对照组存活率为 20%。

中医学认为,肝性脑病是由于湿热秽浊,侵袭中焦,胶着不化,邪毒弥漫三焦,蒙蔽清窍,与现代医学关于肝功能衰竭使异常代谢物质蓄积致使血液生化平衡遭到破坏的认识有某种类同。中药煎剂灌肠可达到涤肠中秽浊、去瘀滞之物和攻下邪毒的目的。上述灌肠方剂中均用大黄作为主药,食醋相配,主要是取其苦寒泻热、去瘀通便、荡涤胃肠邪热积滞之性。有减低血氨、保护胃肠黏膜屏障、泻下、抗菌、保肝、免疫调节、清除自由基等作用,能减轻肝细胞的变性与坏死,并降低血氨升高的幅度,可减低 TNF-α,缓解肝脏的炎症,促进肝细胞再生。临床观察表明,以西医支持疗法和中医的攻下法联用以治疗肝性脑病,是一种有效的尝试。

(四) 中药敷脐治疗

1. 遂戟商槟膏

(1)组成:甘遂、大戟、商陆、槟榔比例其组成为 1:3:5:5,辨证加减:温阳散寒加肉桂,理气通阳加桂枝。

(2)用法:研末,用醋作赋形剂调成膏状,每次取 10g,敷贴脐部,每次 30 分钟,1 次 /d,10 日为一疗程,一般治疗 2~3 个疗程。

2. 遂黄散

(1)组成:甘遂、桂枝、沉香、蝼蛄各 5g,大黄、牵牛子各 10g。

(2)用法:研细末,用米醋调糊加葱白 2 根,捣碎混匀,外敷神阙穴,上盖湿纱布,热水袋加温,每次热敷 60~120 分钟,1~2 次 /d,7 日为 1 个疗程。

3. 麝黄膏

(1)田螺 1 枚(取肉约 30g),麝香 1g,人工牛黄 1g,葱白 2 根。

(2)用法:田螺去壳,烘干,研粉,其他诸药共研细末,制成巴布贴,置入密封袋,低温保存。外敷神阙穴,24 小时换药一次,1 个月为 1 个疗程。

敷脐疗法是外治用药途径的精髓所在,敷脐通过经络传导、药物的吸收代谢及神经调节而发挥整体调节,也可通过药物的局部刺激起到治疗作用。脐名神阙,与任、督、冲脉相连,通过十二经脉联系全身经脉,调节气血、脏腑生理功能;脐中有腹壁动、静脉分支,分布有第十肋间神经前皮支的内侧支,脐下腹膜还有丰富的静脉网连接门静脉,脐下组织表皮角质层较薄无脂肪组织,皮肤敏感度高、药物渗透性强、吸收快,药物经此捷径直达肝脏。药物透皮吸收进入血液循环,可避免胃肠道刺激、肝脏的"首过效应"、药物半衰期短、需多次给药等缺点,并且有给药方便,消减药物浓度峰谷现象等优点。易于被患者接受。

(五) 针灸

1. 毫针疗法

(1)穴位:昏迷前期,神门、内关、大陵。昏迷期,人中、合谷、涌泉、十宣。

(2)方法:用毫针刺入,取泻法,留针 30 分钟,每 15 分钟捻转 1 次。每日 1~2 次,10 次为 1 个疗程。

(3)主治:各型肝性脑病。

2. 三棱针疗法

(1)穴位:十宣、少冲。

(2)方法:用三棱针点刺出血,每穴出血少许。每日1次,7日为1个疗程。

(3)主治:毒火攻心、湿浊蒙蔽型肝性昏迷。

3. 针刺治疗

(1)穴位:患者昏迷时取合谷、人中、十宣、涌泉等穴;烦躁不安时可针刺内关、神门等穴。

(2)方法:采用泻法,留针15分钟,每日1次,5~7日为1个疗程。

4. 穴位封闭治疗

(1)穴位:呃逆不止取合谷、内关、足三里、中脘等穴;腹胀则注射足三里、三阴交。

(2)方法:用阿托品0.5mg穴位注射,维生素B1 100mg。

(3)主治:肝性脑病伴呃逆不止或腹胀者。

5. 针灸疗法

(1)穴位:针法实证取穴,人中、合谷、涌泉、劳宫、太冲。灸法取百会、神阙、气海、关元、涌泉、足三里、内关。

(2)方法:针法每次选其2~3穴,用补法。灸法每次选其2~3穴,足三里、内关可针灸并用,手法宜轻。余穴均用灸法。气海、关元、神阙等穴可不拘壮数,以肢温、清醒为度。

6. 耳针

(1)穴位:肾上腺、皮质下、心、枕。

(2)方法:每次全取,任选1耳。强刺激,留针时间不定,以清醒为度。

(六) 食疗

1. 百合粥 百合60g,粳米250g,加水适量,同入砂锅内,煮至米烂汤稠,加白糖适量,分早晚餐,温热服食,适用于阴虚火旺型烦躁、神志恍惚者。

2. 安神代茶饮 龙齿10g,石菖蒲3g,水煎代茶饮,适用于阳气亢旺,痰浊内扰所致烦躁、失眠等症患者。

3. 海带30g,草决明20g,水煎代茶饮,适用于痰火内扰所致的烦躁不安者。

(七) 中医特色护理

本病一旦发生,预后大多较差,故防病于未然在本病的防治中具有特别重大的意义,必须积极救治,尤其是昏迷患者,可配合针灸,及时予以开窍醒神。将患者置平卧位,头偏一侧,保持呼吸道通畅,必要时给氧、吸痰。口腔常用盐开水清洗,去除义齿。抽搐者用包纱布的压舌板置上下齿间,以防舌咬伤。吞咽障碍者,忌从口腔喂食,应予鼻饲进流质饮食及中药。密切观察病情,随时注意面色、脉象以及体温、脉搏、呼吸、血压、神志、瞳孔的变化,发现危候,及时抢救。肝硬化患者病程长,病情复杂多变,症状多。患者痛苦,思想负担沉重,性多急躁,需要给予较多的安慰与开导,使之尽可能放下包袱,配合治疗。

对患积聚(肝硬化)的患者,要注意及时治疗使病转愈,同时做好调护预防本病发生。避风寒,防外感;饮食清淡;有出血倾向的患者,应禁食辛辣坚硬之品,以防化热伤络失血,导致亡阴失血。对急黄患者,应及时抢救,并保持大便畅通,使病情好转,防止恶化。

本病继发于积聚日久者,大多起病缓慢,但要注意病情变化,细致观察精神情志的变化,判断预测病情,以便及时处理救治。

三、中西医结合治疗肝性脑病经验选介

中医药治疗本病积累了宝贵的经验,取得了一些成效,和西医相结合,发挥各自的长处,取长补短,降低了死亡率,提高了存活率,为肝性脑病的治疗提供了新的治疗手段。但目前各家肝性脑病的中医证候分型认识不一,许多宝贵的经验散见于各种文献,现选取一些名老中医治疗肝性脑病的经验简述如下。

(一) 经验推介

据文献报道,中药和西药在肝性脑病治疗方面各具优缺点,两者联用具有协同增效作用。

1. 邹良材治疗肝性脑病的经验　肝性脑病是各种严重肝脏疾病的并发或终末表现,多见于肝硬化晚期和重症肝炎等患者之中。中医学除之为昏迷外,尚有"厥""谵妄""郁冒"等名称。邹良材的主张是,抢救肝性脑病,主分虚实两途。实证是邪毒攻心,属风、火、痰内闭神明为主,临床表现为神志不清、躁动谵语,肢体抽搐,气息粗大,便结尿赤,舌质红,苔黄糙或焦黑,脉弦大而数。治当平肝息风,养阴解毒,清心开窍,方以羚角钩藤合黄连解毒汤为基本方。羚羊角价格昂贵,宜用粉吞,用量以 0.5~1g 为宜,过少则药力不足,邪热偏盛选加安宫牛黄丸清心开窍,动风抽搐,选加紫雪丹息风开窍;痰浊偏重,其特点是昏睡不醒,痰声辘辘,舌苔浊腻,此证若用安宫牛黄丸、紫雪丹则昏睡益深,惟至宝丹豁痰开窍,兼能清心,于本证最为适合。对火毒充盛,面赤身热,或内陷营血,面目如金,神志昏迷者,犀角凉血,清热解毒功效最为显著,如用水牛角代替,也有一定效果,惟用量宜大,可用 30~60g,亦需先煎。虚证系正虚邪陷所致,此因阴阳气血衰败,精神竭绝而神明不用。病初可见精神疲惫,少气懒言,或午后潮热,消瘦颧红;继则神志恍惚,语无伦次,进而昏迷不醒,二便失禁。邹良材认为此证重笃,预后极差,如救治得当,尚有一线生机。属气阴涸竭者,可予益气养阴,酌佐消化痰热,药选西洋参、麦冬、五味子、天竺黄、川贝母之类;属阳气衰亡者,急予回阳救逆,佐以化痰醒窍,药如人参、附子、白术、茯苓、石菖蒲、远志、炙甘草,并配合服用苏合香丸。肝性脑病患者病情变化迅速,虚实错杂,病发可以邪实为主,但正气常已受戕;久病虽属正虚,但痰浊常留恋难解。邹良材主张全面权衡,标本缓急,邪势急者先治标,邪势退则图其本;正气暴脱者治本,重用扶正固脱之剂;正虚邪恋,虚实夹杂者,必兼而治之。

2. 张琪治疗肝性脑病的经验　张琪认为本病病情凶险,死亡率高,与中医之急黄(瘟黄)相似,其表现为黄疸进行性加深,身热,意识障碍,先昏睡继而烦躁不宁,最后转入昏迷或半昏迷状态。认为本病多为邪热内陷心包,气血瘀滞所致,治疗当以清热解毒为主,佐以活血化瘀,健脾利湿,常以下方治之:茵陈 50~100g,金银花、败酱草各 50g,川连、龙胆草、大黄、郁金、甘草各 15g,当归、丹参各 25g,茯苓、白术各 20g。方内金银花、败酱草、黄连、黄柏、茵陈、大黄皆为清热解毒,利胆退黄之药;白术、茯苓健脾利湿;当归、丹参、郁金活血祛瘀。本证为邪热内陷心包之证,故以大黄等清热解毒之药为主,此时可与安宫牛黄丸合用;本证多伴有腹胀、腹水,故以白术、茯苓以健脾利湿,如腹胀甚者可加二丑、海藻等,以攻逐水气;佐以活血化瘀之品,如丹参、郁金、当归等以增强疏肝利胆之功能。其中败酱草辛苦微寒,清热解毒,消痈排脓,同时又有活血化瘀之品,有扶肝降酶,促进肝细胞再生,防止肝细胞变性坏死作用。故本品与茵陈、金银花用量较大。

3. 时振声治疗肝性脑病的经验　时振声认为肝性脑病的病机是,在气分则为阳明胃腑

热结;入血分则是扰营败血,上扰心包。初则神志不清,狂乱号叫,打骂啮人,或有喜忘幻觉,渐则由狂躁转入平静,意识模糊,乃至昏睡不醒。热毒扰及肝木,或同时耗伤津液,以致肝风内动,风火相煽,可见抽搐摇头,震颤自动。热毒内蕴,三焦气化失常,可有少尿或无尿。热毒迫血妄行,则吐衄便血或现紫斑,终因气随血脱而亡。曾观察6例昏迷患者死亡前的脉舌改变,舌质红绛者,6例,舌苔黄燥1例,焦黑2例,舌卷3例,脉数者5例,脉舌改变,符合热毒气血两燔的表现。如出现腹水者,可有两种情况。一为热甚者,系湿热互结脾胃,阻塞气机,津液不能运化而停聚成水,发为胀满。临床表现腹胀以气为主,口黏口苦,口气秽臭,喜进凉物,或有恶心呕吐,小便短赤而少,大便次数增多,但黏滞不爽,其气秽臭,全身黄疸日益加深,舌苔黄腻,舌质红绛,脉象弦大或数,逐渐发展亦可出现昏迷。二为湿甚者,为湿困脾土,以致水湿积聚发为肿满,临床上腹胀以水为主,小便黄少,大便软薄或稀,次数增多,口黏不渴,或喜热饮,全身黄疸逐渐加深,舌苔白腻,质淡津润,脉象弦细或沉细。黄疸有属于阴黄的,但因黄疸加深后,仅从黄色是鲜明还是晦暗上并不容易区分。阴黄的临床特点主要是畏寒喜热,头痛呕逆,大便溏泄,脉弱无力。在治疗上,一般热毒化火,阳明腑结,黄疸迅速加深,为阻止黄疸加深,拟用茵陈栀子金花汤合五味消毒汤加茵陈,重用大黄以通腑泻火;黄疸不再加深,则病情可以化险为夷。热毒入血,则宜清营解毒,用清营汤;热陷心包,则宜清心开窍,用安宫牛黄丸。气营两燔而神昏者,可用牛黄承气汤重用大黄,有3例昏迷前兆和3例昏迷的患者,均在用大黄后神志恢复。热毒扰营败血,血结瘀阻,则宜活血化瘀,用血府逐瘀汤、桃仁承气汤、抵当汤加减。肝风内动,则宜清热息风,用犀羚镇痉汤。热毒内壅,气化失常而少尿无尿者,宜佐滋肾通关丸清利通关。血热妄行而吐衄便血者,宜直泻心火,用大黄黄连泻心汤,或清热凉血,用犀角地黄汤。出血过多,阳气失附,宜在清热解毒之中加入参附,或先用参附汤、独参汤以固脱。出现腹水者,热重可清热渗利,用二金汤;湿重则温化渗利,用胃苓汤。重症肝炎当黄疸继续加深,患者出现精神萎靡,极度无力,倦卧不语,但脉象弦大有力,舌苔黄腻,舌质红绛,为阳极似阴之证,而非阴黄,宜大剂清营解毒之剂加入附子,对扭转病情有益。重症肝炎属阴黄者,宜温化寒湿,用茵陈附子理中汤、茵陈四逆汤等。在实践中观察了肝性脑病的临床治疗,肝性脑病13例,经治疗存活5例,死亡8例,存活率46%。

4. 俞伯阳治疗肝性脑病的经验 俞伯阳通过临床实践证明,运用中西医结合疗法救治重症肝炎肝性脑病,确实有助于提高存活率,降低死亡率。在中医辨证施治过程中可概括为清热解毒,清营凉血,平肝息风,化瘀降浊,豁痰开窍,通腑导滞,温阳化浊,回阳救逆诸法。其中通腑导滞法务在祛邪,勿拘有无结粪,该法有利于排除患者肠胃积滞,使大脑功能紊乱的一系列中枢神经症状和毒血症状得以缓解,减少并发感染,改善血运,减轻颅内高压,亦有助于血氨的下降、胆红素的排除和腹水的消退。俞氏曾以下法为主治疗三十余例肝性脑病患者,确有釜底抽薪之妙。临床有选择地使用中成药"三宝",安宫牛黄丸有清热解毒,豁痰开窍之功,可应用于热毒炽盛型肝性脑病的各期;紫雪丹以息风、镇痉、开窍见长,适用于昏迷谵狂期;至宝丹化浊开窍之力较优,适用于湿热胶滞,痰浊壅盛,痰迷心窍之深度昏迷期。另有神犀丹清热凉血解毒之效颇佳,而开闭之力较逊,凡证见邪入营血,热深毒重,耗液伤阴者配合使用。

5. 陈沛坚治疗肝性脑病的经验 陈沛坚认为肝性脑病的病因乃因感受湿热、疫疬或饮食失当而引起黄疸。其中尤为疫疬之邪,其性酷烈,人感受之极易蕴化火伤阴,且传变迅速,致热毒内攻,郁蒸肝胆,伤及营血,内陷心包,扰乱心神,发为急黄,故可见壮热,烦躁,面目深黄,肌肤瘀斑,或鼻衄便黑,以及神昏谵语等。肝性脑病时,可采取应急措施。

(1)昏迷可选用"三宝",安宫牛黄丸、至宝丹、紫雪丹,选其中一种,每次1~2丸(支)口服或鼻饲,每日2次;或加服神犀丹,每次3g,每日3~4次。湿浊蒙蔽者用苏合香丸。

(2)用石菖蒲、五味子、生大黄或芒硝口服或鼻饲。

(3)选用开窍醒脑的针剂,如醒脑静针、菖蒲郁金针静脉注射。

(4)脱症可选用救逆固脱针剂,如阴脱可选生脉针、参脉针、丽参针(或人参针)静脉注射;阳脱可选用参附针、附子1号针静脉注射。

(5)昏迷前期可针神门、内关、大陵,昏迷后针人中、合谷、涌泉、十宣,强刺激,不留针;脑水肿针大敦、脑户,用泻法。陈氏根据临床证候,把肝性脑病分为5种类型:

1)热毒炽盛,内陷心包,治以清热解毒,凉血救阴,方用(千金)犀角散加减:犀角3g(磨冲或水牛角30g代)、山栀子、牡丹皮各12g,板蓝根、茵陈各30g,生地黄、石斛各15g,大黄、黄连、石菖蒲各10g。若有脑水肿者加用葶苈子、大枣、金钱草、车前子、牵牛子、大戟等以豁痰导水;出血加用田七粉、白芨粉、血余炭或大黄粉冲服或鼻饲;有抽搐者,可加羚羊角、钩藤、生石决明、地龙等,或加用止痉散(全蝎6只,蜈蚣3条研末,每次1~5g,每日1~2次)。

2)湿热蕴蒸,上扰神明,治以利湿泄热,醒脑开窍,方用茵陈蒿汤加味:茵陈30g,山栀子、玄参、牡丹皮各12g,大黄、竹茹、郁金各10g,生地黄、赤芍各15g,茯苓20g,黄连、石菖蒲各6g;加服神犀丹。腹胀满可加枳实、厚朴;黄疸深、尿短少者酌加黄柏、车前草、猪苓等清热利湿之品;胃纳差、恶油腻可加神曲、山楂、布渣叶。另可按湿热之偏重而选用以下经验方:若湿重于热者,可用化浊柔肝汤,方药为:茵陈、薏苡仁、太子参各30g,石菖蒲6g,茯苓20g,大腹皮12g,郁金10g,陈皮、蔻仁各6g,加服神犀丹。若热重于湿,可用二黄清肝汤,方药为黄连、大黄、郁金各10g,水牛角(先煎)、生石决明(先煎)、茵陈各30g,石菖蒲6g等,加服神犀丹或至宝丹。

3)痰火内盛,上蒙清窍,治以清热化痰,开闭通窍,方药用黄连温胆汤加减:黄连、法半夏、山栀子、郁金各10g,竹沥(冲)、虎杖各30g,茯苓15g,枳实、厚朴各12g,石菖蒲、陈胆星、甘草各6g,合服安宫牛黄丸(或至宝丹)。大便不通可加大黄、元明粉;兼有抽搐可加钩藤、全蝎、石决明、地龙等。亦可用安宫牛黄丸2丸化成溶液做保留灌肠。

4)湿浊蒙蔽,清窍不利,治以化湿泄浊,芳香开窍,方用涤痰汤加减,送服苏合香丸:石菖蒲、甘草、陈胆星各6g,竹沥半夏、广郁金、苍术各10g,枳实、厚朴各12g,党参、茯苓各15g,沉香片(后下)3g。苏合香丸每次服2丸,口服2次。腹满、尿少,另用沉香、琥珀、蟋蟀各1g,研粉服,每日2次,以利尿消肿。

5)气阴两竭,昏迷不醒,治以益气生津,救阴敛阳,方用生脉散加味:人参、五味子、山茱萸各10g,麦冬、黄精、熟地黄、龙骨(先煎)、牡蛎(先煎)各15g。

陈氏认为,肝性脑病为危重病证,务必早期发现并及早治疗。在患者未进入昏迷时,即应按辨证施治投以汤剂及丸散,如进入昏迷,牙关紧闭,则服药途径可改为鼻饲或灌肠。目前已开展应用的中草药针剂,如清热解毒、开窍醒脑的清开灵注射液及清肝注射液、醒脑静注射液等,常可配合使用,它不但对原发病有一定的治疗作用,而且可促使昏迷患者苏醒并有简便、快捷,能肌注及静脉入药的优点。如单纯采用中医药治疗效果不佳,则应改用中西医结合的抢救措施,这可提高治疗本病的疗效。

6. 邓以林治疗肝性脑病的经验　邓以林认为肝性脑病前期病情复杂,非一法一方所能治,在临床中遵《黄帝内经》"谨守病机,各司其属"之旨,采用以下6法,疗效甚为满意。

(1)举陷泄浊法,适用于陷邪与瘀浊交并,上扰神明而然,方用桂枝汤加大黄加味,桂枝汤祛陷邪、助转输,大黄运中枢,通地道,表里双解,相辅相成。

(2)通腑解毒法,适用于腑气不通,肠中腐败,邪毒踞肝,上扰阳明。

(3)解毒凉血法,适用于急黄、瘟毒、鸱张所致者。

(4)渗利水毒法,适用于水毒潴留,弥漫三焦,上凌心脑,灵窍闭堵者。

(5)开痰醒神法,适用于痰浊上蒙,神明被扰者。

(6)补脾益神法,适用于脾气衰败,神气涣散者。邓氏应用上述6法,临床辨证施药,治数例肝性脑病均获良效。

7. 周嘉善治疗肝性脑病的经验 周嘉善认为肝性昏迷以往的病机理论,不能完全指导临床治疗,认为主要病机是心、肝、肾诸脏阴液耗竭,以津亏正虚气竭为主要矛盾。治疗应大剂养阴津,益心气,顾护正气为主,只可适当配合清热解毒,醒神开窍之品,切忌一味苦寒,戕害正气。关键是通过养阴津,养心气顾护正气,延续患者生命,帮助他度过气阴两竭、阴阳离决的难关。在昏迷前期,以湿热疫毒炽盛为主要矛盾,邪实正实为基本特点。内服中药应大剂清热解毒、凉血救阴、泄热通便。此时要注意"截难病势",即在湿热病毒疫毒尚停留于卫、气分或初入营分,但已精神神经改变时,立即使用大剂清热解毒、凉血生津救阴或通里攻下逐瘀之品,多途径迅速给药,以阻碍疾病的进一步发展。处方选余氏清瘟败毒饮加减:生石膏、生地黄、犀角、黄连、黄芩、牡丹皮、栀子、竹叶、玄参、连翘、赤芍、知母、桔梗、甘草。昏迷期,表现为湿热疫毒内陷心包,伤津耗气,以心气耗散,心神,蒙蔽,肝肾阴竭,津亏正虚为主要矛盾。内服应大剂养阴益气,凉血清营为主。方选生脉散合清营汤加减:西洋参、麦冬、五味子、犀角、生地黄、玄参、丹参、黄连、金银花、连翘、竹叶心。此方关键是用大剂量的生脉散,西洋参量可达15~30g,养阴津、益心气,顾护正气,以延续患者生命。

8. 何金英治疗肝性脑病的经验 何金英认为肝性脑病是肝病过程中极为严重的并发症,死亡率高,认识和抓住肝性脑病的早期先兆,是取得治疗机会的关键,准确合理的辨证论治是降低死亡率的前提。在临床上常通过患者神志改变,形体姿态,面部色泽,五官窍道,舌象改变,语言声音,口出秽气,脉象改变等诱发因素抓住患者早期先兆,以抓住有效的治疗时机。临床上常将肝性脑病归纳为4个证型,进行施治。

(1)毒热内陷心包型,治以清热解毒,开窍醒神。方药:安宫牛黄丸,每次1丸,每日2次,喂服或鼻饲;牛黄醒脑静脉注射射液40ml兑入5%葡萄糖液500ml,静脉点滴,每日1次;黄连解毒汤加味:犀角(或水牛角30g代替)、黄连、黄芩、黄柏、栀子、大黄各10g,茵陈、板蓝根、丹参各30g,元参、郁金各15g,金银花20g,连翘12g,生石膏40g。

(2)湿浊蒙蔽心窍型,治以祛湿化痰,开窍醒神。方药:苏合丸每次1丸,每日2次喂服或鼻饲;石菖蒲注射液40ml兑入5%葡萄糖液500ml,静脉点滴,每日1次;菖蒲郁金汤加味:石菖蒲、牡丹皮、陈皮、厚朴、白蔻、竹沥、佩兰、鸡内金各10g,郁金、栀子、滑石、半夏、茯苓皮各15g。

(3)腑热熏蒸神昏窍闭型,治以泻热通腑,开窍醒神。方药:至宝丹,每次1粒,每日2次,喂服或鼻饲;清开灵注射液40ml兑入5%葡萄糖液500ml静脉点滴,每日1次;大柴胡汤加减:柴胡、半夏、枳实、石菖蒲、青陈皮各10g,茵陈、大青叶各30g,郁金、焦槟榔各15g,黄芩12g,丹参20g。

(4)阴竭阳脱型,治以回阳固脱,益气敛阴。方药:参附注射液 40ml 兑入 5% 葡萄糖液 500ml,静脉点滴,每日 1 次;参附汤加生脉散加味:制附片、麦冬各 15g,五味子、沙参、石菖蒲各 10g。

9. 王骥权治疗肝性脑病的经验　王骥权在临床中经过多年的中西医结合之实践,深刻地认识到对肝性脑病之抢救,不能拘泥于古代之论,应从以下几点入手。

(1)抓临证先兆,早期治疗。"急黄"传变迅速,极易骤变,临床要抓住两个苗头,一是如黄疸伴有持续发热应考虑病势有逆传心包之势;二是有精神恍惚,头昏嗜睡,烦躁不安等精神症状此乃窍闭之先兆,此时当予清心开窍,可扭转逆势,阻断昏恍形成,否则错失良机,陡增难度。治疗以牛黄丸为第一应用要方,据体质及病情以中药汤剂化服。如舌体肿,舌边有齿印者以西洋参 10g 煎汤送服;舌质红,热甚,以连翘 20g 煎汤送服;有出血倾向或黄疸深重者以赤芍 30g 煎汤送服,效果尤佳。

(2)重养阴护营,安正御邪。宗代朱丹溪指出"阴虚则病,阴绝则死",温病学家指出"存得一分津液,便有一分生机",故注重养阴可以生津护营,防止窍闭产生。见舌质红绛、心烦不寐、脉细数之营分症时,及时适量投入养阴生津之品以安正御邪,常用药有生地黄、石斛、麦冬、西洋参、五汁饮等。养阴药参与免疫调节作用突出,对疾病的预后与转归,提高救治率具有广阔的前途。

(3)下肠胃积滞,釜底抽薪。使用攻下法通涤积滞,荡涤热邪,以釜底抽薪之意,达到"存阴救急""清心醒脑"之目的,为常用之法。常用三承气汤荡涤肠胃积滞,引热下行,与开窍法同时运用,则上下配合,清热泄火之力尤强,效果理想。对于肝性脑病得以控制的患者,则以调胃承气汤缓下热结,保持大便每日 2 次左右,以巩固疗效。

(二) 验方选介

1. 醒脑合剂　茵陈 40g、金钱草 40g、山栀 12g、生大黄 20g、丹参 30g、桃仁 12g、全当归 15g、川芎 12g、赤芍 15g、枳实 12g、厚朴 12g、石菖蒲 12g、胆星 12g、天竺黄 12g、广郁金 15g、元明粉 12g(冲服)。本方活血化瘀,通里攻下。适用于重症肝炎所致 HE。每剂煎成 200ml,每次鼻饲 60~100ml,每日 4 次;每次加服紫雪散 2 管(每管 0.06g)和安宫牛黄丸半粒或 1 粒,服至清醒为止。同时静脉滴注复方丹参注射液、山莨菪碱(654-2)、维生素及输血等。孙景林以醒脑合剂治疗 10 例 HE 患者,存活 6 例,死亡 4 例;治愈时间最长 82 日,最短 30 日,平均 56 日。

2. 二黄清肝汤　黄连 10g、大黄 9g、生石决明 30g、茵陈 30g、郁金 15g。本方清热通下。适用于 HE 热毒内盛者。水煎,取汁 400ml,每日 1 剂,早晚分服。

3. 化浊柔肝汤　大腹皮 15g、陈皮 10g、茵陈 30g、茯苓 30g、白蔻仁 12g、薏苡仁 30g、郁金 15g、菖蒲 12g、太子参 12g。本方利湿化浊。适用于本病湿浊内盛者。水煎服,每日 1 剂,取汁 300ml,分 2 次服。

(三) 小结

中医药治疗肝性脑病获得了许多宝贵的经验和成果,特别是在治疗剂型改革和给药途径方面做了大量卓有成效的工作,如醒脑开窍的清开灵注射液、醒脑静注射液等,在临床上得到了速效、高效的效果,为中医药治疗肝性脑病开拓了一条新途径。我们的体会是中医药治疗肝性脑病药要强调西医为主、中医配合,强调中西医结合多途径治疗。我们认为目前肝性脑病的中医药治疗临床和科研存在的主要问题有:

1. 肝性脑病的中医证候分型不统一,缺乏证候客观化研究。

2. 缺乏结合新的肝性脑病命名、分类、诊断标准的中医或中西医结合治疗肝性脑病的临床研究,不利于评价干预治疗的短期和中长期预后,不利于将研究成果指导临床。

3. 缺乏经得起循证医学检验的前瞻性、随机、对照临床研究,同时相关文献报道未见随访治疗后的远期疗效,特别是在远期死亡率这一疗效指标方面仍是空白。

4. 目前肝性脑病多途径中西医结合治疗方案各家不一,临床实施不方便,重复性差,不易推广。

5. 疗效判定标准多为自拟或单纯为临床改善标准,未见结合国际上广泛接受的有关肝性脑病临床验证研究设计所推荐的治疗终点、疗效评定指标的研究,使中医药治疗肝性脑病的疗效缺乏可靠依据。

因此,中医治疗肝性脑病的研究,要从单纯临床经验总结向寻求获得循证医学证据,向药理药效研究展开,然后再将药理研究的结果指导临床的治疗实践。因此,要把中医治疗肝性脑病的临床研究质量提高,就必须把研究设计的重点放在大样本前瞻、随机、对照临床科研设计、新制剂和有效制剂的研制及其药理效应研究上,使肝性脑病的中西医结合治疗的研究不断深入发展。

第九节　预　　后

肝性脑病的预后取决于原有肝病的类型、肝细胞损害的的程度以及不同的诱因等。肝功能较好的门体分流性脑病、诱因明确容易消除者,通常预后较好。肝功能不全越重,预后越差。暴发性肝衰竭所致的肝性脑病预后最差。肝移植的开展已大大改善了难治性肝性脑病的预后。

总之,肝性脑病的发病机制现仍公认以氨中毒学说最为重要,γ- 氨基丁酸及苯二氮䓬起协同作用,假性神经递质学说及氨基酸失衡学说仍有争议,不过迄今尚无一种学说能解释肝性脑病发病的全貌,多数学者认为肝性脑病是多种因素协同作用的结果。肝性脑病的诊断仍然是医务人员面临的艰难挑战,应寻找门体分流和 / 或进展期肝功能不全的证据,脑 CT、EEG 和血氨对疑诊病例可能有帮助,早期发现 MHE 仍是诊断的关键,智能测试、电生理检测可提供一些早期诊断的依据,但不甚精确可靠。慢性肝性脑病的治疗是一个长期过程,旨在防治异常中枢神经系统功能反复波动,并使其精神状况恢复至正常基线水平。首先应查找并消除肝性脑病的可逆的诱因,准确评估并定期监测液体、电解质、酸碱平衡及临床神经学状况。支持疗法、维护重要器官功能及控制肠腔毒物的来源、生成与吸收仍是最重要的治疗对策,其次是毒物的代谢清除以及神经递质的复常。对神志不清患者,应保持呼吸道通畅并插入鼻胃管以给予药物及营养。如果饮食蛋白质限制不起作用应开始正常或高蛋白饮食,灌肠具有直接作用,特别是昏睡或昏迷患者,应每日 2 次直至能口服摄入。尽早开始应用非吸收双糖,如乳果糖 30ml,每日 3 次,剂量以每日 2~3 次软便为适宜,比较安全。如果 24 小时内肝性脑病无缓解,应加用利福昔明(1 200mg,分 3 次给药)或门冬氨酸鸟氨酸(9~18g,分

3 次使用),如对利福昔明有禁忌,可考虑选择非吸收性抗生素。对持续性肝性脑病应考虑同时使用乳果糖、利福昔明和门冬氨酸鸟氨酸。支链氨基酸、氟吗西尼和多巴胺能激动剂对肝性脑病治疗的作用有限,但可用于对上述措施效果不佳及缺乏明显诱因的患者。同样的,非生物型人工肝分子吸附再循环系统,目前无法应用于一般医疗单位肝性脑病的常规治疗中,但可在专门机构作为肝移植的桥梁使用。对已确定的不可逆性严重肝病所致的肝性脑病,应考虑人工肝支持系统治疗,条件许可时宜及时采取肝移植。

(姜　璐　任科雨　何宝国　谭军英)

第七章　肝性脑病常用治疗药物

第一节　非吸收性双糖

乳果糖又称半乳糖苷果糖,是人工合成的非吸收双糖(6-半乳糖-5-葡萄糖),是目前应用最为广泛和研究最彻底的双糖类药物。拉克替醇(乳梨醇)作为乳果糖的第二代产品,为类似乳果糖的双糖,在小肠不被吸收,起效较乳果糖早,味微甜,口感更易被接受。

由于氨中毒学说在肝性脑病发病机制中居公认的中心地位,而且 80% 以上的肝性脑病患者具有高氨血症,故当今肝性脑病治疗方法多建立在降氨理论上,也为非吸收性双糖的应用建立了较为扎实的理论基础。

一、非吸收双糖的作用机制

自 1966 年开始,乳果糖一直应用于肝性脑病的临床治疗。经过近四十年的广泛应用,被公认为有效的一线肝性脑病治疗药物,对各种急性或慢性肝性脑病均有一定效果,并被用作对照药物而广泛应用于肝性脑病临床对照实验研究。

研究发现,乳果糖口服后在小肠内不被分解吸收;到达结肠才被肠道内的糖分解菌(如乳杆菌、双歧杆菌等)分解为乳酸和醋酸,使肠腔酸化,pH 降至 4~4.5(6 以下),使 H^+ 和游离氨结合生成不被吸收的 NH_4^+,减少肠腔氨的吸收;同时血氨通过肠黏膜向 pH 低的肠腔渗透,并与肠腔内的 H^+ 结合,形成不被吸收的 NH_4^+ 而随粪便排出体外,因而起到降血氨作用;乳果糖作为一种益生元,在结肠被糖分解菌分解的同时,能够为这些有益菌提供丰富的营养,促进有益菌(如乳杆菌、双歧杆菌等)的生长,抑制某些蛋白分解菌(如大肠埃希菌、厌氧杆菌、肠链球菌等)的生长,蛋白质分解减少,因此减少氨的产生。另外,乳果糖在肠道内的分解产物小分子酸可使肠内渗透压增高,减少结肠内的水分吸收,其渗透压作用以及分解物的刺激作用可促进肠蠕动,使粪便在肠道内的停留时间缩短,引起渗透性腹泻,致使蛋白质在结肠内停留的时间也随之缩短,减少氨和其他有害毒物的吸收。拉克替醇也有类似的作用机制。

二、非吸收双糖的临床研究

国内外研究证实,乳果糖能显著改善肝性脑病(包括 MHE)患者的临床症状、智力心理测验、EEG 和血氨水平,曾长期被列为临床药物对照研究的"金标准"。但目前绝大多数乳果糖治疗学研究多限于短程治疗(1~8 周),较少涉及长程治疗研究,且大多数缺乏对照组,对乳果糖能否阻遏 MHE 转化为肝性脑病,改变 MHE 及肝性脑病自然病程及死亡率的影响罕见报道,也极少有用诱发电位作为观察指标的报道。贾林曾研究乳果糖对 MHE 患者脑诱发电位的影响,发现能改善患者的脑诱发电位;谭友文等认为能改善听觉诱发电位异常率;但曾峥等的研究未发现其对躯体感觉诱发电位有显著影响。

MHE 的自然病程研究显示,如 MHE 患者不行正规诊治,有 33%~59% 的 MHE 患者可发展为肝性脑病。Rikkers 等随访 MHE 患者 1 年,发现 33% 患者 1 年后血氨水平更高,智力进一步衰退,发展为肝性脑病;Yen 等对 44 例肝硬化 MHE 患者追踪 6 个月,50% 发展成为肝性脑病;Saxena 等研究认为近 59% 的 MHE 患者在中位数 4 个月的随访中发展为肝性脑病。曾峥等研究认为 MHE 患者不经治疗,有 40% 患者在 6 个月内发展成为肝性脑病。

Salerno 等在一项缺乏对照组的研究中,通过观察 $0.3g/(kg \cdot d)$ 和 $0.5g/(kg \cdot d)$ 两种剂量的拉克替醇治疗 28 例 MHE 患者 5 个月,发现两组均可降低血氨,改善智力及门体肝性脑病指数,但停药 1 个月又恢复治疗前水平。曾峥等通过比较乳果糖长、短疗程的干预治疗效果,发现乳果糖能显著改善 MHE 患者的血氨水平、智力测验、生存质量,降低 MHE 发展为 HE 的发病率,但短程治疗在停药后恢复原状,与对照组无差异,而长程治疗能持续改善。谭友文等也获得类似结论。

但关于乳果糖对肝性脑病(包括 MHE)患者的预后影响未见报道;对肝性脑病、MHE 患者生存质量的改善作用也罕见研究。曾峥等利用 WHO 生存质量测定量表简表(WHOQOL-BREF)中国版为指标来探讨乳果糖对 MHE 患者生存质量的影响,发现乳果糖能改善患者的生存质量,尤其是生理、心理、社会关系领域的生存质量,但对环境领域指标则无效。

自 1982 年来,拉克替醇被应用于肝性脑病的临床治疗。Patil 等研究证实拉克替醇可使右半结肠的 pH 值由 6.51 ± 0.48 降至 5.63 ± 0.50。Blanc 等对慢性肝性脑病患者予以乳果糖和拉克替醇 3~6 个月治疗,发现乳果糖组与拉克替醇组两组改善 PSE 指数疗效相似,无显著差异,而乳果糖组的腹胀副作用高于拉克替醇组。

三、非吸收双糖的给药方式

乳果糖给药方式有口服和灌肠两种。慢性肝性脑病患者的口服剂量可视患者实际情况进行调节,一般每次 15~30ml,每日 1~3 次不等,以服用乳果糖后保持每日 2~3 次稀软便和大便 pH 为 4~6 为宜。在急性肝衰竭时,口服乳果糖 45ml/h,直至大便排空,再予维持口服。乳果糖因甜度太大及高渗,服用后容易产生腹胀、恶心、呕吐、腹泻等不适,长期服用不易被患者坚持。

灌肠疗法多采用乳果糖 300ml,加水至 1 000ml,右侧卧位分次保留灌肠。主要适用于肝昏迷而难以口服乳果糖的患者。

拉克替醇剂量为 30~45g/d,分 3 次口服,其副反应小,患者较易接受。

四、非吸收双糖的循证医学研究

既往肝性脑病的药物治疗(包括乳果糖、不吸收抗生素在内)多属经验医学范畴,尚缺乏规范的循证医学依据。

2004年,Als-Nielsen等对乳果糖与安慰剂、非干预治疗或抗生素的22个随机对照研究进行了荟萃分析,发现与安慰剂和非干预治疗相比,乳果糖组的死亡率没有显著影响,对严重肝性脑病的疗效不显著优于安慰剂,仅对MHE患者的智力有改善;在降低血氨方面,乳果糖的作用并不比不吸收抗生素强(新霉素/利福昔明),故首次对乳果糖在肝性脑病治疗中的核心地位提出了质疑,认为目前无循证医学证据支持把乳果糖/拉克替醇作为肝性脑病疗效明确的药物,更不能用作药物临床研究的金指标对照药物。该研究一公布,立即引起国内外学者和临床医生的反思和探讨,人们开始重新思考肝性脑病的临床用药方案。

综合目前的研究结果,在新的更具权威和说服力的研究报告出现之前,非吸收双糖类药物仍为大家公认的肝性脑病(包括MHE)的最常用治疗药物。但Als-Nielsen的循证医学研究及其质疑意见给临床工作者提出了一个必须重视的问题。双糖类药物是否适合用作药物I临床研究的阳性对照药,提醒今后的临床和药物研究者不能只局限于与所谓的金标准——双糖类药物作比较,而是更多的设置空白(安慰剂)对照组以及进行前瞻性研究,才可能获得更加客观、真实的结果。

第二节 降 氨 药

氨中毒学说是肝性脑病的主要发病机制,氨毒性是通过促使大脑星形胶质细胞线粒体渗透压发生改变而导致肝性脑病。据文献报道,血氨主要来源于胃肠道、肾脏和肌肉,其中以胃肠道(尤其是结肠)为主。当肝硬化失代偿时,常因高蛋白饮食、消化道出血、结肠菌群失调、感染和电解质紊乱等,使氨的产生增加,由于门体分流的存在,肠道产生的氨绕过肝脏清除而直接进入体循环,使血氨和大脑氨浓度增高,其中大脑组织氨浓度可增高4倍,从而诱发肝性脑病的发生。

首都医科大学附属北京中医医院应用多重线性回归分析了该院2000—2005年65例住院肝硬化患者,病程均在5年之内,发现血氨与肝性脑病的发生呈线性正相关,再次证明血氨在肝性脑病的发生发展过程中的重要作用,降低血和脑组织的氨水平在肝性脑病的治疗策略中占据重要地位。

一般认为,降氨药对B型或C型肝性脑病的疗效较好,对A型肝性脑病的疗效则有限。

一、门冬氨酸鸟氨酸

(一) 作用机制

研究发现,门冬氨酸鸟氨酸(ornithine aspartate,OA)由鸟氨酸和天门冬氨酸两者组成。Stauch等将66例肝性脑病患者的蛋白质摄入量限制在0.25g/(kg·d),并在此基础上将患者随机分成两组,一组口服OA,18g/d,分3次服用,连续14天,另一组给予安慰剂,结果证实OA是一种有效安全的降氨产品,且耐受性良好。

OA的降氨方式有两种:

1. 门静脉周围肝细胞主要是通过鸟氨酸循环,使氨形成尿素的方式为主。鸟氨酸可提供尿素合成过程的反应底物,又能刺激启动尿素的酶系统中的氨甲酰磷酸合成酶(carbamyl phosphate synthetase,CPS)与鸟氨酸氨甲酰基转移酶(ornithine carbamyl transferase,OCT),促进了尿素的合成与氨的利用;

2. 肝静脉周围肝细胞则以谷氨酸结合氨,形成谷氨酰胺的方式为主。

门冬氨酸在肝静脉周围可促进谷氨酰胺合成,主要是由于门冬氨酸也是尿素循环的底物,它与瓜氨酸结合形成琥珀酰精氨酸,有助于尿素的形成和利用。门冬氨酸还间接参与三磷酸循环及核酸合成,有利于肝细胞代谢及其功能恢复。此外,OA 为双羧酸盐,它是 α- 酮戊二酸的底物,故可被肝中心静脉的肝细胞摄取,并与氨结合,形成谷氨酰胺。

除门冬氨酸和鸟氨酸直接参与肝细胞代谢外,并能激活肝脏解毒功能的两个关键酶,能够协助清除对人体有害的自由基,增强肝脏的排毒功能,迅速降低过高的血氨,促进肝细胞自身的修复和再生,从而有效地改善肝功能,恢复机体的能量平衡。本品所含的两种氨基酸还可纠正氨基酸代谢失常,改善肝性脑病昏迷症状,保护及促进肝细胞再生,促进肝功能恢复。

（二）适应证、用法和禁忌证

1. 适应证　OA 适用于各种急、慢性肝病,包括肝硬化、脂肪肝及肝炎所引起的血氨升高,尤其适用于血氨相关性肝性脑病。

2. 用法及用量　注射剂为 10ml/ 支,内含鸟氨酸及门冬氨酸 5g。

（1）肝性脑病,Ⅰ 期和 Ⅱ 期肝性脑病患者采用 20~40g/d;3~4 期 HE 患者则采用 100~150g/d,稀释后静脉滴注,意识改善后酌情减量。下列治疗方案可供参考第一天的第一个 6 小时内用 40g,第二个 6 小时内分 3 次给药,每次用 20g,静脉滴注。

（2）急性肝炎,采用 5~10g/d,静脉滴注。

（3）慢性肝炎或肝硬化,采用 10~20g/d,静脉滴注。病情严重者可酌量增加,但根据目前的临床经验,每日以不超过 100g 为宜。

OA 注射液可加入常用注射液中(如 0.9% 氯化钠、5% 和 10% 葡萄糖注射液)静脉滴注,迄今未发现有任何不良理化反应。由于静脉耐受力的原因,在 500ml 注射液中加入量不要超过 30g。

3. 禁忌证　严重肾衰竭者(血肌酐 >3mg/dl),乳酸或甲醇中毒者,果糖 - 山梨醇不耐受和果糖 -1,6- 二磷酸酶缺乏症患者禁用。

4. 不良反应　本品无致癌、致畸和致突变作用。大剂量滴注时,个别患者可出现恶心、呕吐等消化道症状。减少用量或减慢滴速时,反应减轻。大剂量使用时,应注意监测血及尿中的尿素氮含量。

（三）临床研究

1997 年,Kircheis 等对 126 例肝硬化、高血氨、慢性肝性脑病患者给予 OA 进行随机双盲对照临床试验,其中 OA 剂量为 20g/d,溶于 5% 葡萄糖液 250ml 中静脉滴注 4 小时,连续 7 日,可使患者的 NCT 时间缩短,血氨降低,精神状况明显改善;后改用 OA 口服 6g,每日 3 次,治疗 14 日,获得了同样的效果,结果表明,无论静脉滴注,还是口服方式,OA 都是安全、有效的肝性脑病治疗药物。

综合 5 项随机对照研究结果,有 182 例肝性脑病患者接受 OA 治疗,103 例接受其他治疗或安慰剂,结果显示,OA 治疗组有 60%~90% 病例的血氨显著下降,脑病改善也明显优于对照组。另有对照研究表明,OA 无论口服或静脉途径给药,60%~90% 肝性脑病患者的血氨水平降低,血浆 BCAA/ 芳香族氨基酸(aromatic amino acid,AAA)比值增加,NCT 时间缩短,肝性脑病分级得到改善,其疗效不亚于乳果糖,且耐受性好,无明显副反应。

2005 年,吕林英等进一步研究发现 OA 能有效降低 MHE 患者的血氨水平,使绝大部分患者 EEG、数字试验、语言智商和损伤智商恢复正常,无患者转化成临床型肝性脑病,疗效明显优于对照组,建议常规应用 OA 治疗 MHE。

2005 年,丁一娟等把 46 例肝性脑病患者随机分成两组,分别给予 OA 10g 静脉滴注及谷氨酸钠 60ml 静脉滴注治疗,疗程为 10 日,对患者神志改善、血氨、丙氨酸转氨酶、胆红素增高患者进行监测。结果发现不仅肝性脑病得到显著改善,而且在改善肝功能方面亦获得较好疗效,无明显毒副作用。认为 OA 治疗肝性脑病疗效确切,安全性好。

2005 年,陈明妃等将 85 例肝硬化并发肝性脑病患者随机分为治疗组(40 例)和对照组(45 例)。治疗组在常规综合治疗的基础上,将 OA 40ml 加入 10% 葡萄糖盐水 250ml 中静脉滴注,每日 1 次,7 日为 1 个疗程。结果发现,OA 可明显降低血氨和改善肝功能,治疗肝性脑病临床疗效显著优于对照组,且无明显不良反应,也认为有临床推广应用价值。

二、苯甲酸钠盐

(一) 作用机制

苯甲酸钠可与肠内残余的氮质如甘氨酸或谷氨酰胺结合,形成马尿酸,经肾脏排出,因而可用于降血氨治疗,它不影响肠道运动功能,对有腹泻而不能应用乳果糖者较为适用。1g 分子苯甲酸可使 1~2g 分子氨排出,不经过肝脏代谢,也不增加肝脏负担。有文献报道,该药治疗 B、C 型肝性脑病的效果与乳果糖相当。

(二) 适应证、用法和禁忌证

1. 适应证　适用于腹泻促发的肝性脑病或乳果糖治疗无效者。新近美国 FDA 批准苯乙酸钠 / 苯甲酸钠(10%/10%)静脉注射液用于急性尿素循环障碍高氨血症相关脑病的辅助治疗。该药可直接从血流中清除氨,可用于进展性高氨血症危象患者的挽救性治疗。

2. 用法与用量　既可口服给药,又可静脉给药。剂量为每次 5g,每日 2 次。

3. 不良反应　包括罕见的呕吐、高血糖症、低血钾、抽搐和精神障碍等。

(三) 临床研究

Mendenhll 等对 17 例 B 型肝性脑病患者应用苯甲酸盐治疗,结果 14 例患者的血氨降低,Ⅰ期临床表现及 EEG 均有明显改善;另一项随机双盲前瞻研究认为苯甲酸盐(每次 5g,每日 3 次)与乳果糖合用治疗 A 型肝性脑病的疗效显著。

苯甲酸钠口服的疗效相当于乳果糖,但费用明显低于乳果糖。苯甲酸钠还可通过胃肠外给药,对胃肠运动无显著影响;其不通过肝脏代谢,不会加重肝脏负担。此外,该药价格低廉,给药方便,但可伴发水钠潴留,且口味差均为其主要特点。

三、谷氨酸盐

(一) 作用机制

谷氨酸盐静脉滴注后可与血中过多的氨结合成为谷氨酰胺,经肾脏排出以降低血氨,可减轻肝性脑病症状。此外,谷氨酸还参与脑蛋白质代谢与糖代谢,促进氧化过程,改善中枢神经系统功能,减少癫痫小发作的次数。

（二）适应证、用法和禁忌证

1. 适应证　主要用于防治肝性脑病及严重肝功能不全;也用于其他原因引起的昏迷复苏期及神经系统疾病的辅助治疗。

（1）防治肝性脑病,谷氨酸钠、谷氨酸钾与谷氨酸钙分别适用于肝性脑病伴低钠、低钾或低钙的患者。

（2）用于治疗癫痫小发作、精神运动发作、神经衰弱、精神分裂症等。

（3）可试用于减轻酮尿症和酮血症。

（4）谷氨酸为酸性,可试用于治疗胃酸不足。

（5）谷氨酸钠与谷氨酸钾呈碱性,可用于碱化血液。

（6）谷氨酸钙含钙离子,可用于治疗脑外伤、脑功能减退。

2. 不良反应

（1）谷氨酸及其盐类剂量过大可致恶心、呕吐及腹泻。谷氨酸钠盐、钙盐剂量过大还可导致低血钾。谷氨酸钠盐、钾盐剂量过大可致碱血症。

（2）谷氨酸盐静脉滴注过快可引起流涎、皮肤潮红和呕吐。谷氨酸钙静脉注射过快可引起恶心、灼热感和胃部不适。

（3）伴有焦虑状态的患者应用钠盐后可出现惊厥、心动过速和恶心等反应。

3. 用法与用量　既可口服给药,又可静脉给药。谷氨酸片剂口服:每次 2~3g,6~9g/d;临床常用的谷氨酸针剂有 28.75% 谷氨酸钠盐 60~80ml、31.5% 谷氨酸钾 20ml、11.4% 谷氨酸钙 20~40ml 用 5%~10% 葡萄糖注射液 250~500ml 稀释后缓慢滴注。

4. 注意事项　谷氨酸盐系碱性,适用于伴有代谢性酸中毒的肝性脑病患者;28.75% 谷氨酸钠每 40ml 的钠量相当于 450ml 的生理盐水含钠量,浮肿、脑水肿、心力衰竭患者慎用;31.5% 谷氨酸钾 20ml 含钾量相当于 25ml 的 10% 氯化钾含钾量,不宜用于尿少、高钾患者;谷氨酸盐宜与 ATP、硫酸镁同时使用。

输注过快可引起流涎、颜面潮红及呕吐。大剂量使用可致碱血症,治疗同时应注意对电解质的监测。谷氨酸钾、钠比例视血清钾、钠浓度和病情而定,尿少时少用钾剂,明显腹水和水肿时慎用钠剂。

（三）临床研究

谷氨酸盐是传统的降血氨药物,对肝性脑病具有辅助治疗作用。经过 40 余年使用,目前认为只能暂时降低血氨,但不易透过血 - 脑脊液屏障,不能降低脑组织内氨浓度,其临床疗效尚不确切;且易导致脑水肿及代谢性碱中毒而加重肝性脑病,国外已基本淘汰,有关肝性脑病治疗的综述及讨论等亦很少涉及。

四、精氨酸盐

（一）作用机制

精氨酸（别名为胍氨基戊酸）是尿素循环的底物,通过促进鸟氨酸循环等机制清除血氨。严重肝功能障碍时,由于酶的活力减弱,ATP 生成不足,鸟氨酸循环功能减退,单用精氨酸的降氨效果较差,现已较少应用。虽然如此,仍有精氨酸治疗大鼠肝性脑病的有效报道,认为该药疗效可能与一氧化氮及聚胺有关。

（二）适应证、用法和禁忌证

精氨酸有片剂和注射剂两种制剂。片剂为 0.25g；注射剂 5g/20ml。精谷氨酸注射液为每支 20ml，含精氨酸 2.7g，谷氨酸 2.3g。

1. 适应证　用于血氨相关肝性脑病，但此药为弱酸性，肝性脑病并发碱中毒时可首先选用。也可用于其他原因引起血氨过高所致的精神症状。

2. 禁忌证　肾功能不全者禁用。

3. 用法与用量　每日用 25% 盐酸精氨酸 40~80ml 加入 5%~10% 葡萄糖注射液 500~1 000ml 稀释，缓慢静脉滴注。口服每日 3 次，每次 0.75~1.5g。

4. 注意事项　精氨酸单用疗效不及谷氨酸盐，更远逊于 OA。与醋谷胺合用可增强降氨作用。HE 并发碱中毒时可首先选用以纠正代谢性碱中毒。输液过快可引起流涎、潮红及呕吐等不良反应。使用其盐酸盐时，尤其高氯性酸血症、肾功能不全及无尿患者忌用。大量使用时注意防止酸中毒。

（三）临床研究

除降血氨外，精氨酸还可补充体内部分氨基酸。1996 年，Huizenga 等对死于肝性脑病患者的脑匀浆进行分析，发现脑组织中门冬氨酸、谷氨酸和精氨酸的浓度均有显著下降，且 3 种氨基酸浓度下降的幅度与肝性脑病的严重程度呈良好相关，其余的氨基酸浓度则都有不同程度的升高，也为临床应用门冬氨酸、谷氨酸和精氨酸提供了理论依据。

五、L- 肉碱

L- 肉碱（L-carnitine，LC），化学名为 β- 羟基 -γ- 三氨基丁酸，是人体细胞内的一种基本成分，是长链脂肪酸进入线粒体进行 β 氧化所必需的一种物质。肉碱有 LC 和 D- 肉碱（D-carnitine，DC）两种异构体，只有 LC 有生物学活性，哺乳动物体内只存在 LC。

（一）作用机制

LC 是蛋氨酸和 / 或赖氨酸的降解产物，在肝细胞内作为载体，转运短链脂肪酸跨越线粒体膜，LC 能刺激脂肪酸氧化，增加线粒体 ATP 水平，促进肝脏合成尿素。LC 通过增加氨与尿素结合，促进氨从尿中排出，降低血氨及大脑氨水平。LC 在外周和中枢部位均可发挥作用。

另外，LC 将长链脂肪酸从细胞质转运入线粒体内膜，经 Krebs 循环进行 β- 氧化，产生三磷腺苷供能。保持线粒体内乙酰 CoA/CoA 比值稳定。将乙酰基和中链酰基运出过氧化物酶体，并运至其他需要乙酰 CoA 的生物合成部位，促进蛋白质降解及缬氨酸、赖氨酸和异亮氨酸的 α 酮酸氧化。LC 可作为长链酰基的载体参与膜的修复，起到次级抗氧化防御屏障作用。LC 还能加速乙酰乙酸氧化，促进酮体清除和利用。线粒体内亮氨酸、异亮氨酸、缬氨酸代谢产生的支链酰基是短链酰基，LC 以酰化 LC 的方式将短链酰基运至膜外，有利于这些氨基酸的代谢。

LC 还可能降低败血症大鼠血浆 TNF-α，IL-1，IL-6 等因子的水平，显著减轻四氯化碳诱导大鼠的急性肝损害，降低肝脏丙二醛、谷胱甘肽和过氧化物酶水平。因此，LC 可明显减轻肝脏脂肪变性、炎症和坏死程度，提示 LC 对早期急性肝损害有明显保护作用。

（二）适应证、用法和禁忌证

LC 有胶囊和注射剂两种制剂。胶囊为 451mg，含肉碱乳清酸盐 150mg，肝脏提取的抗毒素 12.5mg,盐酸腺嘌呤 2.5mg,盐酸吡哆醇 25mg,维生素 B 20.5mg,维生素 B_{12} 0.125mg。注射剂为 942.05mg,内含肉碱乳清酸盐 300mg,肉碱的盐酸盐 184mg,肝脏提取的抗毒素 25mg,盐酸吡哆醇 25mg,维生素 B 120.125mg,腺苷 5mg。

1. 适应证　LC 能有效治疗病毒性肝炎、肝硬化、肝性脑病并改善肝功能,可降低 1~2 级肝性脑病患者的血氨水平,改善患者的精神状态;对肝硬化患者高血氨相关脑病具有保护作用,LC 具有显著的治疗效果。此外,还可用于不同原因引起的药物或化学性物质引起的中毒性肝损害。但治疗脂肪肝尚处于探索阶段。

2. 禁忌证　LC 主要在肾脏代谢,肾功能不全患者禁用。

3. 用法与用量　LC 静脉制剂生物利用度更高。国内已有本品制剂,口服每天 2~3 次,每次 2 粒。静脉输注,重症患者可予每天 1 次,1~2 瓶 / 次。需与非电解质溶液配制滴注,一般用 5%~10% 葡萄糖注射液 500ml。

4. 不良反应与注意事项　静脉滴注需与非电解质溶液配制使用,不能加入其他药物。如不稀释而直接静脉滴注,可引起注射局部严重的静脉炎和疼痛。目前还未发现 LC 有明显的不良反应,偶有轻度胃肠道不适和氨基转移酶升高,停药即可恢复。

（三）临床研究

DaVanzo 等报道 1 例患慢性丙型肝炎的长期血液透析患者血氨水平高达 189mmol/L,神志不清。经补充维生素、乳果糖和进行血液透析后,患者未见好转反而陷入昏迷。检测发现患者的血浆 LC 水平显著下降,给予静脉注射 LC 2g,3 小时后患者的精神状态恢复正常。

Malaguarnera 等把 120 例肝性脑病患者随机采用 LC 组或安慰剂组,并治疗 60 天。治疗组 30 天后血氨水平较安慰剂对照组降低,临床症状亦明显好转,60 天后差异更加明显,NCT-A 指标也获明显改善,LC 具有显著的治疗效果。

第三节　口服不吸收抗生素

肝性脑病主要由肠源性毒物,尤其是血氨升高而引起,胃肠道（尤其是结肠）为血氨的主要来源。一般情况下,尿素的肠肝循环和蛋白质腐败每天可产生 4g 氨入血,抑制肠道氨产生和吸收在肝性脑病治疗策略中仍占据重要地位。有文献表明,应用口服不吸收抗生素能抑制肠道具有尿素酶及氨基酸氧化酶的细菌菌群,阻断氨及其他毒性物质的产生,以减少肠道毒物的吸收,对于预防或治疗肝性脑病是一项非常重要的措施。

临床多采用不经肠道吸收或很少吸收的抗生素,如新霉素、甲硝唑 / 替硝唑、利福昔明、万古霉素等,亦可应用庆大霉素、卡那霉素、巴龙霉素等。

一、新霉素

新霉素为链霉菌产生的氨基糖苷类抗生素,其作用机制、抗菌谱、耐药性及其不良反应均与链霉素类似。由于该药耳毒性大,口服制剂多用于肠道术前的清洁灌肠,而近年多应用于 HE 的治疗。

（一）适应证、用法和禁忌证

目前临床上多用新霉素片剂，也可用庆大霉素(16万 U/d)，卡那霉素(1~2g/d)或巴龙霉素，分次口服，其抑菌作用及注意事项与新霉素相同。

1. 适应证　新霉素口服适用于肝性脑病Ⅰ期和Ⅱ期尚能配合治疗的患者，Ⅳ期肝性脑病或难以口服药物患者则可采用鼻饲或保留灌肠治疗；也适用于乳果糖、甲硝唑无效的肝性脑病患者。

2. 禁忌证　新霉素或其他氨基糖苷类抗生素过敏者禁用。本品口服吸收量虽少，但仍可蓄积产生毒性反应，尤易发生于肾衰患者，肾功能障碍患者禁用或慎用。老年患者和妊娠期妇女宜慎用。哺乳期妇女在用药期间应暂停哺乳。

3. 常用方法及用量

(1)口服，标准剂量为每次 1g，每日 3~4 次，使用时间一般不超过 1 个月。

(2)保留灌肠：用 1% 溶液(1g 加入生理盐水 100ml 内)保留灌肠，适用于Ⅳ期肝性脑病患者。

肝性脑病的辅助治疗，一次 0.5~1g，每 6 小时一次，疗程 5~6 日。也有人建议，A 型肝性脑病采用新霉素每次 4~6g，分 3~4 次服用，1~2 周。B、C 型肝性脑病采用新霉素每次 1g，每日 3 次，长期服用，定期查肾脏功能和听力；疗效不佳者可联用乳果糖或甲硝唑。

4. 不良反应　最常见的是恶心、呕吐和腹泻等。偶见重复感染、小肠营养吸收不良综合征和过敏反应等。

5. 注意事项　该药不论是口服、鼻饲或保留灌肠，仍有 1%~3% 的药物可经肠道黏膜吸收，长期应用可引起肾脏毒性及前庭神经损害，还可影响肠黏膜对营养物质的吸收，引起葡萄球菌肠炎，故疗程不宜超过 1 个月

（二）临床应用

新霉素为治疗 HE 的常用抗生素，应用最为广泛，疗效亦较肯定，可使 70%~80% 肝性脑病患者好转。新霉素与乳果糖合用可增强抑制产氨，也增加食物蛋白质的耐受性；对顽固性慢性 HE 有效。但国外研究认为，新霉素仅适用于乳果糖、拉克替醇等非吸收缓泻剂不耐受，或者因其他原因腹泻不能服用乳果糖和拉克替醇的患者。此外，新霉素与乳果糖联用治疗 MHE 有协同作用，在单用乳果糖无效患者中更为突出。

二、甲硝唑

甲硝唑又称灭滴灵，属硝基咪唑类药物，除用于抗滴虫和抗阿米巴原虫外，近年来广泛应用于抗厌氧菌感染。

替硝唑为近年新开发的第二代硝基咪唑类衍生物，其抗厌氧菌的作用及作用机制与甲硝唑类似，但比甲硝唑更易透过细菌细胞壁，抗厌氧菌作用更强。

（一）作用机制

甲硝唑应用于肝性脑病患者的治疗，主要是由于肠道内革兰氏阴性厌氧菌可增加胃肠道内氨的生成；该类药物对厌氧菌及其产氨有较强的抑制作用，其疗效与新霉素相似。

（二）适应证、用法和禁忌证

1. 适应证　主要用于 B 型肝性脑病反复发作的患者，联用新霉素的效果更好。

2. 禁忌证　孕妇禁用。

3. 用法及用量

(1)口服每天 0.6~0.8g,分次服用,适用于肝性脑病Ⅰ期和Ⅱ期及鼻饲患者。

(2)保留灌肠,适用于不能口服的肝性脑病患者。

4. 不良反应　包括胃肠道紊乱,尤其是恶心和不适的金属味,有时伴有头痛,以厌食、呕吐最为常见;有时发生腹泻、口干、舌炎和口炎,通常与剂量有关。癫痫发作是神经系统最严重的副作用,尤其是大剂量或延长治疗时易发生。有时也发生短暂性轻微的白细胞减少、皮疹和皮炎。

5. 注意事项

(1)不论甲硝唑口服,还是静脉滴注均经肝脏代谢,肝功能严重代偿不全者药物可蓄积,不仅应酌情减量,还应严密观察肝功能变化,应慎用或禁用。

(2)应用期间应减少钠盐摄入量,如食盐过多可引起钠潴留。

(3)可诱发白色念珠菌病,必要时可并用抗念珠菌药。

(4)可引起周围神经炎和惊厥,遇此情况应考虑停药或减量。

(5)可致血象改变,白细胞减少等,应予注意。

三、利福昔明

利福昔明是新合成的利福霉素的衍生物,属于大环内酯类抗生素,具有大环内酯类的抗菌作用和抗菌谱。

(一) 作用机制

利福昔明口服给药实际上不吸收,仅作用于胃肠道局部,口服耐受性好,副反应少,能显著抑制细菌 RNA 的合成,抑制肠道具有尿素酶及氨基酸氧化酶的细菌菌群,阻断氨及其他毒性物质的产生。

临床用于肝性脑病的治疗效果与巴龙霉素、新霉素及乳果糖疗效一致,在不耐受新霉素和肾功能损害的患者,利福昔明常作为首选的抗生素。

(二) 适应证、用法和禁忌证

1. 适应证　用于肝性脑病的临床治疗,尤其适用于新霉素不耐受和肾功能损害的患者。与乳果糖合用在减少肠内产氨菌方面有协同作用,可较长时间使用。

2. 用法及用量　600~1 200mg/d,分次口服,15 天为一疗程。

3. 注意事项　本品易产生耐药性。在需要接受长时间治疗的肝性脑病患者,利福昔明和非吸收双糖(如乳果糖)联合使用,两药合用的协同作用和耐受性良好,应首先考虑。

(三) 临床应用

临床试验证明,利福昔明治疗肝性脑病至少与乳果糖和新霉素作用同样有效,耐受性更好。在不耐受新霉素和肾功能损害的患者,利福昔明是首选的抗生素。Puxeddu 等采用利福昔明(200mg/ 次,每天 3 次)治疗慢性肝性脑病患者共 15 天,同时服乳果糖(以保持每天 2~3 次软便),发现两药合用能有效控制患者症状、体征,耐受性良好,无不良反应发生。在减少肠内产氨菌方面,两药有协同作用,在需接受长时间治疗的肝性脑病患者,应首先考虑利福昔明和双糖联合用药,对照研究显示效果良好。

Miglio 等对 49 例肝硬化并发肝性脑病患者进行利福昔明和新霉素的双盲对照试验,治疗 14 天后发现两组的血氨下降及肝性脑病指数改善程度均无显著性差异,认为利福昔明可作为肝性脑病的一线治疗用药,尤其适用于对新霉素不耐受者或伴有肾功能不全等。Williams 等对利福昔明进行了多中心随机双盲对照临床研究,43 例轻中度肝性脑病患者经口服 600mg/d、1 200mg/d、2 400mg/d,治疗 7 天后发现,3 种剂量组的 PSE 指数均获显著改善,疗效与剂量呈正比,建议临床使用 1 200mg/d 的剂量作为 Ⅰ～Ⅲ期肝性脑病的辅助治疗。

四、万古霉素

万古霉素属多肽类抗生素,从链霉菌的培养滤液中分离获得,属快效杀菌剂。研究证实对革兰氏阳性菌具有强大的抗菌活性,不易产生耐药性;对多种抗生素耐药的肠球菌仍较敏感。

去甲万古霉素是我国从诺卡菌属的培养滤液中分离获得,其效价比万古霉素高 10%,抗菌作用同万古霉素,口服不吸收。

(一) 作用机制

万古霉素作用于细菌细胞壁,与黏肽侧键形成复合物,从而抑制细胞壁的蛋白合成。研究证实,万古霉素为不吸收性抗生素,能抑制结肠内分解尿素和蛋白质的细菌,从而减少氨和其他代谢产物(如蛋氨酸)的产生。此外,还会改变细菌细胞的渗透性和 RNA 的合成;和其他抗生素不会发生交叉抗药性。

(二) 适应证、用法和禁忌证

1. 适应证　万古霉素口服不易吸收,用于治疗肝性脑病并发多重耐药的肠球菌感染,或Ⅲ期和Ⅳ期肝性脑病患者。对应用新霉素及乳果糖无效者也有较好疗效。但不作为肝性脑病的一线用药,仅用于乳果糖耐药或新霉素不耐受的患者。

2. 禁忌证　对糖肽类抗生素过敏的患者禁用。肾功能不全的患者慎用(可口服给药)。

3. 用法及用量　口服每天 2.0g,分 4 次服,疗程 5~7 天。

4. 不良反应

(1)快速静脉滴注之后可能发生类过敏反应,包括低血压、呼吸急促、呼吸困难、荨麻疹或瘙痒,亦可能引起身体上部的潮红或疼痛,胸部和背部的肌肉抽搐。这些反应通常在 20 分钟内即可解除,但亦有可能持续数小时,若万古霉素采用 60 分钟以上的缓慢滴注,此类情况罕见发生。

(2)血清肌酐或 BUN 浓度增加,通常发生在患者并发使用氨基糖苷类药物,或原来患有肾功能不全者。

(3)使用万古霉素可伴有听觉丧失,这类患者大部分为肾功能失调、以前患有听觉丧失者或同时使用其他耳毒性药物,罕见头晕、目眩、耳鸣,多在万古霉素治疗 1 周或数周后、总剂量超过 25g 后出现。

5. 注意事项　本品口服可引起呕吐和口腔异味感。静脉用药可产生耳、肾毒性等。偶然快速给药(例如在数分钟内)可能伴发血压异常,偶尔会出现心脏停搏。万古霉素应以稀释溶液静脉滴注,时间须达 60 分钟以上,以防止过速静脉滴注引起上述之反应,停止静脉滴注可迅速中止此种副作用。

不吸收性抗生素能抑制结肠内分解尿素和蛋白质的细菌,从而减少氨和其他代谢产物(如蛋氨酸)的产生。对照研究显示,抗生素疗效相当于或优于乳果糖;其中新霉素口服可使 70%~80% 的患者脑病改善;利福昔明为不吸收性大环内酯抗生素,其疗效相当于新霉素和乳果糖,患者耐受良好。

联合应用乳果糖和新霉素对降低血氨和治疗慢性肝性脑病方面有协同作用。但其他抗生素如甲硝唑、诺氟沙星或万古霉素对代谢乳果糖的细菌有抑制作用,则不宜联合应用。

第四节　微生态制剂

肠道菌群中,以双歧杆菌、乳杆菌和粪肠球菌等益生菌数量为多。在生理情况下,它们定植在肠道内构成生物屏障,抵御感染并保持微生态平衡,对人体健康起着重要作用。一旦肠道菌群平衡被破坏,双歧杆菌等益生菌数量减少或消失,可造成菌群失调或其他并发症的发生。

研究发现,肝病发生时存在菌群失调,同时又构成了肝病发展、恶化的原因,而微生态制剂从肠道微生态角度补充有益菌,恢复肠道菌群生态平衡对肝病及其并发症的防治具有重要作用。近年研究发现微生态制剂也可用于肝性脑病的临床治疗,尤其适用于Ⅰ~Ⅱ级肝性脑病或 MHE 等轻症患者,其中以双歧活菌制剂和乳果糖为主要疗法。

一、微生态制剂的类型、剂型及常用品种

2003 年,Solga 在动物和临床研究基础上,提出了著名的 Solga 假设,认为双歧三联活菌能通过多种细菌、多个环节和多种机制同时发挥作用来治疗肝性脑病,其疗效应优于乳杆菌或 SF68 等单菌制剂,有望成为肝性脑病或 MHE 的理想疗法。

(一) 微生态制剂的类型

微生态制剂亦称为微生态调整剂或生态制剂,是根据微生态原理,为调整微生态失调、保持微生态平衡,利用对宿主有益无害的正常微生物群成员或其促进物质组成的生态制剂。根据其菌种特性、宿主类型、所含成分、作用部位、物理外观或生理功能等分为 3 类,主要有益生菌、益生元、合生元。

1. 益生菌制剂　主要包括产酸的乳杆菌属、双歧杆菌属、肠球菌及粪链球菌等;不产酸的有蜡样芽胞杆菌、地衣芽胞杆菌、枯草杆菌、酵母菌;酪酸菌则属芽胞杆菌。目前常用的微生态制剂主要有活菌制剂口服双歧杆菌,嗜酸乳杆菌,肠球菌三联活菌散剂(培菲康)、双歧杆菌乳杆菌三联活菌片(金双歧)、口服双歧杆菌活菌制剂(丽珠肠乐)、复合乳酸菌胶囊(聚克)、口服酪酸梭菌活菌片(米雅)、多维乳酸菌制剂、粪肠球菌 M74 活菌制剂(佳士康)、地衣芽孢杆菌活菌胶囊(整肠生)、肠泰口服液等;死菌制剂有乳酸菌素片、口服嗜酸乳杆菌胶囊(乐托尔)等。

2. 益生元制剂　益生元是能选择性的刺激或促进一种或几种生理性细菌,在宿主肠黏膜定植、生长或活化的物质。主要包括低聚糖类(如乳果糖、果寡糖、半乳糖及大豆糖等)、生物促进剂(用细菌制剂促进双歧杆菌生长,如促菌生、地衣芽孢杆菌活菌胶囊、抑菌生等)和中药促进剂。益生元较益生菌有许多优越性,如不存在保存活菌技术的难点,稳定性好,有效期长。常用的益生元制剂中,乳果糖对嗜酸性乳杆菌和大肠埃希菌有促进作用,而低聚果

糖制剂是双歧杆菌促进因子。

3. 合生元制剂 是益生菌与益生元的组合制剂或再加入维生素、微量元素等。我国有的还加入一些中药促进剂,如四联活菌片等。常用的合生元制剂有乳酸菌加乳糖醇组合;双歧杆菌加低聚果糖或低聚半乳糖组合。

(二) 微生态制剂的剂型

1. 益生菌组合数目 目前市场上常用的三联活菌制剂多包含双歧杆菌,乳杆菌和粪肠球菌 3 种人体重要的正常菌群活菌,三者可在时间、空间、代谢和免疫等方面互益互补,对肝性脑病的疗效应显著优于单菌制剂。具体包括:

(1)时间方面,3 种菌的繁殖速度不同,乳杆菌和粪肠球菌首先在肠道内生长繁殖,消耗肠道中的氧,造成无氧环境,利于双歧杆菌随后在肠壁的大量定植,因此三者先后生长,可相互配合,有利于保持肠道内的高活菌数。

(2)空间方面,乳杆菌可在回盲部以上部位大量定植,粪肠球菌可在全部肠道黏膜上定植,而双歧杆菌则在回盲部以下的消化道黏膜上定植,因此三者可在肠道不同部位发挥协同作用。

(3)代谢方面,乳杆菌可产生乳酸和乳杆菌素,双歧杆菌可产生醋酸和乳酸,从多个菌多方面的代谢产物方面发挥协同作用。

(4)免疫方面,在免疫激活方面也可发挥各菌的协同作用。

2. 剂型 目前市售的微生态制剂均为口服制剂,其中的益生菌多为厌氧菌、双歧杆菌、乳杆菌和粪肠球菌均对酸、碱和热较敏感,必须经过高酸的胃腔和高碱高酶的十二指肠才能到达发挥疗效的部位,结肠,其中双歧杆菌在胃液(pH 1~2)环境下生存率小于 2%,大部分益生菌可能丧失活性,严重影响微生态制剂的疗效。若将胃溶片改为肠溶胶囊,可较长时间保持活菌数稳定,避免胃液和十二指肠液对益生菌的直接破坏,以确保 3 种活菌多数到达肠道特定部位,故临床疗效优于普通片剂剂型。另有研究表明,双歧杆菌的生存条件,固态显著优于液态剂型,密封的肠溶胶囊又较片剂和散剂为好。

(三) 微生态制剂的常用品种

目前市场上可供选择的微生态活菌制剂品种繁多,如表 7-1。但成分大同小异,包括固态(胶囊、片剂)或液态(口服液、发酵乳)多种剂型,依所用菌种的不同可分为单菌制剂和多联活菌制剂,其中国内以双歧杆菌三联活菌肠溶胶囊(贝飞达)、口服双歧杆菌,嗜酸乳杆菌,肠球菌三联活菌散剂(培菲康)和双歧杆菌乳杆菌三联活菌片(金双歧)等较为常用。

表 7-1 目前国内外常用的益生菌制剂及菌株

益生菌制剂	主要菌株
口服酪酸梭菌活菌片(米雅)	酪酸芽孢杆菌
地衣芽孢杆菌活菌胶囊(整肠生)	地衣芽孢杆菌
口服双歧杆菌活菌制剂(丽珠肠乐)	青春双歧杆菌
促菌生	蜡样芽孢杆菌
口服嗜酸乳杆菌胶囊(乐托尔)	乳杆菌(热灭活)
粪肠球菌 M74 活菌制剂(佳士康)	肠球菌

益生菌制剂	主要菌株
枯草杆菌二联活菌肠溶胶囊(美常安)	粪肠球菌、枯草杆菌
口服酪酸梭菌、双歧杆菌二联活菌胶囊(常乐康)	婴儿双歧杆菌、酪酸梭菌
枯草杆菌、肠球菌二联活菌多维颗粒(妈咪爱)	乳杆菌、粪肠球菌、枯草杆菌、维生素等
双歧杆菌三联活菌肠溶胶囊(贝飞达)	嗜酸乳杆菌、长双歧杆菌、肠球菌
口服双歧杆菌,嗜酸乳杆菌,肠球菌三联活菌散剂(培菲康)	嗜酸乳杆菌、长双歧杆菌、粪肠球菌
复合乳酸菌胶囊(聚克)	乳杆菌、嗜酸乳杆菌、乳酸链球菌
VSL#3	4 种乳杆菌、3 种双歧杆菌、1 种链球菌
双歧杆菌乳杆菌三联活菌片(金双歧)	保加利亚乳杆菌、长双歧杆菌、嗜热链球菌
双歧四联活菌片(普乐拜尔)	嗜酸乳杆菌、双歧杆菌、粪肠球菌、蜡样芽胞杆菌

二、服用微生态制剂的注意事项

1. 不宜用热水送服活菌制剂。应用低于 40℃的温开水送服,以免制剂中有效成分受到破坏。微生态制剂(米雅 -BM、乐克托除外)宜保存在阴凉干燥处,应在 2~8℃避光保存,防止药物高温下失效,保障药品质量及药物治疗的有效性。

2. 不能与抗生素、磺胺类等抗菌药物同时服用。因为益生菌对青霉素、氨苄西林(氨苄青霉素)、克林霉素(氯洁霉素)和先锋霉素等抗生素敏感,与抗菌药物合用时,会抑制活的乳杆菌、地衣芽胞杆菌等活菌的生长繁殖,从而使本品失效或疗效降低。若病情需要则一定要错开服用,要间隔 2~4 小时。

3. 不宜与吸附剂如活性炭和收敛剂如鞣酸蛋白、碱式碳酸铋、鞣酸、药用炭、酊剂同时使用,因为它们能抑制、吸附活菌,从而减弱或降低疗效。

三、微生态制剂对肝性脑病的临床疗效

早在 20 世纪 60 年代,Macbeth 和 Read 等研究发现微生态单菌制剂乳杆菌通过抑制革兰氏阳性需氧菌,减少尿素酶活性,增强机体对蛋白的耐受性等机制,能够改善肝性脑病患者的临床症状和生活质量。

SF68 为粪肠球菌(又称粪链球菌)单菌活菌制剂,属于尿素酶阴性乳杆菌科—链球菌属的产乳酸菌,研究证实 SF68 确能通过补充益生菌,有效调整肠道菌群,显著降低肠道 pH 值及其渗透性,改善肠上皮营养状况及屏障功能,提高肠道防御和免疫功能和减少肠源性血氨生成,显著改善 HE 患者的精神状态及智力指标。1995 年,Loguercio 等开展粪肠球菌制剂 SF68 与乳果糖治疗 Ⅰ~Ⅱ级肝性脑病患者的前瞻对照研究进一步显示 SF68 至少与乳果糖等效;乳果糖停药后,血氨水平、NCT 和 VEP 等指标回复至治疗前,而 SF68 则不同,不仅毒副反应低、依从性好,而且停药后的后续作用强,易于长期服用,对轻症(Ⅰ~Ⅱ级)临床型肝性脑病具有良好疗效。

2004 年,LiuQ 等在上述肝性脑病研究基础上,把 MHE 患者随机分为益生菌组、发酵纤

维组和安慰剂组,并治疗观察 30 天,探讨益生菌对 MHE 的临床疗效。研究发现伴发 MHE 的肝硬化患者具有明显的肠道微生态紊乱和潜在致病性大肠埃希菌和肠球菌过度生长,益生菌可显著增加不产尿素酶乳杆菌等益生菌生长,降低血氨水平,改善内毒素血症,并可使 50%MHE 患者的自然病程得到逆转,肝功能 Child 评分改善率也接近 50%;而发酵纤维也可使部分 MHE 患者受益。因此认为益生菌可作为乳果糖治疗 MHE 患者的有效替代品之一。

2004 年,Boca 等对 15 例肝硬化并发慢性肝性脑病患者进行治疗后发现,肝性脑病患者除标准治疗外,给予粪肠球菌制剂,患者 PSE 指数及其 5 项衡量指标能够得到改善。结果显示,PSE 指数降低 70%(55%~85%);精神状况评分显著改善,扑翼样震颤消失;8~9 周的血氨水平和 NCT 结果显著趋于正常;EEG 改善,并经常呈现正常化;治疗前的血氨和 NCT 水平分别较正常值升高 31% 和 60%,治疗后分别降至 25% 和 30%。研究证实了微生态制剂对慢性肝性脑病具有显著作用的假设结果,而更令人感兴趣的是,该疗法对更严重肝性脑病患者的疗效优于较轻症的肝性脑病患者。

2006 年,上海市闵行区中心医院报道了益生菌[复合乳酸菌胶囊(聚克)]治疗 MHE 及其转归。其中复合乳酸菌胶囊(2 粒/次,每日 3 次)治疗 8 周,对照组采用复合维生素 B。治疗 4 周后发现两组在肝功能、血氨等方面无显著差异,但在 NCT、DST 和临床肝性脑病发生率方面均存在显著性差异,益生菌和对照组的 4 周肝性脑病发生率分别为 1/30 和 4/30 ($p<0.05$);第 8 周治疗组的血氨水平也较对照组有显著改善,益生菌和对照组的 8 周肝性脑病发生率分别为 1/30 和 5/30($p<0.01$),再次证实益生菌确能降低血氨,改善患者智力水平,从而降低肝性脑病发生率。

至于市场上众多微生态制剂品牌的疗效如何,尚难确定,需要循证医学研究来证实。Reid 等认为很少涉及质量水平的治疗性研究(大样本特定病种的系统随机对照试验)证实微生态制剂对某种疾病的疗效;然而大多数所谓的微生态制剂的临床疗效仅有较弱的依据支持,或缺乏循证医学依据支持。目前仅有有限的微生态制剂对某些疾病具有良好的疗效证据,比如 VSL#3 治疗炎症性肠病有 I 级证据;鼠李糖乳杆菌 GR-1 和罗伊氏乳杆菌 RC-14 治疗阴道炎有 I 级证据,要求临床医生应充分了解微生态制剂的疗效和耗费,以便更好地为患者服务。

可惜迄今尚少见微生态制剂治疗肝性脑病的多中心临床试验,更未见相关的循证医学研究证据。

第五节　支链氨基酸

前面讲过,肝脏是体内分解和转化各种氨基酸的重要器官,除 BCAA 由骨骼肌代谢外几乎所有必需氨基酸都由肝脏代谢。正常情况下,血浆支链氨基酸/芳香族氨基酸(BCAA/AAA)之比为 3.0:1~3.5:1。肝衰竭并发肝性脑病时,其 BCAA/AAA 比例下降至 1.0~1.5,甚至低于 1.0,其下降值与肝性脑病的程度具有相关性。

一、血浆氨基酸失衡的机制

造成上述两类氨基酸代谢异常的机制十分复杂。这是因为肝衰竭时,内源性蛋白质处于高分解状态,释放出大量氨基酸,其中 AAA 不能被肝脏降解,造成血浆 AAA 浓度升高,而骨骼肌和脂肪组织是加速降解 BCAA 的主要场所,其降解速率又受胰岛素调节。

(一)血中支链氨基酸的减少主要与胰岛素增多有关

胰岛素具有促进肌肉和脂肪组织摄取、利用 BCAA 的功能,在肝脏灭活;当肝功能障碍时,肝脏对胰岛素的灭活能力明显减弱,因而导致血浆胰岛素含量升高。因此,BCAA 在胰岛素含量增加后其摄取和利用增加,血中 BCAA 的含量减少。

(二)血中芳香族氨基酸增加除与肝功能障碍时芳香族氨基酸在肝内转化为糖的能力减弱有关外,尚与胰岛素与高血糖素的比值下降有关

在肝功能障碍时,胰岛素在肝脏内灭活减少,形成高胰岛素血症,而高胰岛素血症又可引起高血糖素含量增加,但以高血糖素增高更为显著,两者比值下降。由于高血糖素具有增强组织蛋白分解代谢的作用,致使大量芳香族氨基酸由肝脏和肌肉释放入血,而肝脏又失去降解 AAA 的能力,从而导致血中 AAA 增高。

在 A 型肝性脑病发作时,一方面坏死肝细胞不断释放出 BCAA,同时周围组织降解 BCAA 增加,血浆 BCAA 水平可能大致处于正常水平。当血浆 BCAA/AAA 比值呈生理平衡时,它们通过血 - 脑脊液屏障的能力因竞争而相互抑制;当 BCAA/AAA 比值降到一定程度时,BCAA 对 AAA 的竞争能力明显减低,使得 AAA 大量进入脑组织,从而发生肝性脑病。在 B 型肝性脑病发作时,BCAA/AAA 比值可能降至更低。

二、血浆氨基酸失衡对中枢的影响

BCAA 和 AAA 在生理 pH 情况下呈中性、由同一载体转运通过血 - 脑脊液屏障而被脑细胞所摄取。在肝功能严重障碍时,血浆高浓度的 AAA 将抑制脑细胞对 BCAA 的摄取,本身则大量进入脑细胞。脑内酪氨酸、苯丙氨酸和色氨酸增多时,或通过抑制酪氨酸羟化酶,或通过抑制多巴脱羧酶使多巴胺和去甲肾上腺素合成减少,同时在芳香族氨基酸脱羧酶作用下,分别生成酪胺和苯乙胺,并经羟化酶作用,最终生成假神经递质。色氨酸在脑内可先羟化形成 5- 羟色氨酸,再通过芳香族氨基酸脱羧酶生成 5- 羟色胺(5-hydroxytryptophan,5-HT)。5-HT 是中枢神经系统上行投射神经元的抑制性递质,同时 5-HT 可被儿茶酚胺神经元摄取而取代储存的去甲肾上腺素,因此它也是一种假性神经递质。

总之,苯丙氨酸、酪氨酸、色氨酸大量进入脑细胞,使假性神经递质生成增多,并抑制去甲肾上腺素的合成,最终导致肝性脑病发生。血浆氨基酸失衡学说认为大脑的假性神经递质不单纯来自肠道,而脑组织本身在 AAA 浓度很高的情况下也可以合成假性神经递质。此外,肝性脑病的发生可能是由于假性神经递质的蓄积取代了正常神经递质,也可能是由于脑内去甲肾上腺素合成受抑制,亦可能是由于两者综合作用的结果。

三、支链氨基酸的药理作用机制

血浆氨基酸失衡学说是假性神经递质学说的补充和发展,是肝性脑病发病机制之一。尽管目前虽有部分学者对此学说持一定的怀疑态度,但仍得到不少学者的支持。基于上述

机制,人们设计了一些特定配方的 BCAA 制剂用于肝性脑病的临床治疗。

BCAA 由缬氨酸、亮氨酸及异亮氨酸组成,用于调节血浆中 BCAA/AAA 的比值。具体作用机制:

1. 纠正氨基酸比例失调,恢复 BCAA/AAA 比值　静脉输入 BCAA 溶液,可改善 HE 患者血浆 BCAA/AAA 比值,高浓度的 BCAA 可竞争性抑制 AAA 透过血 - 脑脊液屏障,从而改善肝性脑病的症状,有利于肝性脑病患者苏醒,提高存活率。

2. 补充足够营养,改善蛋白代谢　输入 BCAA 在改善患者血浆氨基酸比例的同时还可抑制肌肉蛋白质的崩解,增加输入蛋白质的耐受量,减少负氮平衡,减轻血氨对中枢神经系统的毒性作用。此外,本品对肝功能不全所致的低蛋白血症也有一定疗效,可提高血浆蛋白含量,降低血浆中非蛋白氮和尿素氮含量,有利于肝细胞再生及肝功能恢复。

3. 促进肝细胞再生　输入 BCAA 可以促进肝内蛋白质代谢,或肝细胞再生,有利于肝功能改善。

现在认为 BCAA 主要用于 B、C 型肝性脑病的治疗。有时仅将其作为蛋白不耐受时的营养补充。2004 年初完成的 1 个大样本临床研究也表明,长期应用氨基酸在预防肝衰竭的进展方面是有益的,并能够改善部分患者的肝功能。

四、支链氨基酸的适应证和不良反应

1. 常用制剂

(1)支链氨基酸注射液,每瓶 250ml,每日 1~2 次,静脉滴注。

(2)复方氨基酸注射液(六合氨基酸注射液),每瓶 250ml,每日 1~2 次,静脉滴注。

(3)复方氨基酸注射液(肝安注射液),每瓶 250ml,每日 1~2 次,静脉滴注。

(4)复方氨基酸注射液(复合氨基酸注射液),用法同上。

(5)复方亮氨酸颗粒(肝安干糖浆),包含了上述 3 种支链氨基酸,口服用药,可预防用药和治疗用药。

2. 适应证　主要用于治疗肝性脑病,以 B、C 型肝性脑病为主,A 型及 MHE 也可应用;也可用于各型重型病毒性肝炎、肝硬化、慢性肝炎的治疗及各种原因引起的蛋白营养缺乏症。

3. 用法与用量　静脉滴注:每日 1~2 次,每次 250~500ml,每分钟不宜超过 40 滴,一般 10 天为 1 个疗程。肝衰竭引起的肝性脑病昏迷选用高浓度(35%~50%)的 BCAA 比较有益。

4. 不良反应　输注过快可引起恶心、呕吐等不良反应,老年及危重患者尤应注意,偶见寒战、发热等不良反应。治疗同时应注意电解质监测。短期应用并未发现有毒性作用,但应用时间不宜太久,否则将因缺乏其他必需氨基酸而导致负氮平衡,对肝细胞再生和肝脏功能恢复不利。患者复苏之后即需改用营养更为全面的平衡氨基酸溶液继续进行治疗。

五、支链氨基酸的临床研究

自 1975 年 Fischer 等发表富含 BCAA 的静脉注射液以来,该注射液就被迅速而广泛地用于肝性脑病的临床治疗。1g 分子量的 BCAA 即可产生 20~30g 分子量的 ATP 供给全身,其不同于 AAA 必须通过肝脏代谢,而是在肌肉、脑、心和肾等组织中进行代谢,故不会增加肝脏的负担。长期口服 BCAA 还有利于肝功能的恢复。但目前对 BCAA 疗效评价不一,甚至有两种截然不同的结论。

(一) 临床型肝性脑病的研究

1. BCAA 针剂　日本学者报道 BCAA 治疗 HE 的改善率为 69%~81%,国内亦有类似报道。但 Michel 分别用 BCAA 与普通氨基酸溶液治疗 B 型肝性脑病,两组治疗结果无显著差异,认为 BCAA 无改善肝性脑病的作用;吉林大学白求恩第一医院报告的各种氨基酸治疗肝性脑病的清醒率中,BCAA 组为 28.57%,谷氨酸组为 21.66%,精氨酸组为 33.33%,认为 BCAA 恢复神志的作用并不显著。

1986 年,瑞士巴塞尔国际肝病会议认为 BCAA 至少对治疗 B 型肝性脑病是有益的;且有利于纠正负氮平衡、促进蛋白质合成或贮存、提高血浆蛋白质含量、降低血浆非蛋白氮和尿素氮含量以及改善患者的营养状况等。因此,尽管 BCAA 能否促进中枢神经系统神经递质复常尚待进一步确证,但它作为发作性肝性脑病支持疗法的一部分,则是公认的事实,它主要作为能源供应,纠正负氮平衡,促进蛋白质合成,改善肝性脑病患者对蛋白质的耐受及其营养状况。

现在认为 BCAA 主要用于 B、C 型肝性脑病的治疗。有时仅将其作为蛋白不耐受时的营养补充。2004 年初完成的 1 个大样本临床研究也表明,长期应用氨基酸在预防肝衰竭的进展方面是有益的,并能够改善部分患者的肝功能。

2. BCAA 口服　关于口服 BCAA 对慢性肝性脑病的防治价值也存在争议。1996 年,Fabbri 等对已发表的随机临床试验结果进行分析,认为该疗法仅适用于不耐受蛋白质的进展期肝硬化患者。但另有学者认为摄入足量富含 BCAA 的混合液对恢复患者的正氮平衡是有效且安全的。2001 年,上海市复方支链氨基酸颗粒剂疗效观察协作组进行的一项研究认为,复方支链氨基酸颗粒剂可明显增高血 Fisher 比值,提示长期服用复方支链氨基酸颗粒剂,具有改善肝硬化患者氨基酸代谢失平衡的状态,有利于预防肝性脑病的发生。意大利支链氨基酸研究小组 1 个随机对照试验(randomized controlled trial,RCT)(n=174,持续 1 年)发现,对严重进展期肝硬化,长期口服 BCAA 对阻止肝功能不全,提高实验室指标和自觉健康状态有益。

(二) 轻微型肝性脑病的研究

有学者对 BCAA 治疗 MHE 进行了相关研究,认为 MHE 给予支链氨基酸治疗,可以使患者精神、心理测试水平提高,驾驶能力提高,EEG 检查结果好转。1985 年,Egberts 等对 22 例 MHE 患者在控制饮食及蛋白质的基础上,口服 BCAA 治疗 1 周。结果患者精神、心理测试水平提高,但驾驶能力无改善,他们认为 BCAA 的短期效果肯定,驾驶能力未改善可能与治疗时间短有关。

1993 年,Piauth 等报道 17 例驾驶能力受损并经智能测定证实的 MHE 患者服用 BCAA 或安慰剂 8 周,结果服用 BCAA 组精神测定结果改善(p<0.01),驾驶能力提高(p<0.01),并且无明显不良反应。

(三) 循证医学研究

一项综合 11 个多中心临床研究发现,在 7 项 A 型肝性脑病的临床研究中,只有 2 项研究认为 BCAA 制剂有效;关于 B 或 C 型肝性脑病的 4 项研究中,有 3 项研究认为有效,且较乳果糖、新霉素或普通氨基酸更好,但治疗时间较长,多需 30 天以上。

1989 年,一项 BCAA 治疗慢性肝功能不全并发肝性脑病的荟萃分析也证实 BCAA 对改善神志有效,但对患者的病死率则无影响。

2003 年,Als-Nielsen 等对 556 例患者应用 BCAA 治疗的情况进行了迄今最详细的荟萃分析,结果应用 BCAA 对肝性脑病没有重大影响。但有些随机对照研究显示,BCAA 胃肠外输注不能改善脑病或提高生存率,其价值仅在于其营养作用。肝硬化患者中,约 30% 为蛋白质 - 能量营养不良,40% 为蛋白质营养不良,10% 为能量营养不良,仅 20% 患者的营养状况良好。营养不良与肝病严重程度密切相关,并对临床预后有重大影响。

鉴于目前肝性脑病发病机制尚不完全明确,因此对其治疗均无特效用药,固然 BCAA 临床治疗肝性脑病的疗效评价也不一致,但目前至少对某些病例纠正负氮平衡,提高血浆蛋白质及改善营养状况有一定作用。如患者不能耐受蛋白食物,摄入足量富含 BCAA 的混合液对恢复患者的正氮平衡是有效和安全的。口服或静脉输注以 BCAA 为主的氨基酸混合液,在理论上可纠正氨基酸代谢的不平衡,抑制大脑中假神经递质的形成,但对肝性脑病的疗效尚有争议。

目前认为输注 BCAA 有益于肝性脑病的治疗,价值在于:

(1)肝衰竭时葡萄糖生物氧化作用不能正常进行,生酮作用发生障碍时,BCAA 可为机体提供其总需热量的 30%~40%,以维持脑的能量代谢。

(2)补充 BCAA 可减少体内组织蛋白的分解,使从肌肉中释出和流入体循环的 AAA 减少。

(3)BCAA 能促进肝脏和肌肉中蛋白质的合成,有利于肝细胞的修复和再生,恢复肝脏功能。

(4)由于 AAA 用于合成新蛋白质,其在血中的浓度降低,透入血 - 脑脊液屏障者相应地减少,从而维持血液和脑中氨基酸的平衡,脑组织中正常神经递质增多,从而改善中枢神经系统的功能,有利于提高肝性脑病昏迷患者的复苏率和存活率。

第六节 氟 吗 西 尼

氟吗西尼是一种特异性 BZ 类药物拮抗剂,它通过竞争性抑制 BZ 类药物与其受体结合,可拮抗 BZ 类药物的镇静、抗焦虑、肌肉松弛及抗惊厥作用,既往多用于快速终止由 BZ 类诱导和维持的全身麻醉和 BZ 类药物中毒的诊治。近 20 年来,随着肝性脑病发病的 GABA/BZ 抑制性神经递质系统激活学说的提出,促进了氟吗西尼在肝性脑病患者促清醒治疗方面的应用,为肝性脑病治疗策略的重大进展之一。

一、氟吗西尼的药理作用

氟吗西尼(商品名为安易醒,Anexate),即 1,4- 咪唑苯二氮䓬,为一可溶性的 BZ 类药物,也是第一个迄今研究最多的特异性 BZ 受体拮抗剂。

1. 作用机制　研究发现 BZ 类药物与 GABA 受体结合形成一含有氯离子通道的蛋白复合物,成为 GABA/BZ 受体 - 氯通道复合物,BZ 受体共有 5 种配体。氟吗西尼可竞争性置换受体上的 BZ 类药物,而产生拮抗 BZ 类药物的镇静、抗焦虑、肌肉松弛及抗惊厥等作用,但不影响其生物利用度和药动学。

2. 药物动力学特性 氟马西尼口服后吸收良好,但肝脏首过作用大,其生物利用度约为 16%;静脉给药 1~2 分钟就生效,消除半衰期约为 50 分钟,在逆转 BZ 类药物中枢作用方面应用广泛。氟马西尼最好开始以 0.2mg 静脉给药,然后每次增加 0.1mg,直至所需终点。通常所需最大剂量为 0.5mg;对服用大剂量 BZ 类药物患者或危重患者,有时氟马西尼总量需达 1~2mg 才能达到唤醒作用。

3. 临床应用

(1)快速终止由 BZ 类药物诱导和维持的全身麻醉作用,有效拮抗 BZ 类药物的残余作用,使患者及早苏醒。

(2)BZ 类药物中毒的诊断和治疗,氟马西尼对过量服用 BZ 类药物或中毒有特异性诊断和治疗价值,对 BZ 类药物疑似中毒昏迷患者可试用氟马西尼促清醒治疗;如静脉注射 1~2 分钟后仍不清醒者,可基本排除 BZ 类药物中毒。

(3)对 ICU 危重患者长期使用 BZ 类药物的拮抗剂,因为 ICU 患者常需用咪唑地西泮或其他 BZ 类药物来控制躁动、保持镇静,有利于机械通气等;如需患者恢复意识,停用机械通气,可用氟马西尼促清醒。

(4)无痛内镜的术后促清醒,无痛内镜术后,静脉注射氟马西尼可立即逆转 BZ 类药物的镇静程度。

(5)肝性脑病患者的醒脑治疗,氟马西尼对肝硬化和肝衰竭导致的肝性脑病患者有显著的催醒作用。

4. 不良反应或禁忌证 氟马西尼被证实起效快,耐受性良好,无明显的毒性反应。最常见的不良反应为激动(6.5%)、不安(4.6%)、流泪(4.2%)、焦虑(4.2%)和发冷(3.3%)。

对氟马西尼过敏,妊娠的前 3 个月,正长期使用 BZ 类药物治疗的癫痫患者,神经肌肉阻滞作用未消失之前的患者禁用。凡长期使用 BZ 类药物者,氟马西尼有可能使患者产生急性停药症状,应慎用。

二、肝性脑病发病的 GABA/BZ 抑制性神经递质系统激活学说

肝性脑病的病理生理十分复杂,其发病机制尚未完全阐明,过去多用氨中毒学说、氨基酸比例失调学说等解释肝性脑病的发病。20 世纪 80 年代中期以来,日益增多的证据表明,GABA/BZ 抑制性神经递质系统的激活与肝性脑病的发病有关,血中 BZ 浓度与肝性脑病程度相平行,并且在暴发性肝衰竭、肝性脑病模型和氟马西尼的临床疗效中得到证实。

1. 肝性脑病模型的动物脑和部分人尸体的中枢神经系统中发现存在 GABA/BZ 超级受体复合物;由于肝衰竭导致内源性 BZ 物质积聚,造成 GABA 介导的神经抑制,甚至患者出现昏迷。

2. 肝性脑病患者血液、脑脊液、大脑实质、尿液中均可检测出 BZ 类物质。这些物质部分源于食物,部分来源于消化道细菌。在植物和动物体内存在天然 BZ 类,但一般浓度较低。但在肝功能衰竭、进展性慢性肝病导致的低蛋白血症患者,则可引起明显的临床症状。

3. 肝性脑病患者脑脊液、血液、尿液有较高浓度的 BZ,且其血浓度与肝性脑病程度相平行,为专一性 BZ 类拮抗剂治疗肝性脑病提供理论依据。BZ 能显著改善动物模型和肝性

脑病患者临床和电生理方面的表现,对肝性脑病的特异性改善可能是抵消了 GABA/BZ 受体复合物的作用,使 GABA 原性系统的张力下降的结果,从治疗学角度反证了 GABA/BZ 抑制性神经递质系统激活学说与 HE 的发病密切相关。

三、氟吗西尼对肝性脑病的临床疗效

(一) 临床研究

自 1985 年 Scoll 和 Bansky 等首次报告氟吗西尼的临床疗效以来,全世界范围内已开展了许多随机对照试验用于验证氟吗西尼的中枢促清醒作用。除个别学者持否定意见外,大多结果提示氟吗西尼起效快速,对 PSE 的促清醒疗效满意。Cadranel 等对 14 例 PSE 患者进行双盲随机对照研究,结果发现氟吗西尼与安慰剂的临床有效率各为 66% 和 0,约平均 7 分钟内就有显著的 EEG 改善,临床表现则于平均 83 分钟内(30~340 分钟)有中度改善,氟吗西尼平均用量为 0.7mg(0.4~1.0mg),表明氟吗西尼对轻、中度的 PSE 临床疗效较为理想,可使 EEG 分级迅速中度改善和临床分级迟发中度改善。

Pomier-Layragues 等联用氟吗西尼和乳果糖对 21 例肝性脑病患者进行了随机双盲对照研究。治疗组和安慰剂组各有 11 例和 10 例,治疗后两组 Glasgow 评分明显改善者分别有 6 例和 0 例($p<0.05$);而 EEG 分级获得显著改善者分别为 4 例和 2 例($p>0.05$),初步表明氟吗西尼与乳果糖联用对重度 PSE 临床有效,但疗效与血 BZ 浓度无关。

1996 年 4 月 ~2000 年 2 月期间,有学者通过比较氟吗西尼与醒脑静对 27 例 PSE 患者精神状况和预后的改善情况。氟吗西尼组(17 例)给予氟吗西尼注射液 0.5mg 加生理盐水 10ml 于 5 分钟内缓慢静推,以后 1.0mg 氟吗西尼加生理盐水 250ml 于 25 分钟内静滴;醒脑静组(10 例)用醒脑静注射液 20ml 加 5% 葡萄糖 500ml 静滴。2 组可同时服用乳果糖,但不同时使用谷氨酸钠等治疗药物。采用精神状况评分作为促清醒疗效指标,在给药期间以及给药后 4 小时内改善 1 级或以上,且保持 1 小时以上者判为好转;精神症状恢复正常者为完全缓解;精神状况评分加重或无明显变化则判为无效。结果发现,氟吗西尼组治疗 2~4 小时后,6 例 Ⅰ 级患者完全缓解;7 例 Ⅱ 级患者中,完全缓解、好转分别为 4 例和 1 例,无效 2 例,其中 1 例恶化为 Ⅳ 级而死亡;3 例 Ⅲ 级患者中,完全缓解和好转各为 1 例,无效 1 例,恶化发展为肝功能衰竭和 Ⅳ 级而死亡;1 例 Ⅳ 级患者疗效不佳而死亡;临床有效率达 76.5%(13/17),病死率 17.6%(3/17)。醒脑静组临床有效率为 20.0%(2/10),病死率 20.0%(2/10);两组有效率比较有显著差异($p<0.05$),而病死率则无显著性差异。提示氟吗西尼对 PSE 有显著的快速促清醒作用,且一般于 4 小时内起效,但对肝性脑病患者的预后无显著的改善价值。

虽然很多文献报道氟吗西尼治疗肝性脑病有效,但亦有不同意见。1998 年,朱小寒等对 25 例肝性脑病患者(PSE 为 2~4 级)进行随机双盲研究,发现氟吗西尼组和对照组有效率分别为 23.0%(313)和 0,但两组的有效率和病死率均无显著差异,认为与安慰剂相比,氟吗西尼并不能有效改善肝性脑病的临床级别,但能在约 63% 患者中引出快速但不稳定的阳性反应。Vander 对 18 例急、慢性肝病出现肝性脑病的患者进行双盲研究,氟吗西尼总量为 1mg,安慰剂使用生理盐水。使用氟吗西尼 15 分钟后,两组的 EEG 均无任何改善;进一步分析发现只有在慢性肝病患者才出现临床症状改善。

(二) 氟吗西尼治疗肝性脑病的循证医学研究

1. 鉴于目前氟吗西尼治疗肝性脑病的疗效仍存争议,华中科技大学同济医学院附属同

济医院靖凯等于 2004 年开展相应的荟萃分析。该研究以氟吗西尼,肝性脑病为关键词检索 MEDLINE 和 CNKI 及手工检索 1983—2003 年发表的有关氟吗西尼治疗肝硬化肝性脑病的随机对照试验资料。

(1)文献纳入标准为氟吗西尼与安慰剂治疗肝硬化并发肝性脑病的双盲随机安慰剂对照试验;至少具有临床改善率和 EEG 改善率中的一种数据。

(2)选取临床改善率和 EEG 改善率作为评价氟吗西尼疗效指标,把 Glasgow 评分、PSE 或临床分级在 3 小时内改善至少一级;EEG 改善标准为 2 小时内 Fischer's 分级改善一级以上定为临床改善。

(3)使用 SPSS 和 Excel 软件,用 Peto 法对优势比(OR)进行分析。有 7 项临床试验纳入研究,其中国内 1 篇,国外 6 篇;全部病例为 666 例,使用氟吗西尼治疗 339 例,安慰剂对照 327 例。氟吗西尼组和安慰剂组的临床改善率分别为 28.2% 和 3.14%;EEG 改善率分别 34.7% 和 5.59%;临床症状改善和 EEG 改善的 OR 值分别为 6.57(4.30~10.04),6.10(4.06~9.16),故认为氟吗西尼治疗肝硬化并发肝性脑病患者有效,可明显改善临床症状并使 EEG 趋向正常。但对于 MHE 和轻度肝性脑病患者、重症肝性脑病患者和肝性脑病并发其他疾病(如上消化道出血、感染等)的疗效,以及对肝性脑病患者的远期疗效尚需更多资料及更详实数据来研究证实。

2. Pomier(1994),Amodio(1997)和 Barbaro(1998)分别报道了氟吗西尼治疗肝性脑病的疗效,但存在方法学方面的问题。

(1)多数研究的统计学结论有分歧。

(2)部分随机试验被设计为短清洗期的交叉试验,阻碍了治疗结束后的结果评价(包括影响 HE 病程和预后等潜在有益作用能够维持多长时间)。

(3)由于肝性脑病的不确定性,研究人群和疗效评价方法均未标准化。

2004 年,Als-Nielsen 进行了严格的包括 13 项随机试验,805 例患者在内的荟萃分析,其中 8 项为交叉试验设计,所有试验均为氟吗西尼和安慰剂治疗肝性脑病的双盲研究。结果发现,氟吗西尼组和安慰剂组的生存率分别为 93% 和 92%;氟吗西尼对肝性脑病有显著的改善作用[风险差(RD)为 0.28;95% 置信区间为 0.20~0.37,8 项试验],但对患者预后(RD 为 0.13;95% 置信区间为 0.09~0.36,2 项试验)和死亡率(RD 为 0.01;95% 置信区间为 0.05~0.07,10 项试验)均无改善价值。研究认为氟吗西尼对肝硬化并发肝性脑病患者具有显著的短期改善作用和良好预后,但维持时间尚难确定;无氟吗西尼能改善患者康复及存活率的依据;考虑到肝性脑病病程的波动性,未来可采用平行试验设计来评估氟吗西尼是否对肝性脑病带来持续的改善或康复及生存率的提高。因此,对慢性肝病伴肝性脑病患者可应用氟吗西尼进行醒脑治疗,但不推荐临床常规使用。

第七节 锌补充疗法

成人体内含锌 2~3g,存在于所有组织中,血清锌浓度为 100~140μg/ml。锌主要经小肠吸收,与血浆中的白蛋白或运铁蛋白结合,随血流进入门脉循环。成人每天从膳食中摄取10~15mg 的锌,吸收率为 20%~30%。锌的吸收可因食物中含磷化合物、植酸而下降,也因食物中的纤维素及钙影响而减少。

一、锌的生理代谢及功能

锌是人体 200 多种酶的组成部分,对人体的生长发育、食欲、免疫功能等均有重要的生理功能。锌也是生物膜的重要成分,能够有效地改善抗氧化系统的协同作用。大量研究表明,锌具有重要的抗氧化作用,一方面长期慢性锌摄入可诱导金属硫蛋白的产生而发挥长期有效的抗氧化作用,另一方面又可参与组成一些重要的抗氧化酶(如超氧化物歧化酶、谷胱甘肽过氧化物酶等),通过这些抗氧化酶有效地清除氧自由基。长期缺锌可导致这些酶的活性下降,机体清除自由基能力减弱,补锌还能够有效增强 DNA 的结构稳定性和完整性。

此外,锌还可以提高肝组织中被抑制的全部胶原酶活性;锌不足导致体内锌平衡破坏,促进了胸腺、脾脏组织中淋巴细胞的凋亡,造成体内淋巴细胞数目减少,使机体免疫功能下降。

二、肝性脑病患者锌缺乏的理论基础

肝脏作为锌元素吸收、贮存和代谢的主要器官,是含有铁、铜、锌及锰等酶类(如血浆铜蓝蛋白、超氧化物歧化酶等)的合成、分解、储存的主要场所。一方面,各种 HE 患者由于限制进食,导致锌摄取减少。当肝脏发生病变时,机体消化、代谢功能明显降低,从而造成缺锌;缺锌则反过来影响食欲(进食减少),形成恶性循环,加重肝脏病变;另一方面,由于肝硬化患者存在门静脉高压使肠黏膜淤血水肿,造成小肠功能紊乱,锌吸收降低;肝脏合成的白蛋白等血浆蛋白减少,使得锌与氨基酸等小分子物质结合增多,经肾脏排出,特别是利尿剂的使用增加了尿锌排泄。

肝硬化的患者普遍血锌水平较低,尿锌排出量增加,肝细胞内含锌量也降低。肝性脑病患者血清锌浓度最低,锌浓度低于 30μg/ml 预示患者预后不良。研究发现,锌缺乏可以加重病情,阻止氨转化为尿素的形成,诱发肝性脑病或促进其恶化发展。易于发生缺锌的肝性脑病患者,应根据临床检验结果予以补充。对这种患者按生理需要量补充硫酸锌,可使尿锌排出趋于恢复正常,肝功能也趋向于恢复正常。

三、锌补充疗法对肝性脑病的疗效

1. 补锌适应症证　缺锌是肝性脑病的原因之一,对于严重缺锌者需采用硫酸锌等锌制剂来治疗。各型肝性脑病患者的治疗中,降氨是关键,但锌补充也较重要。

2. 常用制剂

(1)硫酸锌,200~500mg,每日 3 次,饭后 30 分钟口服。剂型包括片剂、胶囊剂或 10% 溶液。

(2)醋酸锌,25mg,每日 4 次,服用 1 小时禁食,避免干扰锌吸收。

(3)葡萄糖酸锌 560mg,每日 3 次,饭后服。剂型有片剂、颗粒剂、胶囊剂、口服溶液剂、糖浆剂。

(4)甘草酸锌提取物(或 95% 甘草酸苷)与锌结合的产物。其他补锌化合物还有枸橼酸锌、乳清酸锌、精氨酸锌及氨基酸锌等。临床锌制剂还有复合蛋白锌、多维元素片(施尔康)、多种微量元素注射液(安达美注射液)等。

3. 不良反应及注意事项

（1）不良反应主要有恶心、呕吐、腹泻、口唇及四肢麻木。过量锌进入体内可引起钙和铁缺乏，还可影响铜、铁离子代谢。

（2）锌浓度过大可造成肝肾损害，过量锌可致急性中毒，Brocks 等报道 1 例静脉滴注过量锌后，出现少尿、低血压、腹泻、呕吐、黄疸和肺水肿、急性肾小管坏死；亦有口服氯化锌后发生肾衰竭者。肾功能不全、糖尿病患者慎用。

（3）铝盐、碳酸盐、氢氧化物等不可同用。本品也可降低四环素类、抗生素及青霉胺的作用。

4. 用法及用量　　常用锌盐口服制剂，硫酸锌 200~500mg，每日 3 次。醋酸锌也易于吸收。葡萄糖酸锌口服溶液主要用于治疗因缺锌引起的小儿生长发育迟缓、厌食症、异食癖以及口腔溃疡等。糖浆用于治疗因缺锌引起的生长发育迟缓，营养不良、厌食症以及复发性口腔溃疡和痤疮等。

5. 临床应用研究　　1979 年，Hoogenraad 首先应用锌盐治疗 Wilson 病。目前用于肝性脑病的治疗研究多局限于动物实验，临床应用则较少，理论上补充锌制剂对肝性脑病治疗有效。王育强等采用低剂量较长期的补锌方法，对肝损伤大鼠血清锌维持正常水平并对肝纤维化进程有一定抑制作用。

动物实验结果证实，大脑锌含量下降与肝性脑病的神经抑制有关，肝性脑病患者在限摄蛋白的同时也限制了锌的摄入，蔬菜又阻碍了锌的吸收，而鸟氨酸循环中有两种酶依赖锌，故理论推测锌制剂可改善症状。但两项大样本研究发现口服锌（200mg，每日 3 次）虽能提高血浆锌浓度，但不能改善肝性脑病患者的门体分流性肝性脑病指数。在实验性肝衰竭动物，锌缺乏可促发临床型肝性脑病，补充锌后可获改善。

在 5 项临床对照随机研究中，3 项研究显示肝性脑病在补充锌后改善。此外，锌尚可改善肝硬化患者的葡萄糖代谢，但锌可引起免疫功能降低，长期应用的安全性值得关注。

1993 年，Bresci 等给 MHE 并缺锌患者给予醋酸锌 600mg/d 口服后，患者血锌升高，血氨降低，智力测验明显好转，但短期口服无效。1999 年，Alison 等认为锌辅助治疗暴发性肝衰竭有意义。2001 年，Gomez 等通过长期随访 63 例肝硬化患者，研究 MHE 与临床肝性脑病发生的关系时，发现肝性脑病的发生与锌缺乏具有相关性。2003 年，Ananda 认为锌制剂对肝性脑病治疗有效。2004 年，Katayama 临床给肝性脑病患者补锌 600mg/d 可使患者血氨降低。但需较长期口服，至少 3 周。

第八节　L- 多巴

L- 多巴（L-Dopa），化学名为 3- 羟基 -L- 酪氨酸，最初用于帕金森病的治疗。20 世纪 70 年代初，Fischer 提出了肝性脑病的假性神经递质学说，认为在中枢神经系统神经纤维间兴奋的传导过程中，由于假神经递质的参与，干扰了正常神经递质，使神经兴奋性不能传递到下一个神经元，从而出现意识障碍，又称胺递质紊乱。

一、L- 多巴的作用机制

假性神经递质学说认为,生物蛋白质中的芳香族氨基酸,如酪氨酸和苯丙氨酸,在肠道细菌氨基酸脱羧酶的作用下,分解为酪胺和苯乙胺。正常情况下,这两种胺类物质在肝内经单胺氧化酶氧化分解而解毒;肝衰竭时,由于肝内酶系统受损,这两种胺类物质不能被解毒,经门体侧支循环进入体循环,并透过血 - 脑脊液屏障进入中枢神经系统,经过 β- 羟化酶的作用,分别形成 β- 羟酪胺(又称羟苯乙醇胺或鳝胺)和苯乙醇胺,这两种胺的化学结构与儿茶酚胺中的去甲肾上腺素极为相似,并与之争夺受体,但它们并不具有正常递质传递神经冲动的作用或作用很弱(仅有正常去甲肾上腺素生理活性的 10%),因此被称为假神经递质。这些假性神经递质可取代正常的传导递质,干扰了脑干网状结构的正常活动,抑制了脑功能,出现不同程度的意识障碍。

基于上述机制,临床应用多巴胺前体物质 L- 多巴治疗肝性脑病,部分患者脑病症状得到改善。具体机制:

1. 补充真神经介质　L- 多巴为神经递质多巴胺的前体,能通过血 - 脑脊液屏障进入中枢神经系统,在脑内经脱羧酶的作用形成多巴胺,进而形成真递质去甲肾上腺素,与假神经递质(如 β- 羟酪胺和苯乙醇胺)竞争性争夺多巴胺受体并与之结合,使神经传导功能恢复。

2. L- 多巴可能促进肾脏对氨的排泄,减轻血氨的毒性作用。

二、L- 多巴的适应证、用法和禁忌证

1. 用法和用量　口服 L- 多巴 2~4g/d,分 2~4 次口服或加入 100ml 生理盐水中鼻饲或灌肠,偶用至 6g/d。静脉滴注:L- 多巴 0.2~0.6g,加入 500~1 000ml 5% 葡萄糖中缓慢静脉滴注,每天 1 次,患者完全清醒后减量至 0.2g/d,继续治疗 1~2 天后停药;有报道最大剂量可用至 1.2g/d。

2. 适应证

(1)治疗肝性脑病患者。A 型肝性脑病疗效稍好,部分患者能恢复正常神经活动,可由昏迷转为苏醒。但因不能改善肝功能,改善作用只是暂时的。

(2)抗帕金森病。

3. 禁忌证　严重心血管病、消化性溃疡、糖尿病、青光眼、器质性脑病、内分泌失调及精神病患者禁用。孕妇及哺乳期妇女应禁用,儿童慎用。

4. 不良反应　L- 多巴的不良反应较多,因其在体内转变为多巴胺所致。具体包括:

(1)胃肠道反应,治疗初期,约 80% 患者出现恶心、呕吐和食欲减退等。用量过大或加量过快更易引起,继续用药可以消失。偶见溃疡出血或穿孔。

(2)心血管反应,治疗初期,约 30% 患者出现轻度直立性低血压,其原因未明。少数患者头晕,继续用药可减轻。多巴胺对 p 受体有激动作用,可引起心动过速或心律失常。

(3)不自主异常运动:为长期用药所引起的不随意运动,多见于面部肌群,如张口、咬牙、伸舌、皱眉及头颈部扭动等。也可累及肢体或躯体肌群,偶见喘息样呼吸或过度呼吸。另外还可出现开 - 关现象,患者突然多动不安(开),而后又出现全身性或肌强直性运动不能(关),严重妨碍患者的正常活动。疗程越长,其发生率也相应增加。此时应适当减少 L- 多巴的用量。

(4)精神障碍,出现失眠、焦虑、噩梦、狂躁、幻觉、妄想和抑郁等,需减量或停药。此反应

可能与多巴胺作用于大脑边缘叶有关。

5. 药物相互作用

(1)维生素 B_6 是多巴脱羧酶的辅酶,可增强 L- 多巴的外周副作用。

(2)抗精神病药能引起帕金森综合征,又能阻断中枢多巴胺受体,所以能对抗 L- 多巴的作用。

6. 注意事项

(1)应用本品时剂量可由小到大逐步加量,能减少上述副作用。

(2)不可与利血平、单胺氧化酶抑制剂、甲基多巴等合用。

(3)特别注意不可直接使用多巴胺或去甲肾上腺素代替该药,因为多巴胺和去甲肾上腺素均不能通过血 - 脑脊液屏障而无治疗作用,反而增加心血管紊乱的危险。

三、L- 多巴的临床应用

L- 多巴的临床疗效尚难定论。有文献报道 A 型肝性脑病发作时,患者血浆和大脑酪氨酸、苯丙氨酸水平增加,而脑内去甲肾上腺素和多巴胺水平降低,且其脑病严重程度与血生物胺增加具有相关性,临床应用该药治疗可改善患者脑病症状。但也有报道 L- 多巴治疗肝性脑病并无明显疗效。即使 L- 多巴治疗有效患者的意识得到改善,但也不能改善肝功能。对于 B 或 C 型肝性脑病患者预后无明显影响,不能延长其生存期。

邬晓婷对 41 例肝性脑病患者应用 L- 多巴治疗效果进行总结,认为对改善肝性脑病症状有效,但 1 例肝性脑病患者应用无效。2003 年,Roger 等认为偶尔也有一些研究报告应用 L-多巴治疗有效,但并没有得到广泛认同。2004 年,Hayes 在肝性脑病治疗药物中包括 L- 多巴、氟吗西尼、锌等在内疗效不肯定,已极少用于临床。2006 年,Mas 等也认为 L- 多巴在治疗慢性肝性脑病方面受到限制。L- 多巴对肝性脑病有效而对预后无改善,现已少用。

第九节 其 他 药 物

一、α- 葡糖苷酶抑制剂

α- 葡糖苷酶抑制剂属于第三代口服抗糖尿病药物,为链霉菌属降解有效霉素 A 产物中分离得到的一种物质,其构型与 α-D- 葡萄糖类似,具有强烈抑制 α- 葡糖苷酶的活性。本类药物国内常用为阿卡波糖(acarbose,商品名为拜唐苹)和伏格列波糖(Basen,A0-128,商品名为倍欣)。

(一) 作用机制

本药经口服后,可竞争性抑制小肠黏膜微绒毛膜表面的麦芽、蔗糖酶等 α- 葡糖苷酶,减少糖类的降解,使摄食的多糖、寡糖和双糖消化变成葡萄糖、果糖等单糖的过程延迟,延缓糖类的消化和吸收。现有产品当中,阿卡波糖对 α- 淀粉酶和双糖水解酶都有效,而伏格列波糖只对双糖水解酶有抑制作用。与口服乳果糖直接提供分解底物不同,α- 葡糖苷酶抑制剂通过减少糖类在小肠内吸收,增加未分解糖类进入结肠的数量,进而被肠道内的糖分解菌(如乳杆菌、双歧杆菌等)分解为乳酸和醋酸,酸化肠腔,粪便 pH 值下降。在肠道内的小分子酸可使肠内渗透压增高,减少结肠内的水分吸收,其渗透压以及分解物的刺激作用可促进肠蠕动,使粪便在肠道内的停留时间缩短,减少氨和其他有害毒物的吸收。

至于对 α- 葡糖苷酶抑制剂的抑菌活性问题目前尚未有定论。体外研究表明,本药物对麦芽糖、蔗糖、纤维二糖或 D- 山梨醇的培养基上的菌体生长有一定抑制作用,但对有 D- 葡萄糖、D- 果糖、D- 甘露醇或 D- 氨基葡萄糖的培养基上生长的细菌,则无抑制作用。1992 年,Ka-to 等临床研究指出伏格列波糖对人体肠道菌群,特别是厌氧菌无明显抑制作用。

(二) 适应证、副作用和禁忌证

1. 适应证　可单独用于治疗非胰岛素依赖型糖尿病;与磺脲类或双胍类药物合用治疗非胰岛素依赖型糖尿病;与胰岛素合用治疗 Ⅰ 型或 Ⅱ 型糖尿病。现已有学者应用 α- 葡糖苷酶抑制剂治疗肝性脑病,并开展相关研究。

2. 副作用　本药最常见的副作用是消化道反应,多有腹痛、腹胀、腹泻等症状,随剂量的控制和使用时间的推移,腹痛、腹泻症状可逐渐恢复;单独使用 α- 葡糖苷酶抑制剂不会引起低血糖反应;18 岁以下,妊娠及哺乳者禁用。

3. 禁忌证　严重酮症的患者,糖尿病昏迷或昏迷前的患者,严重感染的患者,手术前后的患者或严重创伤的患者。

(三) 治疗肝性脑病的临床研究

早在 1998 年,Uribe 等人已进行 α- 葡糖苷酶抑制剂伏格列波糖治疗 PSE 相关研究。35 例轻微型 PSE 患者应用 α- 葡糖苷酶抑制剂伏格列波糖(2mg/ 次,每日 3 次)进行 2 周的双盲、随机、对照研究,在治疗前及治疗后评估者智能状况、PSE 指数、NCT 时间、大便 pH 值、血氨水平、EEG 以及并发症、药物副作用。研究结果表明,治疗前后 α- 葡糖苷酶抑制剂组患者智能评分从 0.83 ± 0.58 下降至 0.17 ± 0.39,NCT 所用时间从 (2.0 ± 1.04) s 下降至 (1.25 ± 0.87) s,PSE 指数从 0.31 ± 0.12 下降至 0.16 ± 0.08,大便 pH 值从 5.85 ± 0.29 下降至 5.54 ± 0.31,均有显著改善;而对照组则未见上述指标有显著性差异。患者每天排便次数从 (1.2 ± 0.5) 次增加至 (2.5 ± 0.7) 次,无 1 例患者因消化道副作用影响而退出研究。

由于纳入研究肝性脑病患者 PSE 指数较低(0.11~0.46),病情较轻,提示单独或联合应用。α- 葡糖苷酶抑制剂可在严重的临床型肝性脑病治疗中发挥更大的作用。但目前仍缺乏相关方面的大样本临床研究,在药物作用机制,不同类型肝性脑病、不同个体的药物剂量选择等方面,仍有待进一步研究探讨。

二、纳洛酮

纳洛酮是吗啡样物质的特异性拮抗剂,与吗啡受体的亲和力大于 β- 内啡肽等吗啡样物质,并能迅速通过血 - 脑脊液屏障,从而阻断 β- 内啡肽对精神及意识状态的抑制作用。

研究结果证实,肝性脑病患者血清和中枢神经系统中内啡肽和强啡肽浓度显著升高,且升高水平与肝性脑病程度一致,并对中枢神经有明显抑制作用,从而加重肝性脑病,提示内源性阿片类物质的积聚与肝性脑病发病有关,并对精神意识状态产生影响。

1996 年 Satio 及 1999 年 Celik 等学者先后在临床工作中证实,纳洛酮可拮抗 BZ 和 GABA 类受体复合物对大脑皮质的抑制作用,亦可增加脑血流灌注量,改善脑缺血区微循环;抑制中性粒细胞释放氧自由基及细胞内 Ca^{2+} 超载,稳定缺血神经细胞膜上 Na^+-K^+-ATP 酶活性等,改善细胞水平代谢,从而保护脑细胞的正常功能,达到改善肝性脑病患者的精神症状,促进肝性脑病患者苏醒,可作为治疗肝性脑病的有效药物。国内近年也有多篇研究报道证实类似结果。

用法为纳洛酮 0.4mg/4h 肌注或静脉注射,或 0.8mg/12h 静脉滴注维持 48 小时,每日不超过 8mg。纳洛酮剂量与其催醒时间和肝性脑病患者操作能力提高程度有关,若肝性脑病很快进入Ⅳ期,可改为每小时静脉注射 1 次。

三、溴隐亭

溴隐亭是一种半合成的麦角生物碱,为多巴胺受体激动剂,有激动突触后多巴胺受体的作用,使神经传导加强,扩张血管,加速脑血流量及其代谢。理论上可在脑内代谢后形成真性神经递质,以排挤假性神经递质,而恢复肝性脑病患者神志,其疗效似比 L-多巴好。

有人认为该药对内科常规治疗无效的慢性门体分流性脑病、B 或 C 型肝性脑病有效,但也有人认为该药与传统治疗相比,疗效并无明显差异,目前仍存在较大争议。溴隐亭开始剂量 2.5mg/d,与饮食同服,每 3 日递增 2.5mg/d,最大剂量达 15mg/d,维持用药至少 8~15 周,但有引起催乳素升高等副作用,临床谨慎使用。

四、尿素酶抑制剂

尿素酶主要由消化道细菌分泌,研究表明胃内幽门螺杆菌为胃肠道尿素酶活性的主要来源。尿素酶可将大部分由血液循环弥散至消化道的尿素分解产氨,占机体产氨总量的 90%。肝硬化患者存在门体分流或肝细胞功能衰竭,来自肠道的氨未能在肝脏经鸟氨酸循环转变为尿素,导致血氨升高和 HE 的发生。

尿素酶抑制剂因能特异性地抑制肠内各种尿素酶(包括细菌的尿素酶),降低尿素分解,从而能有效地减少氨的产生。1998 年,Zullo 等学者对 29 例肝硬化并发幽门螺杆菌感染者应用尿素酶抑制剂乙酰氧肟酸口服治疗,并观察血氨的改变情况,结果显示乙酰氧肟酸可显著降低 Child B/C 级肝硬化患者血氨水平,提示本类药物可应用于肝硬化乃至肝性脑病患者的降氨治疗。但其疗效仍需大样本研究进一步证实,国内尚未见相关研究报道。

第十节　肝性脑病治疗药物的循证医学研究

一、循证医学的基本概念

循证医学(evidence-based medicine,EBM)意指遵循证据的医学研究,又称实证医学。既是以最新最佳的科研结果为依据的临床科研方法学;又是一种指导临床实践的方法学;同时也是一种科学评价临床医学文献的方法学,明显有别于运用千年的以经验为主的临床思维方法。循证医学是各科临床医务工作者结合个人专业技能和经验,充分考虑患者愿望,对其作出的医疗决策,尽可能为患者提供现有的最佳诊疗方案,而这种最佳方案必须建立在高质量的证据基础上,从而催生了这门新兴学科的诞生和广泛应用。肝性脑病的治疗领域也不例外。

2000年,循证医学创始人之一David对循证医学的定义为慎重、准确和明智地应用当前所能获得的最好的研究证据,同时结合临床医师个人专业技能和多年的临床经验,考虑患者的价值和愿望,将三者完美地结合起来,制订每个患者最佳的诊治措施。任何医疗决策的制订均应遵循科学证据为循证医学的核心思想。但必须承认,过去的医学实践也是基于证据的,但这个证据不是循证医学所特指的"现有的最好的证据"。就干预效果而论,临床经验、非对照性研究、对照性研究、随机对照研究和随机对照研究的系统综述,都可以从某种程度上提供关于疗效的证据,但是不同种类的研究所提供的证据的科学质量差别很大。研究质量的高低是其结果可信性的前提,最好的最直接的相关证据来自高质量随机对照试验的系统综述。

二、循证医学的基本方法和证据质量评价

临床问题不外乎是关于诊断、治疗、预防、转归、病因、副作用、服务质量和经济效益等方面。关于患者处理的临床问题包括疾病、治疗和结局3个主要方面。

(一) 循证医学实践的基础

高素质临床医生,最佳的研究证据,临床流行病学的基本方法和知识以及患者的参与构成了循证医学的实践基础。

1. 临床医生是实践循证医学的主体,对疾病的诊治和任何处理都是通过临床医生实施的。因此,实践循证医学要求临床医生具有丰富的医学理论知识以及临床经验,并不断更新。

2. 最佳临床研究证据是指对临床研究文献,应用临床流行病学的原则和方法以及有关质量评价的标准,经过认真分析与评价所获得的新近、真实可靠且有临床重要应用价值的成果。

3. 临床流行病学的基本理论和临床研究的方法学是实践循证医学的学术基础。医生任何诊治决策的实施,都必须通过患者的接受和合作,才会取得相应效果。因此,患者平等友好的参与和合作是实践循证医学的关键之一。

(二) 循证医学实践的方法

具体的实践方法包括:

1. 确定临床实践中的问题。

2. 检索有关医学文献,严格评价文献。

3. 开展临床研究,获得最佳研究证据。

4. 应用最佳证据,指导临床决策。

5. 通过实践,提高临床学术水平和医疗质量。

(三) 循证医学实践的步骤

遵循科学证据实施医学实践决策,大致可分以下5个步骤进行:

1. 提出须解决的临床问题。

2. 检索和收集最好的相关证据。

3. 评估文献的方法学质量、效果大小和结论的外推性。

4. 综合证据和其他相关因素,制订患者的处理方案。

5. 评估 1~4 项的效果和效率,不断改进。

(四) 循证医学的证据质量评价

循证医学要求临床医师在临床工作中自觉应用科学研究的证据进行临床医疗决策,而来源于多个随机对照试验的系统评价是公认最好的研究证据。系统评价是指按照特定的病种和疗法,全面收集全世界所有相关的原始研究报告,通过筛选和严格评价后,对其中合格的高质量研究资料进行处理分析(有条件时可进行荟萃分析),从而获得综合可靠的结论,并定期进行更新,为疾病诊治提供科学依据。对任何类型的科学依据都可以进行系统评价,研究内容包括病因、诊断、治疗、预防、预后以及经济学等。荟萃分析是指应用统计学方法,将多个独立的、可以合并的临床结果进行综合定量分析。

"将最好的证据应用于临床实践"是循证医学的核心。以往的临床实践并不是不遵循证据,但重视的是动物实验、机制研究,或没有经过临床证实的假说,而循证医学主张重视临床人体研究证据,以及医生不盲目依从证据的鉴别能力,有针对性地为患者提供利大于害的治疗。过去以经验为基础的医疗模式是以医生的临床经验为主要根据,观察的主要终点指标为不满意终点,包括病亡率或死亡率等,如评价抗心律失常药物的疗效以用药前后患者室性期前收缩等心律失常的消长为标准;评价降压药物的疗效标准是用药前后患者血压的变化,此种对药物或疗法疗效的评价模式并未涉及满意终点,即治疗对患者预后的影响——对心血管重大事件及死亡率的影响。而循证医学评价一种药物(或疗法)的疗效是以满意终点为评价目标,即该药物或疗法对患者的远期影响及死亡率的影响如何。在 EBM 指导下的临床试验,涉及评价各种治疗措施对于预后指标,包括有效寿命、总死亡率、疾病重要事件、生活质量及卫生经济学指标等多个方面的影响。

最佳研究证据包括关于诊断、治疗、预后、预防和康复护理等方面的高质量临床研究数据和结论。循证医学对证据评价的要求是,在明确研究对象的纳入条件和排除条件的前提下,要求有大样本、随机化分组、等同条件下对照、遵循盲法原则进行研究的结果。

循证医学对证据质量评价,在关于治疗性研究的质量水平方面又分为以下 5 个等级:

1 级,大样本特定病种的系统随机对照试验。

2 级,大样本单项随机对照试验。

3 级,非随机有对照的临床观察。

4 级,无对照病例系列观察。

5 级,专家个人经验。

(五) 循证医学资料的获得途径

最佳临床证据的来源是:

1. 循证医学数据中心,Cochrane 协作网、Cochrane 图书馆、中国循证医学中心资料库。

2. APC 杂志俱乐部(American College of Physician Club)。

3. 核心期刊。

4. 系统综述,系统、全面收集杂志上发表的随机对照试验论文,经临床流行病学方法评价,筛选符合标准(真实性、可靠性、实用性)的文献,应用荟萃分析等方法进行定量综合评价。

Cochrane 协作网是一个国际性的非赢利的民间学术团体,旨在帮助推广循证医学工作。

包括50个系统评价组,涉及对人类健康影响最大的病种,如传染病、性传播疾病、肿瘤等,正在逐渐涵盖医疗保健领域的各个方面。由Cochrane协作网创建的Cochrane图书馆已成为获取循证医学资源的重要数据库,其高质量的系统综述被誉为提供科学证据的最佳来源。网络资源几乎囊括了循证医学的各个方面。系统综述数据库、临床实践指南数据库、循证医学期刊、荟萃分析软件、循证医学教学资源和导航等,其中许多资源可免费获取,成为临床医生查阅循证医学资源的重要网站。

三、循证医学在肝病治疗药物中的应用

在临床肝病药物的疗效评价中如何运用循证医学,要求肝病医师慎重地分析临床研究的报告,从中获取最新最好的证据,用于指导解决临床问题。实施循证医学的步骤包括:①找什么证据,提出临床需要解决的问题,如何时是乙肝患者停用拉米夫定的时机,对于停用拉米夫定后出现病情恶化加重的患者,什么是最佳的处理方案。②如何查找证据,有效地寻找和使用资料,对其进行分析和评估。③如何运用这些证据,解决临床实际问题。

(一) 正确评价肝病药物的疗效

近年来,药物品种迅速增加,国内常用处方药物已逾7 000种,其中包括许多肝病治疗药物,其质量和疗效不一。临床医生的责任是应用循证医学的思想掌握对该药的科学评价;同时在新药应用的过程中加强对患者的观察。如长效干扰素(例如聚乙二醇干扰素 α-2a 注射液、聚乙二醇干扰素 α-2b 注射剂等)每周仅注射一次,就能保持稳定的血药浓度水平;倘若一旦出现严重副作用(例如骨髓抑制),长半衰期的优点就反而变成值得忧虑的问题。聚乙二醇干扰素 α-2a 注射液(派罗欣)在中国进行临床研究时,发生了一例患者在用药期间出现血栓性血小板减少性紫癜而死亡的严重不良事件。长期服用拉米夫定后可能导致乙肝病毒变异和耐药现象的发生,不仅使患者病情出现反复;而且乙肝病毒耐药株在人群中传播会导致何种不利影响目前尚属未知;而且拉米夫定停药后,有的患者出现病情恶化加重的报道也时有所闻。上述情况的发生有无内在规律可循,对患者预后的远期影响如何以及如何避免或控制此类情况的发生等,都是一系列亟待回答的实际问题,均应由医生在临床决策时慎重地权衡利弊,通过循证医学获得科学的结论。

在肝病临床研究中开展循证医学工作,可以使医师对肝病患者的诊断治疗决策和预后评价有据可依,而系统评价能为实施循证医学提供最好的证据,这已在肝病临床研究中得到广泛的应用。如 *Hepatology* 杂志上曾发表了一篇慢性乙肝的治疗参考意见,每一条治疗建议均标明目前提供证据的所属等级以供读者参考,如对 HBsAg 阳性者,当 ALT> 正常值上限 2 倍,肝活检显示中重度肝炎活动时,治疗后可以产生病毒、生化指标的改善(Ⅰ级证据),可能改善临床结局(Ⅱ级证据);倘若患者的 ALT 持续正常或轻度升高(< 正常 2 倍),则可不必治疗,除非在肝活检时显示有明显的坏死炎症(Ⅱ级证据);同时还提供了对患者进行随访评估的方案(Ⅳ级证据),如何预防乙肝传播的方案(Ⅰ~Ⅳ级证据)。

这些诊疗建议依据于循证医学的考核结果,有助于使用者以最小的代价(包括费用与可能的不良反应)获得最大的利益。但在当前肝病研究文章中仍存在不少问题,即使在肝病领域的 *Liver*,*J Hepatology*,*Hepatology* 和 *Gastroenterology* 等著名肝病杂志也是如此。某些 RCT 文章的质量仍存在一些缺陷,主要是在随机化方法、随机隐藏、适当的盲法、样本量的计算、每一组患者的数量等方面存在较多的问题。

近年来,国内学者对肝病药物疗效的系统评价进行了有益尝试。陆德云等在《影响拉米夫定相关乙肝病毒 YMDD 变异的因素》一文中对乙肝病毒 YMDD 变异后不同抗病毒疗法效果的系统评价,结论是对治疗方案进行正确必要的调整,其疗效优于继续单独使用拉米夫定(Ⅱ~Ⅲ级证据)。新近《肝脏》杂志也发表了胡国平等对多烯磷脂酰胆碱治疗酒精性肝病和脂肪肝的系统评价,结论是多烯磷脂酰胆碱治疗酒精性肝病和脂肪肝是安全的,能够降低患者的早期死亡率和防止患者组织学恶变(源自Ⅱ级证据)。但与国外相比,中国循证医学发展水平差距仍然很大,具体表现在:

1. 多数医生开始知道循证医学的概念,但对其理论和方法了解不多,缺乏从文献中获取证据并对证据进行评价的能力;肝病药物的疗效评价和医疗决策仍以教科书、个人经验、药厂宣传或权威专家的意见为主。

2. 为了正确评估药物的疗效和安全性,高质量的临床试验至关重要。国内统计发现,90% 以上的诊断性研究论文和 79% 以上的治疗性论文存在着研究方法不合理的问题。肝病临床研究也不例外,尤其是可提供Ⅰ类证据的临床资料还不够;临床试验质量不高,有关临床疗效的研究结果不能被重复,或经不起实践的考验。20 世纪 90 年代末有人统计,肝病新药研制的临床研究中,双盲随机安慰剂的试验仅占 0.5%,随机的对照试验占 3.9%,非随机的对比试验为 7.9%。

以阻断 HBV 母婴传播的干预措施为例,我国学者对 HBV 感染的孕妇是否注射乙肝免疫球蛋白的问题尚存重大分歧,而造成歧见的原因是目前尚拿不出符合循证医学标准的可靠证据。近年来,肝病治疗随机对照临床试验数量有所上升,但研究的设计和方法学质量并无显著提高,从而难以获得国际同行认可。

(二) 在循证医学指导下建立药物安全意识

药物不良反应是指合格药品在正常用法用量下出现的与用药目的无关或意外的有害反应,包括副作用、毒性反应、特异质反应、过敏反应、致畸、致癌、致突变反应和依赖性等。据 WHO 在发展中国家的一项调查表明,近年来因药物不良反应而入院的患者占 5.0%,有10%~20% 的住院患者容易患药源性疾病,其中造成了一些病例死亡。我国也曾发生过多起因药品不良反应致残和死亡的事件。如某些患者服用 L- 咪唑后发生播散性多灶性脑炎,甚至死亡,直至多年以后,才认识到两者之间的关系。

四、肝性脑病治疗药物的循证医学研究

(一) 乳果糖

尽管过去的临床经验及国内外大量研究证实,乳果糖能显著改善肝性脑病患者的临床症状、EEG 及血氨水平,被认为是治疗肝性脑病的标准疗法,近年应用于 MHE 患者的实验发现乳果糖还能有效改善 MHE 患者的心理智力测试水平、预防发生临床肝性脑病。乳果糖还被列为临床其他药物治疗肝性脑病患者研究的"金标准"对照药物。但目前的大多数研究多为短期治疗观察研究,对肝性脑病,MHE 患者的长期治疗研究极少,特别是涉及患者预后(包括生存率、生存质量等)问题的研究至今尚未见报道,少见设计规范的大样本的循证医学研究。

2004 年初,Als-Nielsen 等在 Cochrane 图书馆网上,随后又发表在 *BMJ* 上的一项关于非吸收双糖、安慰剂、非干预治疗和抗生素治疗研究的荟萃分析研究,质疑了乳果糖在 HE 治

疗中标准疗法的地位,该试验纳入了 2003 年 3 月之前发表的共 22 项随机对照研究(其中 2 项以摘要形式发表),其中 18 项采用平行分组研究,4 项交叉设计研究;未报告治疗分组情况的 10 项,双盲对照 15 项,对其转归进行双盲评估的 1 项。研究人员将其中 9 项列为高质量研究。在纳入的 10 项研究中共 280 例肝硬化伴急性和 / 或慢性 MHE 的患者,非吸收双糖(乳果糖或拉克替醇)治疗平均 15 天与安慰剂或无干预组进行了比较,结果非吸收双糖似乎可降低肝性脑病症状无改善者的危险(相对危险 0.62)。但 4 项高质量临床试验分析表明乳果糖或拉克替醇对病情无改善者的发生危险并无显著影响(相对危险 0.92)。与安慰剂或无干预组相比,非吸收双糖发生死亡的相对危险为 0.41。

在纳入的 12 项研究中共 698 例肝硬化伴急性和 / 或慢性或推测为慢性肝性脑病患者,结果应用乳果糖或拉克替醇患者组与抗生素治疗组相比,肝性脑病无改善者的发生危险(相对危险比 1.24)较抗生素治疗组(相对危险比 0.90)高。最常见的不良反应是胃肠道反应,包括恶心、呕吐、腹胀及腹痛等,无其他严重的不良反应,认为临床应用是安全的。

在有 MHE 的患者中,根据未经证实的智力测验结果评估,只有一些低质量的临床实验结果显示乳果糖有益。

因此,研究人员认为非吸收双糖对急性或慢性肝性脑病没有显著作用,认为在其他临床试验显示乳果糖或拉克替醇对肝性脑病有任何有益的作用之前,任何临床随机试验不应采用以非吸收双糖作为对照研究药物。非吸收双糖肝性脑病治疗效果的证据不足,抗生素似乎比非吸收双糖对肝性脑病更有效。

但长期以来非吸收双糖被认为是肝性脑病的标准治疗,可使 70%~80% 的患者脑病改善,并且作为新药临床实验的对照药物。有学者认为,造成上述结果的原因可能由于不同的中心评估非吸收双糖治疗肝性脑病的方法不尽相同,以及选择的实验终点不同,因此该结论尚可能需要进行统一设计、多中心、大样本的随机双盲临床试验进一步验证。尽管该文认为抗生素治疗肝性脑病优于非吸收双糖,但如长期合用抗生素是否会使肠道菌群失调,对肝性脑病的长期疗效也存在着异议。因此,目前在没有新的更具权威和更具说服力的研究报告出现之前,非吸收双糖类药物(乳果糖)仍不失为大家公认的 HE(包括 MHE)最常用治疗药物。

2005 年美国肝病研究学会制订的《关于急性肝衰竭诊治和肝移植患者评价指南》中仍建议 A 型肝性脑病患者可以使用乳果糖,对短期生存有帮助,但应监测有无肠管扩张。

因此,乳果糖仍不失为治疗肝性脑病的常用标准疗法,可使 70%~80% 的病例脑病改善。目前认为,乳果糖不会引起粪便氨的排泄增加,但可显著增加粪便氮质排泄。乳果糖可能为细菌代谢提供能量,从而增加细菌对氨的摄取。有人认为乳果糖尚能抑制肠壁内非细菌介导性谷氨酰胺降解为氨的过程。拉克替醇的作用与乳果糖相似,其产生效果可能较后者快,如患者因乳果糖的不良反应严重不能耐受者可以试用拉克替醇。

(二) 氟马西尼

肝性脑病的病理生理十分复杂,有几种因素提示可能与内源性 BZ 和抑制性神经递质 GABA 有关,临床上使用 BZ 专一性拮抗剂氟马西尼治疗肝性脑病可获得较满意效果,并具有一定的循证医学依据。

2002 年,Gouleno 博士及其同事对 6 项双盲随机对照实验(共 641 例肝性脑病患者,其中 326 例应用氟马西尼,315 例应用安慰剂)进行荟萃分析,旨在比较氟马西尼与安慰剂治疗肝性脑病的效果。结果发现,治疗组和安慰剂组中,分别有平均 27% 和 3% 的患者的临床症状得到改善(5项实验),19%治疗组患者和2%安慰剂组患者的EEG得到改善,有显著性差异,认为氟吗西尼可显著改善肝性脑病患者的临床与EEG表现。

2004年,靖凯等在MEDLINE和CNKI及手工检索1983—2003年发表的有关氟吗西尼治疗肝硬化患者肝性脑病的随机对照临床试验资料,根据入选标准,有7项临床试验纳入本研究,应用SPSS11.5软件进行荟萃分析。结果肝性脑病患者临床症状改善和EEG改善的OR值分别6.57(4.30~10.04)、6.10(4.06~9.16)。结论认为氟吗西尼治疗肝硬化并发急性肝性脑病的患者是有效的,可明显改善肝性脑病患者临床症状并使EEG趋向正常。

2004年,Als-Nielsen等对13个随机双盲对照研究的805例患者应用氟吗西尼与安慰剂进行了比较研究,其中有8项研究认为对改善肝性脑病症状有益,2项研究认为对恢复神志无显著差别。认为氟吗西尼对B或C型肝性脑病患者的神志改善在短期内有显著作用,但对患者的生存率没有影响,对患者的预后和疾病恢复无帮助。

总之,目前对氟吗西尼的作用尚未最后肯定。一般认为氟吗西尼对70%肝性脑病患者可产生短暂而明显的醒脑作用,且作用时间甚短,主要适用于临床型肝性脑病,尤其是BZ类诱发的肝性脑病患者。因为这些脑病还可能与颅内压升高、脑水肿、低氧、低血糖有关,并非与BZ类有关;或存在其他BZ受体的配体。尽管氟吗西尼能够改善A型肝性脑病患者的神经状态,但对脑水肿没有明显的影响。

(三) 支链氨基酸

肝性脑病患者用BCAA可直接与AAA竞争,使后者不易透过血-脑脊液屏障进入脑内,此外BCAA可供给肌肉组织加强对氨的代谢解毒,并能提供必要的营养,有利于患者的蛋白质平衡。国内外对BCAA疗效的评价不一,甚至有两种截然不同的结论。

2003年,Als-Nielsen等在Cochrane上发表了对556例患者应用BCAA治疗的情况进行了分析,试验纳入了2002年以前Cochrane肝胆组对照试验登记、1966—2002年间MEDLINE和1980—2002年间EMBAS、手工检索的有关资料,纳入患者556例。资料显示尽管以前的这些病例应用BCAA后的昏迷程度有所改善,较1989年发表的结果略有改善,但这些实验只不过设计质量不高,对生存率没有影响。结果认为应用BCAA对肝性脑病没有重大影响。

循证医学并不是对以往经验医学的全盘否定,也不是要替代临床医生的技能和经验,而是以此为基础,将医生的临床经验与当前最好的证据相结合,促进其完善和发展,因此,应辩证地对待循证医学。如果忽视个人临床专业技能和经验,临床实践将有被外在证据左右的危险;要结合具体病例,采用有效合理实用和经济可承受的证据。如没有适时使用当前最好的研究证据,临床实践就将有陈旧过时、弊大于利乃至危及患者的风险。

随着循证医学的普及,临床医生开始将循证医学的观点运用于临床决策,科学性强的最佳证据包括随机对照试验的系统评价、荟萃分析和临床指南。临床指南为某一种疾病诊断试验的应用和不同治疗手段的有效性提供明确清晰的推荐意见,很受临床医师欢迎。但国际上的这类研究,相当大一部分是由制药公司资助,常会出现系统性偏倚,以致误导临床用药决策,要引起临床医生的重视和正确应用,才能够有效避免偏倚,真正地将最佳的外部证据运用于临床决策。

基于循证医学的理论和方法,临床医生不仅要对临床用药的疗效、安全性进行评价,还要对患者的预后指标进行评价,以期为患者提供最佳治疗方案,有助于使其以最小的代价获取最大的利益。近年来国内外学者对肝性脑病的常用治疗药物进行了有益的循证医学初步研究,结果认为,在乳果糖等双糖类药物对肝性脑病患者死亡率及降血氨方面的作用,虽存在有质疑的循证医学研究报告,但在没有新的更具权威和更具说服力的研究报告出现之前,乳果糖等仍不失为公认的肝性脑病(包括 MHE)最常用治疗药物。这是因为该药不仅可使70%~80% 的肝性脑病得到改善,长期维持治疗还可改善 MHE 智能和脑诱发电位,显著减缓向临床肝性脑病的进一步发展,而且该药安全性好,目前仍被认为是肝性脑病治疗的标准疗法。氟吗西尼虽然对 70% 肝性脑病患者可产生明显的醒脑作用,但作用时间短暂,仅适用于临床肝性脑病,对患者的长期预后并无明显影响。BCAA 无论胃肠外输注还是口服给药,对 B 或 C 型肝性脑病患者的疗效评价不一。理论上,补充 BCAA 可减少体内蛋白分解,有可能使负氮平衡变为正氮平衡,使疾病预后改观。但由于这个领域的实验随访期短并且大多数研究方法的质量较差,因此,目前尚没有足够的证据证明 BCAA 对肝性脑病有显著的作用。其应用价值可能仅在于其营养支持治疗。L- 多巴一度被认为对改善患者神志有效,但由于不能改善患者肝脏功能,对患者生存期没有影响,趋于被淘汰。

(毛庆东　崔铭娟　宋明全　张　琦)

第八章　中国肝性脑病诊治共识意见

肝性脑病是急慢性严重肝脏疾病较为常见的并发症之一,是肝脏疾病死亡的主要原因之一。早期在相当长的时间内,对于肝性脑病没有一个很好的定义,其诊断和治疗也缺乏特异有效的方法。直至 1998 年,维也纳第 11 届世界胃肠病学大会(WCOG)成立工作小组对肝性脑病进行了讨论和总结,并于 2002 年在美国肝病研究学会的学会杂志上发表了《肝性脑病的定义、命名、诊断及定量分析》,至此,肝性脑病的定义才逐步标准化并被应用。实际上,有关诊断和治疗的一些循证医学依据的积累,促进了对肝性脑病诊断和治疗共识的诞生。近年来,我国学者对肝性脑病和轻微型肝性脑病的流行病学进行了多中心的研究,结果显示,我国肝性脑病的发生率较高,在住院的肝硬化患者中,约 40% 存在轻微型肝性脑病。因此,中华医学会消化病学分会和中华医学会肝病学分会的部分专家,根据国际上有关肝性脑病诊断和治疗的指南联合制订了《中国肝性脑病诊治共识意见》。本共识的发布是为了进一步规范我国肝性脑病的预防、诊断和治疗,帮助临床医师在肝性脑病诊疗和预防工作中做出合理决策,充分了解肝性脑病的最佳临床证据和国际前沿的观点,利用合理的医疗资源,结合患者的具体病情,以制订全面合理的诊疗方案。当然,在肝性脑病的诊断和治疗方面,还有一些需要进一步研究的问题,在本共识中也加以陈述。中华医学会消化病学分会、中华医学会肝病学分会和中华医学会内镜学分会曾联合制订了《肝硬化门静脉高压食管胃静脉曲张出血的防治共识(2008,杭州)》,这次是中华医学会消化病学分会和中华医学会肝病学分会的第 2 次合作,对肝性脑病的规范诊断和治疗制订共识,由于两个学会的工作范围和内容紧密相关,因此今后还将有更多的合作,以推动行业的规范化。

一、肝性脑病的概念及其发展过程史

肝性脑病是一种由于急、慢性肝功能严重障碍或各种门静脉 - 体循环分流(以下简称门体分流)异常所致的,以代谢紊乱为基础的、轻重程度不同的神经精神异常综合征。轻微型肝性脑病常无明显临床症状,只有通过神经心理测试才能发现。绝大多数肝硬化患者在病程中的某些阶段会出现不同程度的轻微型肝性脑病和 / 或肝性脑病,是严重肝病常见的并发症及死亡原因之一。过去所称的肝昏迷,只是肝性脑病中程度严重的一级,并不能代表肝性脑病的全部。

肝性脑病的命名和分类曾比较混乱,阻碍了肝性脑病的临床诊疗和科学研究的进展。

直至1998年,维也纳第11届世界胃肠病学大会(WCOG)成立工作小组对肝性脑病进行了讨论总结,并于2002年在美国肝病研究学会的学会杂志上发表了《肝性脑病的定义、命名、诊断及定量分析》。同时,美国胃肠病学学会实践标准委员会于2001年发布了《肝性脑病的实践指南》。这两份指南的发布对于肝性脑病的命名和分类规范化起到了重要的推动作用。

2009—2011年国际肝性脑病和氮代谢学会(International Society for Hepatic Encephalopathy and Nitrogen Metabolism,ISHEN),从肝性脑病的实验模型、神经生理研究、神经生理检测、影像学检测和临床试验设计等方面颁布了一系列的实践指导和共识,进一步规范了肝性脑病的诊治。印度国家肝病研究学会(Indian National Association for the Study of Liver Diseases,INASL)于2010年发布了轻微型肝性脑病的诊疗共识,对于轻微型肝性脑病的流行病学、诊断评价、发病机制、自然史和治疗给出了推荐意见,进一步提高了对轻微型肝性脑病的认识。

为进一步规范我国肝性脑病的预防、诊断和治疗,中华医学会消化病学分会和肝病学分会组织国内有关专家制订了《中国肝性脑病诊治共识意见(2013年,重庆)》。本共识旨在帮助医师在肝性脑病诊疗和预防工作中做出合理的决策,临床医师应充分了解本病的最佳临床证据和可利用的医疗资源,认真分析患者具体病情,制订全面合理的诊疗方案。

本共识推荐意见的循证医学证据等级描述见表8-1。证据等级分为3级:①高质量(1级),进一步研究也不可能改变该疗效评估结果的可信度;②中等质量(2级),进一步研究很可能改变该疗效评估结果的可信度,且可能改变评估结果;③低质量(3级),进一步研究极有可能改变该疗效评估结果的可信度,且有可能改变评估结果,评估结果改变是不确定的。推荐强度分为2级:①强烈推荐(A),高质量证据明确显示干预措施利大于弊,或者弊大于利时;②微弱推荐(B),利弊关系不确定(因为证据质量低或利弊相当)时,不能确定为合理利用资源的干预措施。

表8-1 《中国肝性脑病诊治共识意见(2013年,重庆)》推荐意见依据的循证医学证据分级

证据等级水平描述
1a 证据来自大样本临床RCT,或来自多个随机试验的系统性评价(包括荟萃分析),至少应相当于一项设计良好的临床RCT中获得的证据
1b 证据来自至少一项"全或无"的高质量队列研究;研究采用常规治疗方法,"全"部患者死亡或治疗失败,而采用新的治疗方法则一些患者存活或治疗有效;或者在这一研究中用常规方法,许多患者死亡或治疗失败,而采用新的治疗方法,"无"一例死亡或治疗失败
1c 证据来自至少一项中等样本量的RCT;或者来自对一些小样本试验(汇集的病例数应达到中等数量)所做的荟萃分析
1d 证据来自至少一项RCT
2a 证据来自至少一项高质量的非随机性队列研究(有或者没有接受新疗法)
2b 证据至少来自一项高质量的病例对照研究
2c 证据来自至少一项高质量的病例系列报告
3 来自专家的意见,没有参考文献或上面所提到的证据

注:RCT为随机对照试验

二、病因及诱发因素

（一）导致肝功能严重障碍的肝脏疾病

各种原因引起急性肝功能衰竭及肝硬化是肝性脑病的主要原因，占 90% 以上。目前，我国引起肝功能衰竭及肝硬化的主要病因仍然是肝炎病毒，其中 HBV 约占 80%~85%，其次是药物或肝毒性物质，如乙醇、化学制剂等。妊娠急性脂肪肝、自身免疫性肝病和严重感染等也可导致肝功能衰竭的发生。对临床反复发作的肝性脑病及治疗依赖性肝性脑病，要重视筛查肝硬化基础上是否存在明显的门体分流异常。

（二）门体分流异常

患者存在明显的门体分流异常，可伴或不伴有肝功能障碍。

（三）其他代谢异常

尿素循环的关键酶异常或其他任何原因导致的血氨升高，如先天性尿素循环障碍，均可诱发肝性脑病，而肝活组织检查证实肝组织学正常。

（四）肝性脑病的诱发因素

常见肝性脑病的诱发因素包括消化道出血、感染（特别是自发性腹膜炎、尿路感染和肺部感染）、电解质及酸碱平衡紊乱（如脱水、低血钾、低血钠）、大量放腹水、过度利尿、进食蛋白质过多、便秘、经颈静脉肝内门体静脉分流术（TIPS）和使用安眠药等镇静类药物。

三、发病机制与病理生理

肝性脑病（包括轻微型肝性脑病）的发病机制与病理生理较复杂，迄今未完全阐明。

（一）氨中毒学说

约 100 年前提出的氨中毒学说目前仍然是肝性脑病的主要发病机制。

1. 氨使星形胶质细胞合成谷氨酰胺增加，细胞变性。而脑水肿及颅内高压主要见于急性肝功能衰竭所致的肝性脑病。

2. 氨促进谷氨酸盐及活性氧释放，启动氧化及氮化应激反应，导致线粒体功能及脑细胞能量代谢障碍，损害细胞内信号通路，促进神经元中凋亡级联反应的发生。

3. 氨直接导致抑制性与兴奋性神经递质比例失调，最终使抑制性神经递质含量增加；改变重要基因，如细胞内信号转导蛋白、水通道蛋白 4 的表达，损害颅内血流的自动调节功能。

（二）氨细菌感染与炎症反应

肠道细菌氨基酸代谢产物硫醇与苯酚产生的内源性苯二氮䓬类物质，细菌色氨酸的副产物吲哚及羟吲哚等，损伤星形胶质细胞功能并影响 γ- 氨基丁酸（γ-aminobutyric acid，γ-GABA）神经递质的传递。肝性脑病患者的炎性标志物水平明显增加，TNF 刺激星形胶质细胞释放 IL-1、IL-6 等细胞因子，而 TNF、IL-1 和 IL-6 都能影响血脑屏障的完整性。

（三）γ- 氨基丁酸神经递质与假性神经递质学说

γ- 氨基丁酸为抑制性神经递质，增强神经元突触后膜的抑制功能，产生中枢抑制效应，表现为神志改变和昏迷等。另一方面，血液中蓄积的苯乙胺及羟苯乙醇胺随体循环进入脑组织，经 β- 羟化酶的作用，形成苯乙醇胺和对羟苯乙醇胺假性神经递质，与正常递质去甲肾上腺素和多巴胺竞争，使其不能产生正常的生理效应。

(四) 其他

1. 低钠血症　可导致星形胶质细胞发生氧化应激与氮化应激反应,神经细胞损伤及功能障碍,血脑屏障通透性增加,出现脑水肿。

2. 锰中毒　80% 的锰沉积于大脑基底节星形胶质细胞的线粒体内,损伤线粒体功能,出现帕金森样症状。锰可兴奋星形胶质细胞膜上的转位蛋白,促进神经类固醇的合成,增强γ-GABA 的作用;并且锰能产生活性氧和毒性儿茶酚胺(6- 羟多巴胺),诱导神经细胞的凋亡和星形胶质细胞转变成 Ⅱ 型阿尔茨海默细胞。

3. 乙酰胆碱减少　在肝硬化患者和肝硬化相关肝性脑病动物模型中发现乙酰胆碱酯酶活性增强,导致乙酰胆碱减少,与肝性脑病的发生有关。

共识意见:

● 各种原因引起的急、慢性肝功能衰竭,尤其是肝硬化等终末期肝脏疾病是我国肝性脑病 / 轻微型肝性脑病的主要原因(2b,A)。

● 大多数肝性脑病 / 轻微型肝性脑病的发生均有诱因(2b,A)。出血、感染和电解质紊乱是常见诱因。

● 氨中毒学说仍然是肝性脑病 / 轻微型肝性脑病的主要机制,多种因素相互协同,相互依赖,互为因果,共同促进了肝性脑病 / 轻微型肝性脑病的发生和发展(2b,B)。

四、临床流行病学

肝性脑病确切的发生率尚难评估,主要原因可能是导致肝性脑病的病因和疾病严重程度差异较大,以及报道时是否包括了轻微型肝性脑病。急性肝功能衰竭中肝性脑病的流行病学尚缺乏系统报道。

绝大多数肝硬化患者在病程中的某些阶段会出现不同程度的肝性脑病。据国外资料报道,肝硬化患者伴肝性脑病的发生率至少为 30%~45%,在疾病进展期其发生率可能更高。北美终末期肝病研究联盟(NACSELD)证实,肝性脑病与肝硬化患者死亡具有独立相关性。

我国报道的肝性脑病发生率从 10%~50% 不等。TIPS 术后肝性脑病的总体发生率为25%~45%,我国报道较低。慢性肝病患者一旦发生肝性脑病,则预后不良,其 1 年生存率低于 50%,3 年生存率低于 25%。

国外报道的轻微型肝性脑病发生率为 30%~84%。国内报道肝硬化患者中轻微型肝性脑病的发生率为 29.2%~57.1%,但是国内报道的诊断方法大多采用数字连接试验(number connection test,NCT)单项异常作为标准,也未对肝硬化患者的严重程度进行区分。中华医学会消化病学分会肝胆疾病协作组对全国 13 个省市、自治区的 16 家三级医院住院的 519 例肝硬化患者(63% 由慢性乙型肝炎引起)进行调查,以 NCT-A 及数字符号试验(digital symbol test,DST)两者均诊断为轻微型肝性脑病,结果显示轻微型肝性脑病的发生率为 39.9%,其中Child-Pugh A 级者轻微型肝性脑病发生率为 24.8%,B 级者为 39.4%,C 级者为 56.1%。轻微型肝性脑病的发生与病因无明显相关性,但是随着肝硬化失代偿程度的加重,其发生率增加,并且有轻微型肝性脑病病史的患者发展为肝性脑病的可能性大。轻微型肝性脑病严重影响患者的生活质量,表现为驾驶能力降低、高空作业受限等;并且有研究发现患者的抑郁及焦虑状态发生率也增加。

共识意见：

● 失代偿期肝硬化患者常发生肝性脑病,发生率至少为 30%,而且随着肝功能损害的加重,其发生率也增加,并提示预后不良(2a,A)。

● 我国住院肝硬化患者中,轻微型肝性脑病的发生率约为 39.9%,随着肝功能损害的加重其发生率增加,且与病因无明显相关性(2a,A)。

● 不同研究报道的轻微型肝性脑病发生率不尽一致,主要是由于受所调查患者的肝病严重程度及所采用的诊断标准(心理智力试验的选择、异常值的确定)的影响而不同(2a,B)。

五、临床表现和诊断

(一) 临床表现与分类分级

肝性脑病的临床表现因基础肝病、肝细胞损伤的轻重缓急和诱因不同而很不一致。主要包括脑病和肝病两大方面,可出现多种临床表现。早期常无明显临床症状,只有通过神经心理测试才能发现,即轻微型肝性脑病,进一步可发展为肝性脑病。

1. 肝性脑病的分类　1998 年维也纳第 11 届 WCOG 将肝性脑病重新分类,包含了肝病的类型、神经异常表现特征及其持续时间等内容。按肝病类型可将肝性脑病分为 A、B 和 C 型 3 种类型,见表 8-2。A 型肝性脑病发生在急性肝功能衰竭基础上,多无明显诱因和前驱症状,常在起病数日内由轻度的意识错乱迅速陷入深昏迷,甚至死亡,并伴有急性肝功能衰竭的表现,如黄疸、出血、凝血酶原活动度降低等,其病理生理特征之一是脑水肿和颅内高压。B 型肝性脑病由门体分流所致,无明显肝功能障碍,肝活组织检查证实肝组织学结构正常。C 型肝性脑病患者除脑病表现外,还常伴有慢性肝损伤及肝硬化等肝脏基础疾病的表现。C 型肝性脑病以慢性反复发作的性格、行为改变、言语不清、甚至木僵、昏迷为特征,常伴有扑翼样震颤、肌张力增高、腱反射亢进、踝阵挛或巴宾斯基征(Babinski)阳性等神经系统异常表现。

表 8-2　第 11 届世界胃肠病学大会推荐的肝性脑病分类(1998 年,维也纳)

	肝性脑病类型定义	亚类	亚型
A 型	急性肝功能衰竭相关肝性脑病	无	无
B 型	门静脉 - 体循环分流相关肝性脑病, 无肝细胞损伤相关肝病	无	无
C 型	肝硬化相关肝性脑病,伴门静脉高压 或门静脉 - 体循环分流	发作型肝性脑病	伴诱因 自发性 复发性
		持续型肝性脑病	轻型 重型 治疗依赖型
		轻微型肝性脑病	无

2. 肝性脑病的分级　目前 West-Haven 分级标准应用最广泛,将肝性脑病分为 0~4 级,见表 8-3。

表 8-3 肝性脑病 West-Haven 分级标准

肝性脑病分级	临床要点
0 级	没有能觉察的人格或行为变化 无扑翼样震颤
1 级	轻度认知障碍,欣快或抑郁,注意时间缩短,计算能力降低
2 级	可引出扑翼样震颤 倦怠或淡漠,轻度定向异常(时间和空间定向),轻微人格改变,行为错乱,语言不清,计算能力异常
3 级	容易引出扑翼样震颤 嗜睡到浅昏迷,但是对语言刺激有反应,意识模糊,明显定向障碍
4 级	扑翼样震颤可能无法引出 昏迷(对语言和强刺激无反应)

由于 West-Haven 分级标准很难区别 0 级和 1 级,特别是 1 级肝性脑病中,欣快或抑郁或注意时间缩短等征象难以识别。因此,近年 ISHEN 指南认为,慢性肝病患者发生肝性脑病是一个连续的过程,因此又制定了称为 SONIC 的分级标准,即将轻微型肝性脑病和 West-Haven 分级 1 级的肝性脑病归为"隐匿性肝性脑病(covert hepatic encephalopathy,CHE)",其定义为有神经心理学和 / 或神经生理学异常但无定向障碍、无扑翼样震颤的肝硬化患者。将有明显肝性脑病临床表现的患者(West-Haven 分级标准中的 2~4 级肝性脑病)定义为"显性肝性脑病(overt hepatic encephalopathy,OHE)",但是在中国缺乏应用经验,因此,本共识仍按轻微型肝性脑病和肝性脑病分类(编者注:在符合 West-Haven 分级标准 1 级的患者中,大部分无扑翼样震颤,按 SONIC 分级标准属于 CHE;少部分有扑翼样震颤,按 SONIC 分级标准属于 OHE)。肝性脑病的神经认知功能变化谱(SONIC)见图 8-1 和表 8-4。

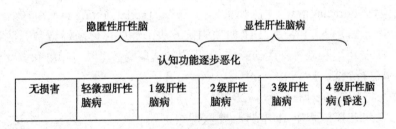

图 8-1 West-Haven 分级与 SONIC 分级的对应关系

表 8-4 肝性脑病的神经认知功能变化谱(SONIC)

肝性脑病分级	精神状态	特殊诊断	扑翼样震颤
无	无损害	无损害	无
隐匿性肝性脑病	无损害	损害	无
显性肝性脑病	从定向障碍到昏迷	不是必须但会出现异常	有(除昏迷状态外)

(二)辅助检查

1. 肝功能试验 如胆红素升高和白蛋白、凝血酶原活动度明显降低等,提示有肝功能严重障碍。

2. 血氨　空腹静脉血氨酶法测定正常值为 18~72mol/L,动脉血氨含量为静脉血氨的 0.5~2.0 倍,空腹动脉血氨比较稳定可靠。有研究表明,动脉氨分压可能比血氨浓度能更好地反映肝性脑病病情的严重程度。肝性脑病尤其是门体分流性脑病患者多有血氨增高,但是血氨水平与病情严重程度之间无确切关系。标本采集、转运方法和能否及时检测都可能影响血氨结果。因此,采集血氨标本应该注意:止血带压迫时间不可过长,采血时不能紧握拳头,标本需要低温转运并在 2 小时内检测。

3. 神经生理学检测　包括脑电图和脑诱发电位。脑电图反映大脑皮质功能,只有在严重肝性脑病患者中才能检测出特征性三相波,故不能作为肝性脑病早期诊断的指标。诱发电位分为视觉诱发电位、听觉诱发电位和躯体诱发电位。以听觉诱发电位 P300 诊断肝性脑病的效能较高,而视觉诱发电位 P300 检测结果的可重复性差。神经生理学检测的优点是没有学习效应,结果相对特异,但缺点是需要专用设备且敏感性差,与神经心理学测试结果一致性差。不推荐用于早期肝性脑病诊断。

4. 影像学检查

(1)头颅 CT 及 MRI 主要用于排除脑血管意外、颅内肿瘤等疾病,同时在 A 型肝性脑病患者可发现脑水肿。

(2)磁共振质谱分析(magnetic resonance spectrometry,MRS)和功能 MRI 可获得脑内分子和功能变化的证据,诊断肝性脑病的效能尚处于研究阶段。此外,腹部 CT 或 MRI 有助于肝硬化及门体分流的诊断。

5. 神经心理学测试　对于轻微型肝性脑病的患者,神经心理学测试能发现一系列异常,主要反映注意和处理速度功能的异常。主要的测试方法如下。

(1)传统的纸笔测试:维也纳第 11 届 WCOG 推荐使用肝性脑病心理学评分(sychometric hepatic encephalopathy score,PHES)诊断轻微型肝性脑病,PHES 包括 NCT-A、NCT-B、DST、轨迹描绘试验(line tracing test,LTT)和系列打点试验(serial dotting test,SDT)5 个子测试项目。目前,国际上常用 NCT-A 及 DST 两项测试方法阳性即可诊断轻微型肝性脑病。由于 NCT-A 及 DST 受年龄和教育程度的影响,因此测试结果要参考相应年龄和教育程度的健康对照者的结果进行判断。

NCT-A 为将随机排列的数字 1~25 按顺序连接起来(图 8-2)。如果连接过程中出现错误,要立即纠正并从纠正处继续下去。记录所需的时间,包括纠正错误所需的时间。异常值(均值 +2 倍标准差);年龄 <35 岁,用时 >34.3 秒;35~44 岁,用时 >45.7 秒;45~54 岁,用时 >52.8 秒;55~64 岁,用时 >61.9 秒。

DST 是由数字 1~9 以及每个数字相对应的符号所组成,受试者按照这种对应关系,尽快在表格中分别填上对应数字的符号,每填对 1 格计 1 分,计算 90 秒内的总得分(图 8-3)。异常值(均值 -2 倍标准差);年龄 <35 岁,得分 <40.5 分;35~44 岁,得分 <35.0 分;45~54 岁,得分 <28.5 分;55~64 岁,得分 <26.0 分。

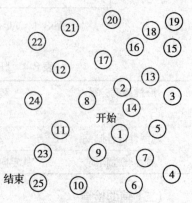

图 8-2　数字连接试验 -A(NCT-A)

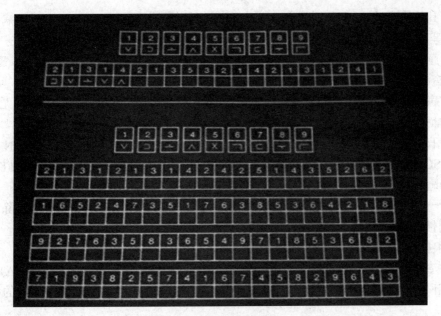

图 8-3 数字符号试验（DST）

（2）可重复性成套神经心理状态测验：可重复性成套神经心理状态测验（repeatable battery for the assessment of neuropsychological status，RBANS）是 ISHEN 指南推荐的两个神经心理测查工具之一（另一为 PHES），测查内容包括即时记忆、延迟记忆、注意、视觉空间能力和语言能力，已用于阿尔茨海默病、精神分裂症和创伤性脑损伤，并有部分研究用于等待肝移植患者，但不是专门用于肝性脑病的检测工具。ISHEN 指南指出，RBANS 与 PHES 均可用于轻微型肝性脑病的临床检测。

上述两种神经心理学检测及解释均需要一定的训练。

（3）抑制控制试验和闪烁临界频率的检测：虽然抑制控制试验（inhibitory control test，ICT）和闪烁临界频率（critical flicker frequency，CFF）的检测及解释易于掌握，但是在我国应用经验尚少。ICT 检测受患者的病情、教育水平和文化背景的影响。

（三）诊断、鉴别诊断与病情评估

1. 诊断要点

（1）肝性脑病的诊断主要是依据急性肝功能衰竭、肝硬化和 / 或广泛门体分流病史、神经精神异常的表现与血氨测定等辅助检查，并排除其他神经精神异常。

（2）可以采用 West-Haven 分级法对肝性脑病分级，对 3 级以上者可进一步采用 Glasgow 昏迷量表评估昏迷程度。

（3）轻微型肝性脑病的诊断则依据 PHES，其中 NCT-A 及 DST 两项均阳性即可诊断轻微型肝性脑病。

2. 需要鉴别诊断的主要疾病

（1）精神疾病，以精神症状如性格改变或行为异常等为唯一突出表现的肝性脑病易被误诊为精神疾病。

（2）中毒性脑病，包括酒精性脑病或酒精戒断综合征、急性中毒、重金属（汞、锰等）脑病等。可通过追寻相应病史和 / 或相应毒理学检测进行鉴别诊断。

（3）其他代谢性脑病，包括酮症酸中毒、低血糖症、低钠血症、肾性脑病、肺性脑病和韦尼克脑病等。可通过相应的原发疾病及其血液生物化学特点分析，做出鉴别诊断。

（4）颅内病变，包括蛛网膜下腔、硬膜外或脑内出血脑梗死，脑肿瘤，颅内感染，癫痫等。通过检查神经系统定位体征，结合影像学、脑电图等检查做出相应诊断。

3. 病情监测与评估　由于肝性脑病是程度较深和范围较广的神经精神异常，尤其是 C 型肝性脑病，具有可逆性或进展性，因此需特别重视肝性脑病的病情动态评估。

在肝性脑病病情监测和评估中，除了采用传统 West-Haven 分级标准外，ISHEN 指南还推荐使 SONIC 分级标准动态观察评估病情变化。肝性脑病的诊断及评估流程见图 8-4。

共识意见：

● 严重肝病和／或广泛门体分流患者出现可识别的神经精神症状时，如能排除精神疾病、代谢性脑病、颅内病变和中毒性脑病等，提示肝性脑病(1b, A)。

● 根据基础疾病，可将肝性脑病分为 A、B 和 C 型(1d, A)。

● West-Haven 分级标准是目前应用最广泛的肝性脑病严重程度分级方法(1b, A)。

● 肝性脑病多有血氨增高，应严格标本采集、转运和检测程序以确保结果的准确性(1b, A)。

● 脑电图和诱发电位等可反映肝性脑病的大脑皮质电位，以诱发电位诊断效能较好。但受仪器设备、专业人员的限制，多用于临床研究(1b, A)。

● 头颅 CT 和 MRI 等影像学检查主要用于排除脑血管意外、脑肿瘤等其他导致神经精神状态改变的疾病；腹部 CT 或 MRI 有助于肝硬化及门体分流的诊断(1b, A)。

● MRS 和功能 MRI 可获得脑内分子和功能变化的证据，但其诊断效能尚待进一步研究(2c, B)。

● 轻微型肝性脑病的诊断目前主要依靠神经心理学测试，其中 NCT-A 及 DST 两项均阳性可诊断轻微型肝性脑病(1b, A)。

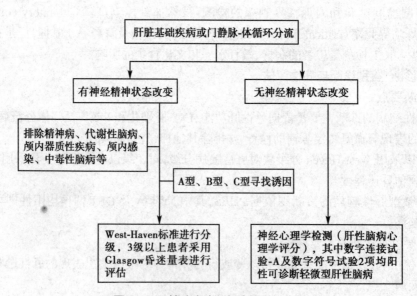

图 8-4　肝性脑病诊断与病情评估流程

六、治疗

(一) 治疗原则

肝性脑病是肝病患者主要死亡原因之一,早期识别、及时治疗是改善其预后的关键。轻微型肝性脑病患者常有生活质量和工作效率下降,因此应积极筛查和防治轻微型肝性脑病。由于肝性脑病／轻微型肝性脑病的发病是多种因素综合作用的结果,故应从多个环节采取综合性治疗措施,两者治疗原则基本相同。主要有以下原则:

1. 寻找和去除诱因。

2. 减少来自肠道有害物质如氨等的产生和吸收;

3. 适当的营养支持及维持水电解质平衡;

4. 根据临床类型、不同诱因和疾病的严重程度制订个体化的治疗方案。A 型肝性脑病往往需要颅内压监测及降低颅内压等特殊治疗措施,以下治疗措施主要是针对发生于肝硬化基础上的 C 型肝性脑病(包括轻微型肝性脑病)。

(二) 去除诱因

大部分肝性脑病／轻微型肝性脑病有一定的诱发因素,而在诱发因素去除后,肝性脑病／轻微型肝性脑病常能自行缓解。因此,寻找及去除诱因对于肝性脑病／轻微型肝性脑病的治疗非常重要。

对于有肝性脑病的肝硬化患者,应积极寻找感染源,尽早开始经验性抗生素治疗。对于消化道出血,应使用药物、内镜或血管介入等方法止血,并清除胃肠道内积血。过度利尿引起的容量不足性碱中毒和电解质紊乱也会诱发肝性脑病,故此时应暂停利尿剂,并适当补充液体及白蛋白,纠正电解质紊乱。

由于便秘可增加氨从胃肠道吸收的时间,故应保持患者排便通畅,首选能降低肠道 pH 值的通便药物。

对于正在使用镇静剂的慢性肝病患者,根据其具体情况考虑暂停或减少药物剂量。对于肝性脑病患者出现严重精神异常表现,如躁狂、危及自身或他人安全和不能配合治疗者,适当应用镇静剂有利于控制症状,但药物选择和剂量需个体化,应控制症状,但药物选择和剂量需个体化,应向患者家属充分告知利弊和潜在风险,并获得知情同意。

(三) 营养支持

对于肝硬化等严重肝病患者,应制订个体化的蛋白营养支持方案。近年对于蛋白饮食的限制明显放宽,不宜长时间过度限制蛋白饮食,否则会造成肌肉群减少,更易出现肝性脑病。

目前,关于肝性脑病患者蛋白摄入量尚无一致意见。1997 年欧洲肠外肠内营养学会(European Society for Parenteral and Enteral Nutrition,ESPEN)指南推荐肝性脑病 I 级和 II 级患者非蛋白质能量摄入量为 104.6~146.4kJ/(kg·d);蛋白质起始摄入量为 0.5g/(kg·d),之后逐渐增加至 1.0~1.5g/(kg·d)。若患者对动物蛋白不耐受,可适当补充支链氨基酸及植物蛋白;对于肝性脑病 III 级和 IV 级患者推荐非蛋白质能量摄入量为 104.6~146.4kJ/(kg·d),蛋白质摄入量为 0.5~1.2g/(kg·d),肝性脑病患者首选肠内营养,若必须进行肠外营养时,建议脂肪供能占非蛋白能量的 35%~50%,其余由碳水化合物提供。

最近一项前瞻开放性试验研究了对轻微型肝性脑病患者进行营养学指导的效果。该研究参照 ESPEN 指南对肝性脑病 Ⅰ 级和 Ⅱ 级的推荐标准,为轻微型肝性脑病患者提供热量及蛋白质,结果显示合理的营养补充有助于改善轻微型肝性脑病。另外进食早餐可提高轻微型肝性脑病患者的注意力及操作能力。

1. 肝性脑病 / 轻微型肝性脑病常用治疗药物

(1)乳果糖和拉克替醇(乳梨醇):是肠道非吸收双糖,能酸化肠道,减少氨的吸收。乳果糖是治疗肝性脑病的一线药物,是被美国 FDA 批准长期治疗肝性脑病的药物,并被推荐作为治疗肝性脑病的新型药物随机对照临床试验的标准对照药物。其不良反应少,对于有糖尿病或乳糖不耐受者亦可应用,但有肠梗阻时禁用。Sharma 等通过随机、双盲试验证明了乳果糖预防肝性脑病复发有效,将 140 例从肝性脑病中恢复过来的肝硬化患者随机分组接受乳果糖或安慰剂治疗,所有患者纳入时进行心理测试、临界闪烁频率和血氨水平评价,结果显示乳果糖组中 19.7%(12/61 例),安慰剂组中 46.9%(30/64 例)的患者在 14 个月内发生了肝性脑病($p<0.001$)。新近报道乳果糖对肝硬化上消化道出血患者肝性脑病的发生具有很好的预防作用。多项随机对照试验(randomized controlled trial,RCT)研究也显示,口服乳果糖可显著改善肝硬化轻微型肝性脑病患者的智力测验结果(认知能力),并且提高患者的生活质量。

乳果糖治疗肝性脑病的常用剂量是每次口服 15~30ml,2~3 次 /d,以每天产生 2~3 次 pH<6 的软便为宜。当患者反应过于迟钝而无法口服时,可保留灌肠给药。

有专家经验表明在没有乳果糖的情况下可用食醋保留灌肠。

拉克替醇治疗肝性脑病的疗效与乳果糖相当,其特点是甜度较低。推荐的初始剂量为 0.6g/kg,分 3 次于就餐时服用,以每天排 2 次软便为标准来增减拉克替醇的服用剂量。常见的不良反应有胃肠胀气、腹部胀痛和痉挛,易发生于服药初期。

(2)肠道非吸收抗生素:肠道微生物在肝性脑病 / 轻微型肝性脑病发病中有重要作用。口服抗生素可减少肠道中产氨细菌的数量,有效治疗肝性脑病。过去曾用新霉素、甲硝唑、巴龙霉素和万古霉素,但对其长期使用的风险和细菌的耐药性存在很大质疑。非氨基糖苷类抗生素利福昔明 -α 晶型是利福霉素的衍生物,肠道几乎不吸收,可广谱、强效地抑制肠道内细菌生长,已被美国 FDA 批准用于治疗肝性脑病,口服剂量为 550mg/ 次,每天 2 次。我国批准剂量为 400mg/ 次,每 8 小时口服 1 次。

有研究表明,轻微型肝性脑病患者组与安慰剂对照组相比,服用利福昔明 -α 晶型(1 200mg/d,疗程 8 周)可显著提高肝硬化患者智力测验结果,逆转轻微型肝性脑病,改善患者的健康相关生活质量。

(3)门冬氨酸鸟氨酸(ornithine aspartate,OA):可增加氨基甲酰磷酸合成酶及鸟氨酸氨基甲酰转移酶的活性,促进脑、肝、肾利用氨合成尿素和谷氨酰胺,从而降低血氨。本药可口服或静脉注射。临床研究显示,与安慰剂对照组相比,静脉注射 OA 可明显降低肝性脑病患者空腹血氨和餐后血氨水平,并改善其精神状态。

OA 也可以改善轻微型肝性脑病,在降低轻微型肝性脑病患者血氨、改善智力测验成绩及健康相关生活质量等方面,与乳果糖及益生菌同样有效。最近的荟萃分析结果显示,OA 能降低血氨,从而对肝性脑病及轻微型肝性脑病患者有益。

(4)支链氨基酸:口服或静脉输注以支链氨基酸(branched chain amino acid,BCAA)为主的氨基酸混合液,可纠正氨基酸代谢不平衡,并曾认为 BCAA 可抑制大脑中假性神经递质的形成。但 Als-Nielsen 等通过荟萃分析发现，BCAA 对肝性脑病患者并无明显获益。近年来的一个随机对照研究也显示，在肝性脑病患者饮食中补充 BCAA 并不能降低肝性脑病的复发率，但对轻微型肝性脑病患者有改善作用。目前，有关 BCAA 在治疗肝性脑病方面的确切疗效尚需深入研究，但其可以安全地用于肝性脑病患者营养的补充。

（5）调节神经递质的药物：肝性脑病与 γ- 氨基丁酸神经抑制受体和 N- 甲基 -D- 天门冬氨酸 - 谷氨酸兴奋性受体的信号失衡有关。理论上应用氟吗西尼、纳洛酮、溴隐亭、左旋多巴与乙酰胆碱酯酶抑制剂均是可行的。国内对纳洛酮单用或与乳果糖等药物联合应用进行研究发现，其能够促进患者清醒，但研究样本量较小，且设计上多存在一定的缺陷。国内一项研究显示，氟吗西尼并不能有效改善肝性脑病患者的临床级别。由于这些药物的临床试验未见显著的临床益处，所以不推荐常规使用。

对于有苯二氮䓬类或阿片类药物诱因的肝性脑病昏迷患者，可试用氟吗西尼或纳洛酮。溴隐亭、左旋多巴可用于治疗伴有共济失调的肝性脑病患者，但其有效证据较少，对这些药物的应用还需进行仔细评估。

（6）微生态调剂：包括益生菌、益生元和合生元，它们可以促进宿主肠道内有益细菌群如乳杆菌的生长，并抑制有害菌群如产脲酶菌的生长；可以改善肠上皮细胞的营养状态、降低肠道通透性，从而减少细菌移位和内毒素血症的发生，并可改善高动力循环状态；还可减轻肝细胞的炎性反应和氧化应激，从而增加肝脏氨的清除。

一项新的研究发现益生菌可显著降低难治性肝性脑病的发生率。该研究分析了 160 例肝硬化患者在约 9 个月的时间内肝性脑病的发生情况，结果发现给予益生菌治疗后 3 个月患者动脉血氨水平显著下降，而安慰剂组发生明显肝性脑病的患者例数为益生菌治疗组的 2 倍。

益生菌对于治疗轻微型肝性脑病有效，在一项轻微型肝性脑病患者的开放随机对照试验中，益生菌和乳果糖在改善轻微型肝性脑病方面疗效相似。多项研究证实，益生菌及合生元可以显著改善轻微型肝性脑病，且由于安全性及耐受性良好，可用于长期治疗。

（7）其他药物：近年来认为，谷氨酸盐只能暂时降低血氨，不能透过血脑屏障，不能降低脑组织中的氨水平，且可诱发代谢性碱中毒，可能反而增加肝性脑病；另外，脑内过多的谷氨酰胺产生高渗效应，参与脑水肿的形成，不利于肝性脑病的恢复。因此，国际主流指南目前均不推荐本药用于治疗肝性脑病。

精氨酸是肝脏合成尿素的鸟氨酸循环中的中间代谢产物，可促进尿素的合成，从而降低血氨水平。临床所用制剂为其盐酸盐，呈酸性，可酸化血液，减少氨对中枢系统的毒性作用。临床上主要用于伴有代谢性碱中毒的肝性脑病患者。

乙酰左旋肉碱通过增加代谢产能以降低血氨水平。但来自临床研究的结果并不完全一致，Malaguarnera 等的随机安慰剂对照研究显示乙酰左旋肉碱对轻微型肝性脑病患者有改善作用。一项对使用乙酰左旋肉碱治疗肝性脑病的研究系统地总结了 3 个较高质量的临床试验，显示乙酰左旋肉碱是安全有效且有希望的药物，但尚需进一步对该药进行试验，以获得更多证据。

阿卡波糖最初用于治疗糖尿病。一项研究显示，阿卡波糖 300mg/d 治疗 8 周可降低伴有 2 型糖尿病的肝硬化 I 和 II 级肝性脑病患者的血氨水平，并改善 NCT 的速度。但其对肝性脑病的确切作用机制不明，可能与抑制小肠刷状缘的 α- 葡糖苷酶有关。不良反应包括腹痛、胀气和腹泻。该药在肝性脑病中的应用还需要进一步研究。

2. 其他辅助治疗方法　目前，临床用于辅助治疗肝性脑病的非生物型人工肝的方法主要包括：血浆置换、血液灌流、血液滤过、血液滤过透析、血浆滤过透析、分子吸附再循环系统、部分血浆分离和吸附系统等，这些治疗模式在不同程度上有效清除血氨、炎性反应因子、内毒素和胆红素等，改善肝功能衰竭患者肝性脑病症状。一项 RCT 研究表明，MARS 可改善进展期肝硬化患者的肝性脑病。当终末期肝病模型（model for end-stage liver disease，MELD）评分 ≥ 30 分时，MARS 治疗后 68% 的患者肝性脑病明显改善，而内科治疗组仅为15%。这些治疗方法需要有经验的专科医师操作指导，并且需获得患者及家属知情同意；对患者远期生存的影响尚需进一步临床研究。

共识意见：

● 寻找及去除诱因是治疗肝性脑病 / 轻微型肝性脑病的基础（2c，A）。

● 肝性脑病 Ⅰ 级和 Ⅱ 级患者推荐非蛋白质能量摄入量为 104.6~146.4kJ/（kg·d），蛋白质起始摄入量为 0.5g/（kg·d），之后逐渐增加至 1.0~1.5g/（kg·d）。肝性脑病 Ⅲ 级和 Ⅳ 级患者，推荐非蛋白质能量摄入量为 104.6~146.4kJ/（kg·d），蛋白质摄入量为 0.5~1.2g/（kg·d）（1a，B）。

● 乳果糖是美国 FDA 批准用于治疗肝性脑病的一线药物，可有效改善肝硬化患者的肝性脑病 / 轻微型肝性脑病，提高患者的生活质量及改善肝性脑病患者的存活率。其常用剂量是每次口服 15~30ml，2~3 次 /d，以每天产生 2~3 次 pH<6 的软便为宜。当无法口服时，可保留灌肠给药（1a，A）。

● 拉克替醇可改善肝硬化患者的肝性脑病，提高患者的生活质量，疗效与乳果糖相当。推荐的初始剂量为 0.6g/kg，分 3 次于就餐时服用。以每天排软便 2 次为标准来增减本药的服用剂量（1a，A）。

● 利福昔明 -α 晶型被美国 FDA 批准用于治疗肝性脑病，可有效维持肝性脑病的长期缓解并可预防复发。提高肝硬化患者智力测验结果，改善轻微型肝性脑病。我国批准剂量为 400mg/ 次，每 8 小时口服 1 次（1a，B）。

● 门冬氨酸鸟氨酸可降低肝性脑病患者的血氨水平，对肝性脑病 / 轻微型肝性脑病具有治疗作用（1a，B）。

● 益生菌治疗可降低肝性脑病患者血氨水平，减少肝性脑病的复发，并对轻微型肝性脑病患者有改善作用（1c，A）。

● 对于肝性脑病患者出现严重精神异常表现，如躁狂、危及自身或他人安全及不能配合治疗者，适当应用镇静剂有利于控制症状，但药物选择和剂量需个体化，应向患者家属充分告知利弊和潜在风险，并获得知情同意（3，B）。

● 人工肝支持系统可降低血氨、炎性反应因子、胆红素等毒素，有助于改善肝功能衰竭患者肝性脑病的临床症状，但应注意防治相关并发症（2b，B）。

这些治疗方法需要有经验的专科医师操作指导，并且需获得患者及家属知情同意。对患者远期生存的影响尚需进一步临床研究。

七、预防

1. 加强对患者及家属有关肝性脑病 / 轻微型肝性脑病的知识教育，了解轻微型肝性脑病的潜在危害，熟悉肝性脑病 / 轻微型肝性脑病的诱发因素，尽可能避免包括高蛋白饮食在内的各种诱因。对于有肝硬化和门体分流、曾发生过肝性脑病的患者,应在医师指导下调整蛋白质饮食及使用利尿剂。指导家属注意观察患者性格及行为变化,以便早发现、早治疗。

2. 积极预防和治疗消化道出血、电解质紊乱、感染等肝性脑病的诱发因素,避免不合理地大量放腹水或利尿,避免不合理地大量应用麻醉剂和镇静剂。

3. 对于肝硬化等高危人群,尽早进行轻微型肝性脑病筛查,发现轻微型肝性脑病患者并及时治疗,防止其发展为肝性脑病。

八、问题与展望

1. 命名的规范和统一是诊断和治疗肝性脑病/轻微型肝性脑病的基础,故应积极推广国际上广泛采用的肝性脑病/轻微型肝性脑病分类和诊断标准。

2. 系统评价现有的轻微型肝性脑病和肝性脑病诊断方法,明确其在不同病因、不同文化背景和教育程度、不同阶段肝性脑病患者中的适用性,从而建立在我国广大地区具有普遍适应性的轻微型肝性脑病/肝性脑病诊断及预测方法。

3. 在我国积极验证 SONIC 分级标准和 CNSVS 的临床意义和实用价值。评价其对于肝性脑病诊断及分级,以及对患者进行动态观察与评估中的应用价值。

4. 通过长期随访研究,明确轻微型肝性脑病的常见诱因和发展过程,发现更确切的预测因素,确定治疗适应证和最佳时机。

5. 在我国积极验证国际上提出的新型血液生物化学指标和影像学技术对于诊断轻微型肝性脑病的价值。

6. 应积极探寻肝性脑病发生发展的新机制,并为今后探索新的治疗靶标提供基础。

7. 应通过更多设计良好的临床试验,以准确评价治疗肝性脑病/轻微型肝性脑病药物的有效性。临床试验设计应参考 ISHEN 的推荐原则。

(王少军　王艳婷)

参 考 文 献

[1] 中华医学会传染病与寄生虫病学分会、肝病学分会.病毒性肝炎防治方案[J].中华肝脏病杂志,2000,8(6):324-329.

[2] 萧树东.江绍基胃肠病学[M].上海:上海科学技术出版社,2001.

[3] Riordan SM,McIver CJ,Duncombe VM,et al.Evaluation of the rice breath hydrogen test for small intestinal bacterial overgrowth [J].Am J Gastroenterol,2000,95(10):2858-2864.

[4] Stotzer PO,Kilander AF.Comparison of the 1-gram(14)C-D-xylose breath test and the 50-gram hydrogen glucose breath test for diagnosis of small intestinal bacterial overgrowth [J].Digestion,2000,61(3):165-171.

[5] Kerlin P,Wong L.Breath hydrogen testing in bacteria overgrowth of the small intestinal [J].Gastroenterol,1988,95(4):982-988.

[6] Pimentel M,Chow EJ,Lin HC.Eradiction of small intestinal bacterial overgrowth reduces symptoms of irritable bowel syndrome [J].Am J Gastroenterol,2000,95(12):3503-3506.

[7] Pardo A,Bartoli R,Lorenzo-Zuniga V,et al.Effect of cisapride on intestinal bacterial overgrowth and bacterial translocation in cirrhosis [J].Hepatology,2000,31(4):858-863.

[8] 倪若愚.肝性胃肠功能不全的发生机制[J].中华消化杂志,1999,19(4):259-261.

[9] Keshavarzian A,Holmes EW,Patel M,et al.Leaky gut in alcoholic cirrhosis:a possible mechanism for alcohol-induced liver damage [J].Am J Gastroenterol,1999,94(1):200-207.

[10] Parlesak A,Schäfer C,Schütz T,et al.Increased intestinal permeability to macromolecules and endotoxemia in patients with chronic alcohol abuse in different stages of alcohol-induced liver disease[J]. J Hepatol,2000,32(5):742-747.

[11] Di Leo V,Venturi C,Baragiotta A,et al.Gastroduodenal and intestinal permeability in primary biliary cirrhosis [J].Eur J Gastroenterol Hepatol,2003,15(9):967-973.

[12] Raedsch R,Stiehl A,Gundert-Remy U,et al.Hepatic secretion of bilirubin and biliary lipids in patients with alcoholic cirrhosis of the liver [J].Digestion,1983,26(2):80-88.

[13] Sung JY,Shaffer EA,Costerton JW.Antibacterial activity of bile salts against common biliary pathogens. Effects of hydrophobicity of the molecule and in the presence of phospholipids [J].Dig Dis Sci,1993,38(11):2104-2112.

[14] 任卫英,张顺财,周昭彦,等.肝硬化大鼠小肠壁结构改变与小肠细菌过度生长和细菌转位的关系的研究[J].中国临床医学,2004,11(2):168-170.

[15] 刘伟,蒋义斌,钟良,等.慢性肝病小肠细菌过度生长与内毒素血症[J].中华消化杂志,2005,25(7):398-400.

［16］ Casafont MF, de las HCG, Martín RL, et al.Small bowel bacterial overgrowth in patients with alcoholic cirrhosis［J］.Dig Dis Sci, 1996, 41(3):552-556.

［17］ Gunnarsdottir SA, Sadik R, Stev S, et al.Small intestinal motility disturbances and bacterial overgrowth in patients with liver cirrhosis and portal hypertension［J］.Am J Gastroenterology, 2003, 98(6):1362-1370.

［18］ Ramachandran A, Prabhu R, Thomas S, et al.Intestinal mucosal alterations in experimental cirrhosis in the rat:role of oxygen free radicals［J］.Hepatology, 2002, 35(3):622-629.

［19］ 王锦辉,陈旻湖,孙光裕,等.肝硬化患者小肠细菌过度生长与内毒素血症［J］.中华内科杂志, 2002, 41(7):459-461.

［20］ Bauer TM, Schwacha H, Steinbrückner B, et al.Small intestinal bacterial overgrowth in human cirrhosis is associated with systemic endotoxemia［J］.Am J Gastroenterol, 2002, 97(9):2364-2370.

［21］ 钟碧慧,陈旻湖,王锦辉,等.数字连接试验对诊断亚临床肝性脑病的价值［J］.中华内科杂志, 2001, 40(1):13-15.

［22］ 曾峥,李瑜元,聂玉强.亚临床肝性脑病的流行病学调查［J］.中华肝脏病杂志, 2003, 11(11):680-682.

［23］ 保志军,邱德凯,马雄,等.简易智能测试在诊断轻微肝性脑病中的初步应用［J］.中华消化杂志, 2006, 26(9):606-609.

［24］ Weissenborn K, Ennen JC, Schomerus H, et al.Neuropsychological characterization of hepatic encephalopathy［J］.J Hepatol, 2001, 34(5):768-773.

［25］ 贾继东,胡中杰.肝性脑病的诊断和治疗［J］.现代消化及介入诊疗, 2005, 10(2):91-95.

［26］ Ferenci P, Lockwood A, Mullen K, et al.Hepatic encephalopathy definition, nomenclature, diagnosis, and quantification:final report of the working party at the 11th World Congresses of Gastroenterology, Vienna, 1998［J］.Hepatology, 2002, 35(3):716-721.

［27］ 贾林.我国轻微肝性脑病的研究现状［J］.世界华人消化杂志, 2004, 12(6):1261-1263.

［28］ Saxena N, Bhatia M, Joshi YK, et al.Electrophysiological and neuropsychological tests for the diagnosis of subclinical hepatic encephalopathy and prediction of overt encephalopathy［J］.Liver, 2002, 22(3), 22 : 190-197.

［29］ Joebges EM, Heidemann M, Schimke N, et al.Bradykinesia in minimal hepatic encephalopathy is due to disturbances in movement initiation［J］.J Hepatol, 2003, 38(3):273-280.

［30］ Chol CS, Kim BI, Lee MH, et al.The role of neuropsychological testing and electroencephalogram for early detection of minimal hepatic encephalopathy［J］.Korean J Hepatol, 2005, 11(4):329-338.

［31］ Amodio P, Valenti P, Piccolo FD, et al.P300 latency for the diagnosis of minimal hepatic encephalopathy: evidence that spectral EEG analysis and psychometric tests are enough［J］.Dig Liver Dis, 2005, 37(11): 861-868.

［32］ Romero-Gómez M, Grande L, Camacho I.Altered response to oral glutamine challenge as prognostic factor for overt episodes in patients with minimal hepatic encephalopathy［J］.J Hepatol, 2002, 37(6): 781-787.

［33］ Wein C, Koch H, Popp B, et al.Minimal hepatic encephalopathy impairs fitness to drive［J］.Hepatology, 2004, 39(3):739-745.

［34］ Prasad S, Dhiman RK, Duseja A, et al.Lactulose improves cognitive functions and health-related quality of life in patients with cirrhosis who have minimal hepatic encephalopathy［J］.Hepatology, 2007, 45(3): 549-559.

［35］ Romero-Gómez M, Boza F, Garcia-Valdecasas MS, et al.Subclinical hepatic encephalopathy predicts the development of overt hepatic encephalopathy［J］.Am J Gastroenterol, 2001, 96(9):2718-2723.

［36］ Zeegen R, Drinkwater JE, Dawson AM.Method for measuring cerebral dysfunction in patients with liver disease［J］.Br Med J, 1970, 2(5710):633-636.

［37］ 龚耀先.中国修订韦氏成人智力量表(WAIS-RC)手册.长沙:湖南地图出版社, 1992.

［38］王兴鹏.现代胃肠病学［M］.上海:上海科学技术文献出版社,2001.

［39］Groeneweg M,Quero JC,De Bruijn I,et al.Subclinical hepatic encephalopathy impairs daily functioning ［J］.Hepatology,1998,28(1):45-49.

［40］刘龙民,陈建杰.亚临床肝性脑病的临床检测与诊断［J］.胃肠病学和肝病学杂志,2002,11(1)10-13.

［41］聂玉强,李瑜元,沙卫红,等.智力测验调查亚临床肝性脑病的发病［J］.中华消化杂志,2001,21(11):677-679.

［42］于中麟,钱林学.乳果糖在肝病治疗中的应用［J］.中华内科杂志,1996,35(1):65.

［43］Shawcross DL,Wright G,Olde Damink SW,et al.Role of ammonia and infla mmation in minimal hepatic encephalopathy ［J］.Metab Brain Dis,2007,22(1):125-138.

［44］Watanable A,Sakai T,Sato S,et al.Clinical efficacy of lactulose in cirrhotic patients with and without hepatic encephalopathy ［J］.Hepatology,1997,26(6):1410-1414.

［45］石虹,刘厚钰,傅志军,等.亚临床肝性脑病的治疗对其转归的影响［J］.胃肠病学,1997,2(4):195-197.

［46］Curioso WH,Monkemuller KE.Neomycin should not be used to treat hepatic encephalopathy ［J］.BMJ,2001,323(7306):233.

［47］Marchesini G,Fabbri A,Bianchi G,et al.Zinc supplementation and amino acid-nitrogen metabolism in patients with advanced cirrhosis ［J］.Hepatology,1996,23(5):1084-1092.

［48］张美华,贾林.肝性脑病患者肠道微生态改变及微生态治疗［J］.世界华人消化杂志,2004,12(9):2159-2161.

［49］Ong JP,Aggarwal A,Krieger D,et al.Correlation between ammonia levels and the severity of hepatic encephalopathy ［J］.Am J Med,2003,114(3):188-193.

［50］Liu Q,Duan ZP,Ha DK,et al.Synbiotic modulation of gut flora:effect on minimal hepatic encephalopathy in patients with cirrhosis ［J］.Hepatology,2004,39(5):1441-1449.

［51］Mariano M,Filippo G,Gloria B,et al.Bifidobacterium longum with fructooli-gosaccharide(FOS) treatment in minimal hepatic encephalopathy:a randomized,double-blind,placebo-controlled study ［J］.Dig Dis Sci,2007,52(11):3259-3265.

［52］BranDao LA.脑磁共振波谱成像［M］.刘筠,译.天津:天津科技翻译出版公司,2005.

［53］郭启勇.实用放射学［M］.3版.北京:人民卫生出版社,2007.

［54］曹彬,张磊.改良腹膜腔穿刺及引流术的临床应用［J］.现代消化及介入诊疗,2006,11(2):81.

［55］曹彬,丰义宽,李国庆.轻微肝性脑病的诊断与治疗进展［J］.现代消化及介入诊疗,2006,11(4):239-242.

［56］曹彬,丰义宽,李国庆.非嗜肝病毒所致急性肝损害36例临床分析［J］.现代诊断与治疗,2007,18(2):122.

［57］曹彬,丰义宽,李国庆.肝硬化患者小肠细菌过度生长与轻微肝性脑病的相关性研究［J］.国际内科学杂志,2008,35(2):65-67.

［58］曹彬,袁远,刘世超.巨细胞病毒感染致亚急性重肝及间质性肺炎1例［J］.肝脏,2008,13(1):22.

［59］张磊,许涛,刘世超,等.肝硬化患者小肠细菌过度生长相关性轻微肝性脑病的血氨变化［J］.胃肠病学和肝病学杂志,2008,17(6):453-455.

［60］逢作祥,李晓东,吕晓军,等.小肠细菌过度生长与肝硬化的关系探讨［J］.实用肝脏病杂志,2008,11(5):327-329.

［61］曹彬,王玉,丰义宽,等.小肠细菌过度生长相关性轻微肝性脑病患者的血浆内毒素水平［J］.胃肠病学和肝病学杂志,2009,18(7):618-620.

［62］许涛,曹彬.轻微肝性脑病患者小肠细菌过度生长情况研究［J］.中国医师进修杂志,2010,33(34):3-5.

［63］张卫宁,曹彬.腺苷蛋氨酸联合前列地尔治疗急性黄疸型肝炎疗效观察［J］.肝脏,2010,15(6):445-446.

[64] 刘培,任科雨,王艳婷,等.雷贝拉唑钠肠溶片致肝损伤[J].药物不良反应杂志,2013,15(5):288.

[65] 任科雨,勇春明,金延春,等.青岛地区高尿酸血症患者的肠道菌群分析[J].中国医师杂志,2014,16(12):1649-1656.

[66] Osborn AG.脑部影像诊断学[M].吴卫平,黄旭升,张兴文,等译.2版.北京:人民卫生出版社,2013.

[67] Ziada DH,Soliman HH,EI Yamany SA,et al.Can Lactobacillus acidophilus improve minimal hepatic encephalopathy?A neurometabolite study using magnetic resonance spectroscopy[J].Arab J Gastroenterol,2013,14(3):116-122.

[68] Scheau C,Popa GA,Ghergus AE,et al.Persistent repeated measurements by magnetic resonance spectroscopy demonstrate minimal hepatic encephalopathy:a case report[J].J Med Life,2013,6(3):299-301.

[69] Stinton LM,Jayakumar S.Minimal hepatic encephalopathy[J].Can J Gastroenterol,2013,27(10):572-574.

[70] Yang L,Bi L,Liu Q,et al.Hiwi Promotes the Proliferation of Colorectal Cancer Cells via Upregulating Global DNA Methylation[J].Disease Markers,2015,2015:383056.

[71] 王敬东,曹彬.雷贝拉唑钠肠溶胶囊与阿莫西林克拉维酸钾分散片联合呋喃唑酮治疗幽门螺杆菌感染效果观察[J].中国综合临床,2015,31(12):1120-1124.

[72] Zhang Y,Feng Y,Cao B,et al.The effect of small intestinal bacterial overgrowth on minimal hepatic encephalopathy in patients with cirrhosis[J].Arch Med Sci,2016,12(3):592-596.

[73] Zhang Y,Feng Y,Cao B,et al.Effects of SIBO and rifaximin theray on MHE caused by hepatic cirrhosis[J].Int J Exp Med,2015,8(2):2954-2957.

[74] Lauriidsen MM,Mikkelsen S,Svensson T,et al.The continuous reaction time test for minimal hepatic encephalopathy validated by a randomized controlled multi-modal intervention-A pilot study[J].PLoS One,2017,(10):e0185412.

[75] Seo K,Jun DW,Kim JK,et al.Multi-sensory integration impaairment in patients with minimal hepatic encephalopathy[J].Sci Rep,2017,7(1):14947.

[76] Labenz C,Beul L,Toenges G,et al.Validation of the simplified Animal Naming Test as primary screening tool for the diagnosis of covert hepatic encephalophy[J].Eur J Intern Med,2018,60:96-100.

[77] Baumgarten TJ,Neugebauer J,Oeltzschner G,et al.Connecting occipital alpha band peak frequency,visual temporal resolution and occipital GABA levels in healthy participants and hepatic encephalopathy patients[J].Neuroimage Clin,2018,20:347-356.

[78] Sun Q,Fan W,Ye J,et al.Abnormal regional homogeneity and functional connectivity of baseline brain activity in hepatitis B virus-relatated cirrhosis with and without minimal hepatic encephalopathy[J].Front Hum Neurosci,2018,12:245.

[79] García-García R,Cruz-Gómez ÁJ,Urios A,et al.Learning and memory impairments in patients with minimal hepatic encephalopathy are associated with structural and functional connectivity alterations in hippocampus[J].Sci Rep,2018,8(1):9664.

[80] Cai XJ,Wang L,Hu CM.Efficacy of different drugs in the treatment of minimal hepatic encephalopathy:A network meta-analysis involving 826 patients based on 10 randomized controlled trials[J].J Cell Biochem,2018,119(10):8336-8345.

[81] Bale A,Pai CG,Shetty S,et al.Prevalence of and Factors Associated With Minimal Hepatic Encephalopathy in patients With Cirrhosis of Liver[J].J Clin Exp Hepatol,2018,8(2):156-161.

[82] Labenz C,Baron JS,Toenges G,et al.Propective evaluation of the impact of covert hepatic encephalopathy on quality of life and sleep in cirrhotic patients[J].Aliment Pharmacol Ther,2018,48(3):313-321.

[83] Xia X,Chen J,Xia J,et al.Role of probiotics in the treatment of minimal hepatic encephalopathy in patients with HBV-induced liver cirrhosis[J].J Int Med Res,2018,46(9):3596-3604.

［84］ Wen FF, Xu Z, Liu LP, et al.Effect of dopamine on intracerebral glutamate uptake ability in rats with minimal hepatic encephalopathy and the pathogenesis of minimal hepatic encephalopathy［J］.Zhonghua Gan Zang Bing Za Zhi, 2018, 26 (1): 48-53.

［85］ Tapper EB, Parikh ND, Waljee AK, et al.Diagnosis of minimal hepatic encephalopathy: a systematic review of point-of-care diagnostic tests［J］.Am J Gastroenterol, 2018, 113 (4): 529-538.

［86］ Barone M, Shahini E, Lannone A, et al.Citical ficker frequency test predicts overt hepatic encephalopathy and survival in patients with liver cirrhosis［J］.Dig Liver Dis, 2018, 50 (5): 496-500.

［87］ Ridola L, Cardinale V, Riggio O.The burden of minimal hepatic encephalopathy: from diagnosis to therapeutic strategies［J］.Ann Gastroenterol, 2018, 31 (2): 151-164.

［88］ Cao Q, Yu CB, Yang SG, et al.Effect of probiotic treatment on cirrhotic patients with minimal hepatic encephalopathy: A meta-analysis［J］.Hepatobiliary Pancreat Dis Int, 2018, 17 (1): 9-16.

［89］ Suresh MV, Jagadisan B, Kandasamy P, et al.Stroop Trest Validation to Minimal Hepatic Encephalopathy in Pediatric Extrahepatic Portal Venous Obstruction［J］.J Pediatr Gastroenterol Nutr, 2018, 66 (5): 802-807.

［90］ Gimenez-Garzo C, Urios A, Agueti A, et al.Cirrhotic patients with minimal hepatic encephalopathy have increased capacity to eliminate superoxide and peroxynitrite in lymphocytes, associated with cognitive impairment［J］.Free Radic Res, 2018, 52 (1): 118-133.

［91］ Zuo Z, Fan H, Tang XD, et al.Effect of differents and alcohol addition on gut microbiota in minimal hepatic encephalopathy patients［J］.Exp Ther Med, 2017, 14 (5): 4887-4895.

［92］ Phan AQ, Pacific M, Esko JD.Advanced in the pathogenesis and possible treatments for multiple hereditary exostoses from the 2016 international MHE conference［J］.Connect Tissue Res, 2018, 59 (1): 85-98.

［93］ Ding S, Zhuge W, Hu J, et al.Baicalin reverses the impairment of synaptogenesis induced by dopamine burden via the stimulation of $GABA_A$R-TrkB interaction in minimal hepatic encephalopathy［J］.Psychopharmacology (Berl), 2018, 235 (4): 1163-1178.

［94］ Li X, Gan D, Li Y, et al.JianPi HuaZhuo XingNao formula (Chinese herbal medicine) for the treatment of minimal hepatic encephalopathy: a protocol for a randomized, placebo-controlled pilot trial［J］.Medicine (Baltimore), 2018, 97 (17): e0526.

［95］ Cao B, Ren KY, Yuan H, et al. CRER is upregulated in heptic encephalopathy and contributes to the neuroprotection against neuroinflammation［J］.Int J Clin Exp Pathol, 2016, 9 (11): 12551-12558.

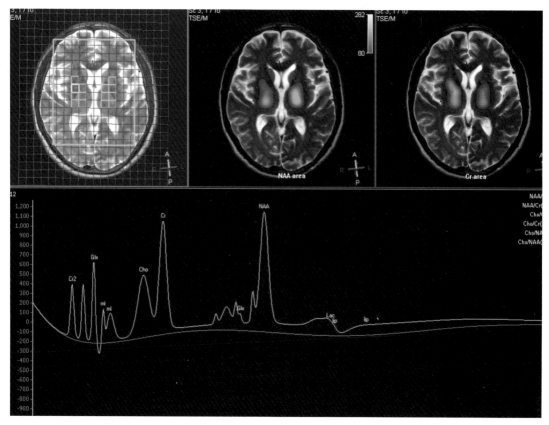

图 5-5　多体素 MRS 显示右侧豆状核区肌醇峰降低, 谷氨酰胺 / 谷氨酸盐峰升高、胆碱峰降低

1